·中文翻译版·

妇科肿瘤手术治疗学

Principles of Gynecologic Oncology Surgery

·下 卷·

主 编　〔美〕佩德罗·T. 拉米雷斯（Pedro T. Ramirez）

〔美〕迈克尔·弗鲁莫维茨（Michael Frumovitz）

〔美〕纳迪姆·R. 阿布 - 鲁斯特姆（Nadeem R. Abu-Rustum）

主 译　吴瑞芳　李长忠

科学出版社

北　京

图字：01-2021-1784

内 容 简 介

本书由妇科肿瘤领域著名专家 Ramirez、Frumovitz 和 Abu-Rustum 3 位教授主编。首先详尽地讲解了盆腹腔解剖、手术原理及加速康复外科（ERAS）原则，随后的章节根据病变的解剖部位，分别讲述外阴癌、阴道癌、宫颈癌、子宫内膜癌和卵巢癌。本译著分上、下两卷，共 10 篇、27 章。作者详细描述了手术的关键步骤、术中最重要和最常见的操作程序，并以数百张高质量的解剖学照片和手术插图展示手术过程，不仅内容翔实、涉及面广，还以最新文献信息向读者展示了如何以临床研究的视角去理解和处理疾病。本卷为下卷，介绍晚期肿瘤除脏术、病变累及消化道与泌尿系统的处置、盆底重建及妇科肿瘤的微创手术。

本书不失为一部不可多得的精品专著，它不仅是妇科肿瘤医师必备之案头工具书，而且为妇科肿瘤临床研究者的必读参考书。

图书在版编目（CIP）数据

妇科肿瘤手术治疗学 . 下卷 /（美）佩德罗•T. 拉米雷斯（Pedro T. Ramirez），（美）迈克尔·弗鲁莫维茨（Michael Frumovitz），（美）纳迪姆•R. 阿布 - 鲁斯特姆（Nadeem R. Abu-Rustum）主编；吴瑞芳，李长忠主译 . —北京：科学出版社，2022.8
书名原文：Principles of Gynecologic Oncology Surgery
ISBN 978-7-03-072768-8

Ⅰ.①妇⋯ Ⅱ.①佩⋯ ②迈⋯ ③纳⋯ ④吴⋯ ⑤李⋯ Ⅲ.①肿瘤－妇科外科手术 Ⅳ.①R737.3

中国版本图书馆CIP数据核字（2022）第128076号

责任编辑：王海燕 / 责任校对：张 娟
责任印制：赵 博 / 封面设计：吴朝洪

版权所有，违者必究，未经本社许可，数字图书馆不得使用

Elsevier (Singapore) Pte Ltd.
3 Killiney Road, #08-01 Winsland House I, Singapore 239519
Tel: (65) 6349-0200; Fax: (65) 6733-1817

ELSEVIER

Principles of Gynecologic Oncology Surgery
Copyright © 2019 by Elsevier, Inc. All rights reserved.
ISBN: 978-0-323-42878-1

This translation of Principles of Gynecologic Oncology Surgery by Pedro T.Ramirez, Michael Frumovitz, Nadeem R. Abu-Rustum was undertaken by China Science Publishing & Media Ltd. (Science Press) and is published by arrangement with Elsevier (Singapore) Pte Ltd.
Principles of Gynecologic Oncology Surgery by Pedro T.Ramirez, Michael Frumovitz, Nadeem R. Abu-Rustum 由科学出版社进行翻译，并根据科学出版社与爱思唯尔（新加坡）私人有限公司的协议约定出版。

《妇科肿瘤手术治疗学》上、下卷（中文翻译版）（吴瑞芳 李长忠 主译）
ISBN: 978-7-03-072768-8

声 明

本译本由科学出版社完成。相关从业及研究人员必须凭借其自身经验和知识对文中描述的信息数据、方法策略、搭配组合、实验操作进行评估和使用。由于医学科学发展迅速，临床诊断和给药剂量尤其需要经过独立验证。在法律允许的最大范围内，爱思唯尔、译文的原文作者、原文编辑及原文内容提供者均不对译文或因产品责任、疏忽或其他操作造成的人身及／或财产伤害及／或损失承担责任，亦不对由于使用文中提到的方法、产品、说明或思想而导致的人身及／或财产伤害及／或损失承担责任。

科 学 出 版 社 出版
北京东黄城根北街 16 号
邮政编码：100717
http://www.sciencep.com

北京画中画印刷有限公司 印刷
科学出版社发行 各地新华书店经销

*

2022 年 8 月第 一 版 开本：889×1194 1/16
2022 年 8 月第一次印刷 印张：14 1/4
字数：418 000

定价：208.00 元
（如有印装质量问题，我社负责调换）

主译简介

吴瑞芳，北京大学深圳医院主任医师（二级），北京大学教授、博士生导师。系国家级有突出贡献的中青年专家，曾获吴阶平医学研究奖、中国医师奖、公共卫生与预防医学发展贡献奖。现任北京大学医学部妇产科学系成员、国家子宫颈癌早诊早治示范基地主任、深圳北京大学香港科技大学医学中心妇产科学研究所所长。

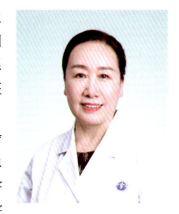

学术兼职：现任中华预防医学会第六届理事会理事、中华预防医学会生育力保护分会第一届委员会主任委员、中国女医师协会妇产科专业委员会副主任委员、中国医师协会妇产科医师分会委员、中华医学会妇产科学分会妇科内分泌学组委员、中华医学会激光医学分会光动力诊治与肿瘤学学组副组长、中国优生优育协会阴道镜和宫颈病理学分会（Chinese Society for Colposcopy and Cervical Pathology，CSCCP）常务委员及《中华妇产科杂志》等杂志编委等职。

从事妇产科临床、教学与研究工作 40 余年，擅长女性生殖内分泌疾病与妇科肿瘤的诊治。近年主编专著《生育力保护与相关疾病诊治》，主译专著《外阴阴道良性疾病（BENIGN DISEASES OF THE VULVA AND VAGINA）》，参编著作、教材多部，在国内外学术刊物发表学术论文 200 余篇，研究成果获 12 项省部级科技奖励。

李长忠，主任医师，教授，医学博士，博士研究生导师，深圳市地方级领军人才，山东省有突出贡献的中青年专家，济南市专业技术拔尖人才，美国 Mayo Clinic 医院、Johns Hopkins 医院、M.D.Anderson 癌症中心高级访问学者。现任北京大学深圳医院妇产中心主任。

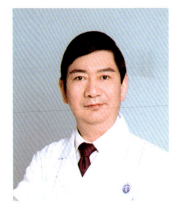

学术兼职：中华预防医学会生育力保护分会常务委员，中国医师协会妇产科医师分会委员，中国医师协会微无创医学专业委员会委员，中国优生优育协会阴道镜和宫颈病理学分会（Chinese Society for Colposcopy and Cervical Pathology，CSCCP）委员，中国抗癌协会妇科肿瘤分会委员，全国卫生产业企业学会智能诊疗分会副会长，山东省医师协会妇科微创分会主任委员，山东省医学会妇产科分会副主任委员兼宫颈学组组长，山东省抗癌协会妇科肿瘤分会副主任委员，深圳市医师协会妇产科分会副会长。

从事妇产科临床、教学与研究工作 30 余年，擅长诊治各种妇科良恶性肿瘤、子宫内膜异位症等疾病。尤其擅长腹腔镜下各种微创手术、宫颈病变诊治。培养博士研究生 13 人，硕士研究生 37 人，发表 SCI 论文 40 余篇，中文核心期刊 30 余篇。

译者名单

主　译　吴瑞芳　李长忠

副主译　杜　辉　渠新风

译　者（按姓氏笔画排序）

　　　　刘　昱　汤惠茹　杜　辉　李长忠

　　　　吴瑞芳　沈媛媛　张　薇　罗文姬

　　　　胡启彩　侯　君　渠新风　蒋　欣

　　　　曾薇薇　魏蔚霞

致谢

感谢我的父亲 Tomas 和我的母亲 Juanita 为家庭的未来所做出的牺牲，

感谢我的妹妹 Maria 一直以来的信赖和支持，

感谢我的孩子们 Gabriela、Peter、Johnny、Sofia 和 Emma 带给我的爱和欢乐，

感谢我的妻子 Gloria 付出的牺牲、耐心、鼓励、支持和不断的激励，最为重要的是她的爱。

Pedro T. Ramirez

致我的妻子 Amie 和我的孩子 Robert、Natalie 和 Andrew，

谢谢你们的爱和鼓励！

Nadeem R. Abu-Rustum

本书献给我的妻子 Karen 和两个儿子 Alex 和 Jonathan，感谢他们忍受了无数个我不在家的日子和周末的早上。也献给我的父亲 Billy，虽然他是一名普通妇科医师，但他一定会非常自豪地从头到尾读完这本书，细细品味其中的每一页。

Michael Frumovitz

主编简介

Pedro T. Ramirez 医学博士、教授

美国德克萨斯州，休斯顿

得克萨斯大学 MD 安德森癌症中心妇科肿瘤与生殖医学科

David M. Gershenson 卵巢癌研究特聘教授

微创外科教研室主任

Michael Frumovitz 医学博士、公共卫生学硕士

美国德克萨斯州，休斯顿

得克萨斯大学 MD 安德森癌症中心妇科肿瘤与生殖医学科

教授、研究基金主任

Nadeem R. Abu-Rustum 医学博士

美国纽约州，纽约

威尔康奈尔医学院教授

纪念斯隆 - 凯特琳癌症中心大外科副主任、妇科主任

原著者名单

Nadeem R.Abu-Rustum, MD
Chief, Gynecology Service
Professor, Weill Cornell Medical College
Vice Chair Technology
Department of Surgery
Memorial Sloan Kettering Cancer Center
New York, New York

David M. Adelman, MD, PhD, FACS
Associate Professor
Division of Plastic Surgery
The University of Texas MD Anderson Cancer Center
Houston, Texas

Giovanni Aletti, MD
Associate Professor in Obstetrics and Gynecology
University of Milan
Director, Unit of New Therapeutic Strategies in Ovarian Cancer
European Institute of Oncology
Milan, Italy

Mara B. Antonoff, MD
Assistant Professor
Department of Thoracic and Cardiovascular Surgery
The University of Texas MD Anderson Cancer Center
Houston, Texas

Anne-Sophie Bats, MD
Paris Descartes University
Sorbonne Paris Cité
School of Medicine
Assistance Publique–Hôitaux de Paris
Hôital Européen Georges-Pompidou
Gynecological and Breast Cancer Surgery
Paris, France

David M. Boruta, MD
Associate Professor
Department of Obstetrics and Gynecology
Tufts University School of Medicine
Chief of Gynecologic Oncology
Steward Health Care System
Boston, Massachusetts

Robert Bristow, MD, MBA
Professor and Chair
Obstetrics and Gynecology
University of California, Irvine School of Medicine
Orange, California

Jvan Casarin, MD
Research Fellow
Division of Gynecologic Surgery
Mayo Clinic
Rochester, Minnesota

Luis M. Chiva, MD, PhD
Chair of Department of Obstetrics and Gynecology
University of Navarra
Madrid, Spain

David Cibula, MD, PhD
Gynecologic Oncology Center
Department of Obstetrics and Gynecology
First Faculty of Medicine
Charles University in Prague and General University Hospital
    in Prague
Prague, Czech Republic

Kathryn G. Cunningham, MD
Fellow
Department of Urology
The University of Texas MD Anderson Cancer Center
Houston, Texas

Pedro F. Escobar, MD, FACOG, FACS
Instituto Gyneco-Oncológico
San Juan, Puerto Rico
Associate Clinical Professor of Surgery
Cleveland Clinic
Cleveland, Ohio

Ramez N. Eskander, MD
Assistant Clinical Professor
Division of Gynecologic Oncology
Department of Reproductive Medicine
University of California San Diego
Moores Cancer Center
La Jolla, California

Anna Fagotti, MD
Division of Gynecologic Oncology
Catholic University of the Sacred Heart
Rome, Italy

Gwenael Ferron, MD, PhD
Department of Surgical Oncology
Institut Claudius Regaud–Institut Universitaire du Cancer
Toulouse, France

Katherine Fritton, MD
Department of Gynecology and Obstetrics
The Johns Hopkins University
Baltimore, Maryland

Michael Frumovitz, MD, MPH
Professor and Fellowship Director
Department of Gynecologic Oncology and Reproductive
    Medicine
The University of Texas MD Anderson Cancer Center
    Houston, Texas

Fabio Ghezzi, MD
Professor and Head
Department of Obstetrics and Gynecology
University of Insubria
Varese, Italy

Gretchen E. Glaser, MD
Consultant
Division of Gynecologic Surgery
Mayo Clinic
Rochester, Minnesota

Tam T.T. Huynh, MD
Department of Thoracic and Cardiovascular Surgery
Department of Interventional Radiology
The University of Texas MD Anderson Cancer Center
Houston, Texas

Maria D. Iniesta, MD, PhD
Senior Coordinator Clinical Studies
Department of Gynecologic Oncology and Reproductive
    Medicine
The University of Texas MD Anderson Cancer Center
Houston, Texas

Anuja Jhingran, MD
Department of Radiation Oncology
Division of Radiation Oncology
The University of Texas MD Anderson Cancer Center
Houston, Texas

Jose A. Karam, MD
Assistant Professor
Department of Urology
The University of Texas MD Anderson Cancer Center
Houston, Texas

Anna Kuan-Celarier, MD
Resident
Department of Obstetrics and Gynecology
Louisiana State University Health Science Center
New Orleans, Louisiana

Eric Leblanc, MD
Head, Department of Gynecologic Oncology
Centre Oscar Lambret
Lille, France

Fabrice Lécuru, MD, PhD
University Paris Descartes
Sorbonne Paris Cité
School of Medicine
Assistance Publique–Hôitaux de Paris
Gynecological and Breast Cancer Surgery
Paris, France

Mario M. Leitao, Jr., MD
Attending Gynecologic Oncologist
Department of Surgery
Memorial Sloan Kettering Cancer Center
Professor of Obstetrics and Gynecology

Weill Cornell Medical College
New York, New York

Javier Magrina, MD
Director of Minimally Invasive Gynecologic Surgery
Mayo Clinic
Scottsdale, Arizona
President, Fellowship Board of Directors
American Association of Gynecologic Laparascopists
Cypress, California

Andrea Mariani, MD, MS
Professor
Division of Gynecologic Surgery
Mayo Clinic
Rochester, Minnesota

Alejandra Martinez, MD
Department of Surgical Oncology
Institut Claudius Regaud–Institut Universitaire du Cancer
Toulouse, France

Patrice Mathevet, MD, PhD
Department of Gynecology
CHU Vadois
Lausanne, Switzerland

Reza J. Mehran, MD
Department of Thoracic and Cardiovascular Surgery
The University of Texas MD Anderson Cancer Center
Houston, Texas

Craig A. Messick, MD
Assistant Professor of Surgery
Department of Surgical Oncology
Section of Colon and Rectal Surgery
The University of Texas MD Anderson Cancer Center
Houston, Texas

Bassem Mezghani, MD
Department of Surgical Oncology
Institut Claudius Regaud–Institut Universitaire du Cancer
Toulouse, France
Salah Azaiz Cancer Institute
Tunis, Tunisia

Lucas Minig, MD, PhD
Head
Department of Gynecology
Instituto Valenciano de Oncologia
Valencia, Spain

Miziana Mokbel, MD
Assistance Publique–Hôitaux de Paris
Hôital Européen Georges-Pompidou
Gynecological Cancer and Breast Cancer Surgery
Paris, France

Camilla Nero, MD
Division of Gynecologic Oncology
Catholic University of the Sacred Heart
Rome, Italy

Crystal Nhieu, MD, BS
Resident
Department of Obstetrics and Gynecology
Louisiana State University Health Science Center
Baton Rouge, Louisiana

Rene Pareja, MD
Department of Gynecologic Oncology
Instituto Nacional de Cancerologia
Bogotá, Colombia
Clínica de Oncología Astorga
Medellín, Colombia

Manuel Penalver, MD
Chairman, Department of Obstetrics and Gynecology
Herbert Wertheim College of Medicine
Florida International University
Miami, Florida

George T. Pisimisis, MD
Department of Thoracic and Cardiovascular Surgery
Department of Interventional Radiology
The University of Texas MD Anderson Cancer Center
Houston, Texas

Pedro T. Ramirez, MD
Professor
David M. Gershenson Distinguished Professor in Ovarian
    Cancer Research
Director of Minimally Invasive Surgical Research and
    Education
Department of Gynecologic Oncology and Reproductive
    Medicine
The University of Texas MD Anderson Cancer Center
Houston, Texas

Reitan Ribeiro, MD
Surgical Oncologist
Medical Residency Director
Department of Surgical Oncology
Erasto Gaertner Hospital
Curitiba, Brazil

Emery Salom, MD
Clerkship Director and Assistant Professor
Florida International University
College of Medicine
Division of Gynecologic Oncology
Miami, Florida

Gloria Salvo, MD
Department of Gynecologic Oncology and Reproductive
    Medicine
The University of Texas MD Anderson Cancer Center
Houston, Texas

David A. Santos, MD
Assistant Professor of Surgery
Department of Surgical Oncology
The University of Texas MD Anderson Cancer Center
Houston, Texas

Giovanni Scambia, MD
Division of Gynecologic Oncology
Catholic University of the Sacred Heart
Rome, Italy

Brooke A. Schlappe, MD
Gynecologic Oncology Fellow
Department of Surgery
Memorial Sloan Kettering Cancer Center
New York, New York

Yukio Sonoda, MD
Gynecologic Oncologist
Department of Surgery
Memorial Sloan Kettering Cancer Center
New York, New York

Edward Tanner, MD
Assistant Professor
Department of Gynecology and Oncology
The Johns Hopkins University
Baltimore, Maryland

Audrey T. Tsunoda, MD, PhD
Surgical Oncologist
Department of Surgical Oncology
Erasto Gaertner Hospital
Curitiba, Brazil

Stefano Uccella, MD, PhD
Consultant
Department of Obstetrics and Gynecology
University of Insubria
Varese, Italy

Giuseppe Vizzielli, MD
Division of Gynecologic Oncology
Catholic University of the Sacred Heart
Rome, Italy

Vanna Zanagnolo, MD
Division of Gynecology
European Institute of Oncology
Milan, Italy

Oliver Zivanovic, MD
Attending Physician
Department of Surgery
Memorial Sloan Kettering Cancer Center
New York, New York

原著序

《妇科肿瘤手术治疗学》汇聚了妇科肿瘤手术治疗学领域 3 位世界知名专家的才智。Pedro T. Ramirez、Michael Frumovitz 和 Nadeem R. Abu-Rustum 博士召集美国和世界上该领域的领军专家，以他们广博的专业知识编写了这部最为全面的、教科书式的有关妇科肿瘤患者手术治疗学著作。在该书的第一篇"解剖学和手术原理"中，编著者深入细致地描述了有关上腹部和盆腔根治性手术所需要的基本解剖学原理。作者还综合描述了近期发布的加速康复外科（Enhanced Recovery After Surgery，ERAS）指南中所有的项目细节和要点。随后的章节主要根据疾病的解剖部位详细描述手术过程，包括外阴癌、宫颈癌、子宫癌和卵巢癌。对于每个疾病部位，部分章节探讨了复杂的手术步骤，包括用于宫颈癌和子宫内膜癌的前哨淋巴结定位的最新技术。此外，相关疾病章节还对手术技术的演进做了全面回顾。对于宫颈癌，包括从早期保守性保留生育功能的手术到疾病晚期的根治性手术，又有单独章节重点介绍了复发性疾病的超大型盆腔廓清术。卵巢癌部分为该病的手术治疗提供了全面的诊疗路径，包括腹腔镜下评估经根治性上腹部手术进行细胞减灭术的适应证，以及晚期卵巢癌行减瘤术的肠道手术。

该书的主要优势还在于，除妇科肿瘤手术治疗章节外，还涵盖了涉及胃肠道和泌尿系的手术，以及与这些手术相关并发症的处理。最后，在放射治疗相关并发症的处理，以及盆腔重建技术、腹腔镜和机器人微创技术的应用上，都提供了广泛而全面的经典教材。

无论是对住院医师、培训医师，还是有丰富经验的临床医师，该书注定会成为未来几年该领域权威性、高质量的参考教材。这本经典著作将对致力于妇科肿瘤手术治疗的医师技能的发展和提高发挥重要作用。

Richard R. Barakat 医学博士

译者前言

  该书为肿瘤领域著名的美国教授 Pedro T. Ramirez（得克萨斯大学 MD 安德森癌症中心）、Michael Frumovitz（得克萨斯大学 MD 安德森癌症中心）和 Nadeem R. Abu-Rustum（纪念斯隆－凯特琳癌症中心）等的著作。该书内容翔实、涉及面广，几乎涵盖了妇科肿瘤所有手术及所涉及的各相关领域的科学问题，包括外阴癌、阴道癌、宫颈癌、子宫内膜癌和卵巢癌，以及晚期肿瘤除脏术、肠道与泌尿系统转移的手术治疗及微创性手术。更为难得的是，各章节既有疾病临床诊疗的历史沿革、学术理论和最新观点，又有手术关键步骤、难点要点及操作细节等实用技术。

  解剖学是手术治疗的基础，解剖学的进展极大地促进了肿瘤临床诊断与手术技术的发展，特别是在恶性肿瘤广泛而复杂的手术。该书的特点是注重实用性，作者巧妙地以精美的插图、手术图片真实地再现了盆腹腔精细的解剖结构及复杂的手术过程，结合对每个手术关键步骤准确清晰的描述，读来犹如聆听大师面授般的清楚明白。本书从解剖学到手术步骤详细讲解，加以数百张视觉图像，使读者能够迅速理解，并印象深刻以达到永久记忆。该书独到之处还在于提供了大量专业领域的最新文献信息，引导读者以临床研究的视角去理解和处理疾病，为临床研究提供了重要的启示和参考。该书是一部难得的妇科肿瘤精品专著、肿瘤临床工作者必读、必备的案头工具书。

  我们有幸将该书分享给中国医师，在翻译中常感慨作者治学的严谨和知识的渊博。翻译此书，唤起了对未曾谋面的原著作者们最崇高的敬意。翻译中在语言表达上力求准确并维持原著特色，文字和用词上尽可能保持原著的风格。由于译者水平所限，译著中若有不足之处，望广大的读者指正。

  感谢所有译者对本译著所做出的贡献。

吴瑞芳

北京大学深圳医院妇产中心

教授、主任医师、博士生导师

国家子宫颈癌早诊早治示范基地主任

中国医师协会妇产科医师分会委员

中华预防医学会生育力保护分会主任委员

中国女医师协会妇产科专业委员会副主任委员

李长忠

医学博士、教授、主任医师、博士生导师

北京大学深圳医院妇产中心主任

中华预防医学会生育力保护分会常务委员

中国医师协会妇产科分会委员

中国医师协会微无创分会委员

美国 Mayo Clinc. Johns Hopkin 医院

MD·Anderson 癌症中心高级访问学者

原著前言

在妇科肿瘤手术中，手术医师必须详细了解腹腔和盆腔根治性手术的解剖学及基本原理。此外，每位手术医师都必须具备与诊断和处理此类复杂手术并发症相关的大量知识。在《妇科肿瘤手术治疗学》第 1 版中，我们旨在提供一本全面的手术学专著，本书不仅能为具有丰富手术经验的妇科肿瘤医师所用，也为培训医师及所有希望学习或对妇科各种肿瘤相关问题感兴趣的人士有所裨益。对任何妇科手术医师的指导原则是：①了解有关该疾病部位或手术相关主题的最新文献；②深入了解妇科肿瘤手术中对大多数手术方案的评估和处理原则；③基于最新发表的文献得出治疗方法。

本书面向所有希望获得有关妇科肿瘤最常用手术方法循序渐进指导的人士。我们的目的是为学习手术的医师，无论是初学者还是经验丰富者，提供一本经典的专业书。在这里他们不仅可以找到有关特定主题的最相关、最简洁的文献资料，还可以查找关于手术的具体和关键步骤的详细信息，以及从世界各地一流外科医师那里学到每一个手术步骤的理想方法。

妇科肿瘤手术治疗领域正在飞速发展。如今，手术医师需要掌握多种妇科肿瘤手术方法，不仅要精通开腹手术，而且要精通腹腔镜和机器人手术等微创手术。新的手术器械不断被开发出来，需要手术医师花时间提高技能，尤其是在学习新技术的早期阶段。此外，手术医师还需要学习妇科肿瘤治疗的新方法，如前哨淋巴结定位，手术质量的一个决定性因素即患者是否需要做系统性淋巴结切除术或应免于该手术，并因而避免由此带来的不良反应。外科手术学培训方式的发展改变了手术医师获得妇科肿瘤手术必要技能的方式，培训方法包括手术模拟器、基于网络的手术培训、视频系列研讨会和现场远程手术展示。这些都是当今最常见的学习途径，手术医师必须适应这种"非传统"的学习浪潮。在本书中，我们旨在适时提供此类教学，以使读者能够见到世界上一些最娴熟的手术医师所进行的高度复杂的手术，这必将补充和提高每位读者的手术技能和临床实践。

本书的目标是提供一种使手术医师可以快速、方便地获取相关信息的设计格式，即呈现简单易懂的信息和可以快速应用的教材。换句话说，我们希望本书能够成为手术医师的工具书，让他们能够在进入手术室之前复习每个手术步骤。在一些章节里，我们编写了作为辨识复杂盆腹腔解剖结构的手术路径，结合图形和插图实现了最佳手术描述效果。在适用的情况下，精彩图片还将使读者能够立即进入撰写每一章的熟练手术医师的手术室，并从中学习他们手术方法成功的要点。本教科书的成功有赖于书写每一章的国际知名专家们的贡献。他们在各章节的写作和编辑中付出了巨大的努力。此外，如果没有 Elsevier 编辑团队的大量工作、指导、耐心和经验，整个项目是不可能完成的。我们对所有为本书做出贡献的人深表感谢。

最后，感谢我们的导师，在我们职业生涯的早期，他们花时间和精力传授给我们手术方法，并为我们提供最好的"技巧和要诀"，从而使复杂的手术更加易行。他们建设性的批评和详细的解释是本书的精髓。他们的灵感在本书的每一页中得到诠释，这是每位导师培育我们的证明。我们有责任使本教材成为一种工具书，使全世界的妇科肿瘤医师能够为妇科肿瘤患者提供更好、更全面的手术治疗。我们也要感谢我们的患者，他们不仅承受着疾病的负担，而且还允许我们每天享有照顾他们的权利。妇科肿瘤手术医师必须每天提醒自己，他或她被赋予了根除癌症的巨大责任，为了完成这项光荣的任务，必须每天寻求扩大自己的知识储备，提高手术技能及整合新的治疗方法和技术。然而，最重要的是，面对如此重大的责任，我们必须保持谦逊。让我们都记住，每当进入手术室，我们和患者的命运，不仅取决于我们的手术技能或我们使用的工具的效能，更取决于我们做出正确决定的能力，做出这些决定时我们永远是把患者的健康放在首位。我们希望本书能让所有阅读过它的人不仅成为更好的手术医师和临床医师，而且成为更好的医师。

Pedro T. Ramirez 医学博士
Michael Frumovitz 医学博士
Nadeem Abu-Rustum 医学博士

目录

第六篇　盆腔廓清术

第 15 章

妇科肿瘤的盆腔廓清术

David Cibula

盆腔廓清术（pelvic exenteration，PE）是一种非常复杂的手术。除了具有独特、广博的外科学知识的跨学科手术团队实施手术外，这些手术还需要特殊的专业知识来选择合适的患者、进行术后护理及处理并发症。由于适应证范围较窄，临床上极少进行盆腔廓清术。因此，欲获良好手术效果的唯一方法就是建立受术者集中管理的网络化系统。这样的系统需要所有专家之间的良好互动，并在从事妇科肿瘤学的医疗机构之间达成协议，将适合手术的患者推荐给少数几个中心，以利积累足够的经验。

想要建立这样一个理想的网络系统，可能会遇到一系列的障碍和限制。例如，一个医疗机构不愿意将自己的患者转介到另一个医疗机构；选择放射治疗为初治方案的患者，其病灶局部的进展会延迟诊断；从发现复发到实施盆腔廓清术的间隔时间过长，通常是在进行姑息性化学治疗之后；甚至世界上许多地区还无法实施这样的手术。2009 年发表了一项评估德国和美国 61 家医疗机构护理模式的调查结果。在这两个拥有优质妇科肿瘤学医疗服务的国家，只有 4 个医疗中心每年进行 10 次以上盆腔廓清术。在捷克，根据国家肿瘤学登记（National Oncology Register，NOR）和国家住院患者登记（National Register of Hospitalized Patients，NRHOSP）的数据，在适合盆腔廓清术的患者中仅有 20% 的患者接受了该手术。而大多数患者，根本不考虑进行盆腔廓清手术。

一、发展史

虽然时隔半个多世纪，我们仍要向做出开创性工作的 Alexander Brunschwig 表示敬意。20 世纪 40 年代，在术前影像学诊断还不准确、控制出血的能力有限、重症监护水平较低及尿路重建技术不完善的情况下，进行切除范围如此广泛的手术是一项杰出的成就。最初的手术是姑息性的，术中死亡率约为 25%（22 例患者死亡 5 例），这在当时被视为一项独特的成就。

在不到 20 年的时间里（1947—1965），Brunschwig 收集了包括 925 例盆腔廓清术患者的大队列。在其队列中有许多患者淋巴结受累，然而其中 24 例的最终标本中未发现肿瘤，考虑到当时缺乏术前影像学检查，这并不令人意外。Brunschwig 常规于术后在盆腔内留置纱布包，并保留 72 小时。术后肠瘘发生率达 15%，全队列的死亡率为 8%。Brunschwig 甚至进行了极为广泛的手术，这些手术至今仍很少使用，现在也仅限于在少数几个特定的医疗机构中进行，如 11 例患者的髂外动脉或髂总动脉切除术、5 例宫颈癌患者的骨盆骨切除术，切除范围甚至达到侧骨盆切除的程度。即使在这样一个高异质性、高风险的队列中，总存活率可达到 20%。

Brunschwig 手术的一个主要弱点是由于输尿管引流到结肠的活动部分，而经常会出现复发性肾盂肾炎和肾衰竭。Bricker 所描述的将尿路改道至肠道的远端，带来了治疗效果的显著改善。在这个术式，双侧输尿管被吻合至用回肠远端肠袢做成的环路之中，该环路的头端被关闭，其另一端作为造口连接尿道。在有盆腔放射治疗史的患者可利用回盲肠，作者后来也介绍了以横结肠用于尿路改道的术式。

在其60多年的历史中，盆腔廓清术经历了许多改进，从而显著降低了死亡率。新的控制出血的技术，尤其是先进的双极电凝技术与抗生素的使用、术中及术后重症监护水平的显著改善，以及手术重建技术的进展，都有助于改善预后。盆底和阴道重建技术明显降低了由空盆腔综合征引起的并发症发生率。其他重要的改进来自于术前影像学检查准确性的提高，这有助于选择合适的候选患者，以及调整适宜的手术范围。应该指出的是，目前盆腔廓清术的基本原理、手术技术和分类等仍同于50多年前Alexander Brunschwig的描述。

二、手术适应证

盆腔廓清术最常见的适应证是初治方案为放射治疗，治疗后复发的宫颈癌。根治性手术治疗是该适应证中唯一具有潜在疗效的治疗方法。在混合类型妇科恶性肿瘤接受盆腔廓清术的病例中，外阴癌、阴道癌和子宫内膜癌约占1/3。

在直肠癌，初治方案多选择盆腔廓清术，而在妇科肿瘤中，多采用放射治疗或放射治疗和化学治疗。然而，仍有一部分患者将盆腔廓清术作为首选方案，如既往有盆腔放射治疗史的患者（如淋巴瘤）、局部晚期外阴癌或阴道癌、或局部晚期肿瘤并存在瘘管的患者。在初次治疗或二次治疗方案为盆腔廓清术的队列，其肿瘤预后并无差异。

由于并发症发生率高，大多数盆腔廓清术是以实现治愈疾病为目标的治疗手段。在一些报告中，未行肿瘤完全切除（R0）的患者被纳入姑息治疗范畴的做法是不正确的，因为治疗的主要目标是决定性因素。姑息治疗是以提高生活质量为目的，在姑息治疗中实际使用盆腔廓清术的情况相当罕见。在一个由18例宫颈癌、外阴癌或子宫内膜癌患者组成的小队列中，姑息性盆腔廓清术的术后平均总生存期不足1年。尽管大多数患者对手术效果感到满意，但其中50%的患者出现重大的手术并发症。在另一组混合类型的盆腔肿瘤患者中，有14例被转为姑息性盆腔廓清术；其中4例中止手术，其余10例的评估结果，2例无获益，8例获益优良或良好。虽然数据有限，但很明显，

即使在姑息性治疗中，该手术依然有很高的并发症发生率，因此姑息性手术的适应证需要仔细地遴选并进行充分咨询。实施姑息性盆腔廓清术的主要原因通常是出现无法控制的症状，例如顽固的疼痛或严重出血。

三、手术分类

本章的一个重要信息是强调盆腔廓清术的手术范围必须始终坚持精细的个体化，这样做一方面对于实现最佳的肿瘤治疗效果至关重要；另一方面，也是为了最大限度地降低患者并发症的发生率。大多数并发症，特别是严重的并发症，是由于大量的组织被切除而留下无法用组织或材料填补的无效腔所致。手术应特别注意保留那些不是必须切除的组织。

手术的范围可以在3个层面上进行调整。它不仅是在前盆腔、后盆腔和全盆腔的3个骨盆矢状平面，选择3种基本类型盆腔廓清术的一种。同样地，在盆底范围，要考虑保留外阴、阴道和泌尿生殖膈的可能性。此外，大多数在侧方的肿瘤不是位于中央位置，这使得在正面平面上要对盆腔每一侧的根治程度进行重大调整。

盆腔廓清术的基本分类是在矢状面上分为前盆腔廓清术（包括膀胱切除术和尿道切除术）、后盆腔廓清术（包括结直肠和乙状结肠切除）和全盆腔廓清术（图15-1）。前盆腔廓清术或后盆腔廓清术有一个永久性造口，若为全盆腔廓清术，则是两个永久性造口。这种暂定的手术类型，在很多情况下需要根据术中的病变情况进行修改。比如，在有些病例乙状结肠和（或）直肠切除后进行结直肠吻合术也能实现完全的病灶切除（R0切除）。又如，在前盆腔或全盆腔廓清术中，可以只行膀胱切除术，留下完整的尿道用于尿路重建。

在制订盆腔廓清术类型的计划时，不仅应考虑复发性肿瘤的位置，还应考虑初次治疗之前的疾病范围（即病变对其他骨盆结构的浸润）以及邻近器官接受辐射的剂量。先前的放射治疗会破坏直肠或膀胱壁组织。剥离因放射治疗而纤维化的直肠阴道间隙或膀胱阴道间隙，术后形成瘘的风险较高。对于接受如此高难度手术的患者来说，这是一种严重的术后潜在并发症。在许多情况下，只能在术中根据探查结果来最终决定是否可以保留直肠或膀胱。这意味着手术前必须告知患者各种可能的替代性手术方案。

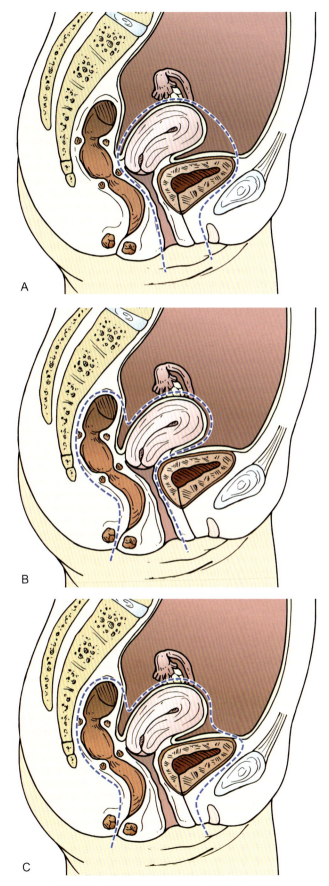

图 15-1　盆腔廓清术（PE）类型：矢状面

A. 前盆腔廓清术（包括膀胱切除术和尿道切除术）；B. 后盆腔廓清术（包括结直肠和乙状结肠切除）；C. 全盆腔廓清术

上述各种类型的盆腔廓清术，都可以在冠状面上的头和尾侧的不同水平进行，并据此分为肛提肌上Ⅰ型手术（保留盆内筋膜和盆膈）和肛提肌下手术（切除范围包括肛提肌）。盆腔廓清术达到肛提肌以下者又分为Ⅱ型（包括阴道切除术）和Ⅲ型（包括外阴切除术）（图15-2）。Ⅱ型手术可切除肛提肌，但保留尿生殖膈和阴道远端（ⅡA型），也可行全阴道切除术同时切除盆膈和尿生殖膈（ⅡB型）。Ⅰ型和ⅡA型盆腔脏器切除后，通常能够进行结直肠吻合术。

当肿瘤达到侧盆壁并固定于骨盆侧壁时，上述所有类型的盆腔脏器切除术均可以横向扩展手术范围。制订手术计划应尽可能详细描述，以完全明确手术范围 [例如，横向扩展（左侧）肛提肌前下ⅡA型 PE]，并进一步描述计划进行的重建（图15-3）。

四、术前影像学检查

有必要强调术前检查的 3 个不同的目标：复发的诊断、排除远处转移和评估病灶局部的范围。

早期发现盆腔局部复发，在病变扩散之前做出诊断是决定盆腔廓清术预后的关键。目前对于

初治后患者监测的指南，对所有患者都是一样的，并不考虑复发的风险。通常只有在复查出现症状或体检有可疑发现时才进行影像学检查。一般认为，正电子发射断层－计算机断层扫描（PET-CT）用于常规监测过于昂贵，不具备成本效益的合理性。然而，对成本效益的评估主要是在较大的宫颈癌患者群体中进行的，而没有考虑她们的原发肿瘤处在什么期别。PET-CT 在肿瘤患者监测的作用，对于局部晚期肿瘤的患者十分重要。因为这些患者有较高的局部复发风险，且复发早期采取补救治疗，有机会获得治愈。在澳大利亚的一项前瞻性队列研究中，观察 105 例初治方案选择化学治疗的局部晚期宫颈癌患者。这些患者在化学治疗结束后，进行一次 PET-CT。在有代谢反应和完全没有代谢活性反应患者的 5 年无进展生存率分别为 86% 和 0。更为重要的是，在接受补救治疗的 16 例患者中，有 12 例是通过监测性 PET 扫描发现了复发。

在实施任何以治愈性为目的的盆腔廓清术之前，关键的步骤是除外远处转移性病灶。目前认为，PET-CT 是诊断的金标准，它比 CT 的敏感性更高。全身弥散加权磁共振成像（MRI）和 PET-MRI 的

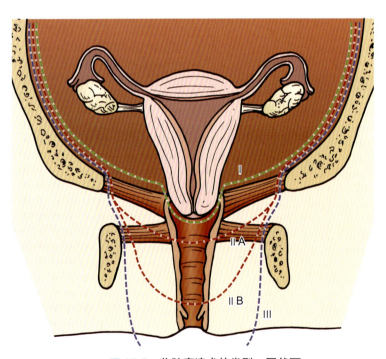

图 15-2　盆腔廓清术的类型：冠状面

Ⅰ型 . 保留盆腔内筋膜和盆膈；ⅡA型 . 切除包括肛提肌在内的组织，但保留尿生殖膈和远端阴道；ⅡB型 . 包括阴道切除；Ⅲ型 . 包括外阴切除

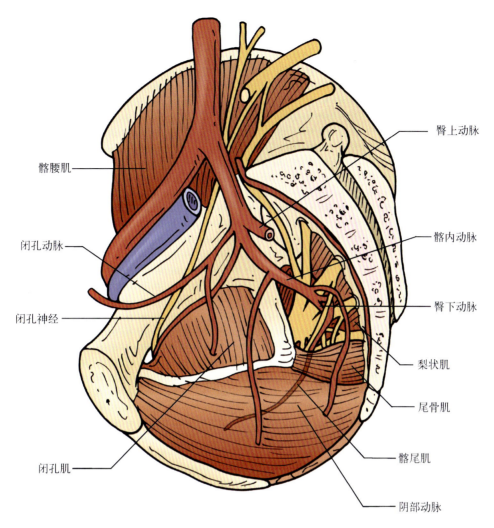

髂腰肌

闭孔动脉

闭孔神经

闭孔肌

臀上动脉

髂内动脉

臀下动脉

梨状肌

尾骨肌

髂尾肌

阴部动脉

图 15-3　骨盆侧壁切除术中可能切除的结构

应用经验表明，其与 PET-CT 具有可比性，甚至是更高的准确性和更好的诊断可信度。然而，这些结果是基于较小样本的队列研究得出的。鉴于接受盆腔廓清术患者对于诊断有更高的需求，以及在手术和围术期管理的高费用，术前应使用最准确的检测方法，例如 PET-CT 或 PET-MRI 来排除肿瘤远处转移。

　　一个突出的问题是评估盆腔内局部肿瘤的范围，如盆腔内相邻器官和关键结构是否有浸润。准确了解局部肿瘤扩散情况，对于确定手术范围、术前为患者提供充分的咨询和指导医师手术都是至关重要的。图 15-4 显示了两名局部晚期宫颈癌患者术前影像学资料（超声、MRI、CT 和 PET-CT）的图片。

　　由于 MRI 具有良好的软组织对比度，因此被认为是诊断金标准。在斯隆 - 凯特琳纪念癌症中心（MSKCC）的一组 50 名患者中，术前 MRI 不

仅在评估膀胱和直肠侵犯方面具有很高的准确性（敏感度为 81%～87%；特异度为 93%～97%），而且在鉴别盆腔侧壁的浸润也是如此（敏感度为 88%；特异度为 97%）。但是，需要特别注意的是，其敏感度并不是 100%。因此，手术范围可根据任何术中发现而改变。放射治疗或化学治疗后，成像的可靠性可能会降低，尤其是检测距离前次治疗的间隔时间较短时。不幸的是，病变范围往往比术前影像学检查所预测的要大。

　　治疗前影像学的定量指标提供了一个新的、有潜在用途的工具。PET 扫描获得的代谢性肿瘤体积、病灶总糖化 ^{18}F- 氟脱氧葡萄糖（FDG）摄取量以及弥散加权 MRI 得出的平均表观弥散系数均与预后相关。这些功能性指标将来可用于对复发风险较高患者的分流，以便在初次治疗后对其进行更严密的监测。它也可能作为预后指标，有助于做出实施盆腔廓清手术的决定。

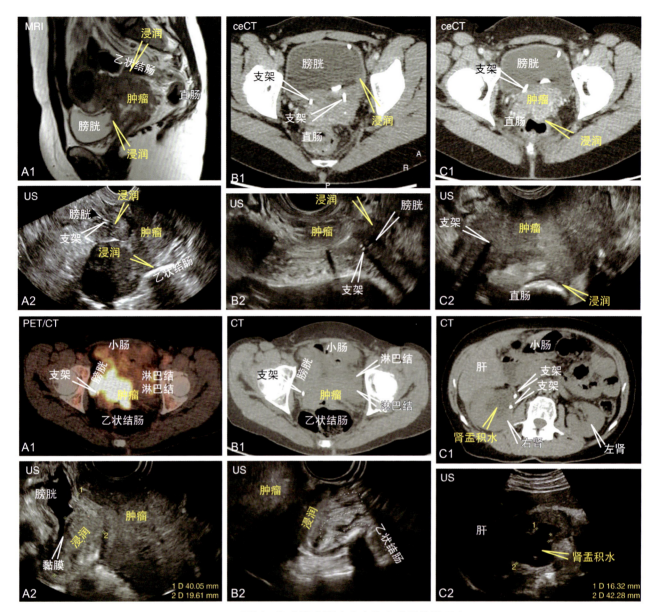

图 15-4　两例局部晚期宫颈癌患者的术前影像学研究

病例 1：磁共振成像（MRI）的矢状面（A1）和超声扫描（US）（A2）显示宫颈癌浸润膀胱和乙状结肠。对比增强的计算机断层扫描（ceCT）（B1）和 US（B2）的横断面显示宫颈癌浸润膀胱深层。膀胱左侧浸润更深。双侧输尿管均放置支架。ceCT 的横切面（C1）和 US（C2）显示宫颈癌从左侧子宫骶韧带向直肠深部浸润，伴双侧骨盆侧壁浸润。病例 2：氟脱氧葡萄糖 - 正电子发射断层扫描与计算机断层扫描（FDG-PET / CT）的横断面（A1），显示巨块型宫颈癌浸润膀胱和乙状结肠；受累的淋巴结（LN）位于左闭孔窝。US 的矢状面（A2）显示膀胱浸润深度，包括黏膜下层，但膀胱黏膜完整。（1）和（2）分别为浸润的腹侧宫旁组织的上下径和前后径。FDG-PET / CT 重建得到的 CT 横切面（B1），显示了巨块型宫颈癌浸润膀胱和乙状结肠；受累的淋巴结（LN）位于左闭孔窝。US 的矢状面（B2）显示乙状结肠向浸润的背侧宫旁组织回缩。FDG-PET / CT 重建得到的 CT 横断面（C1），显示右肾为二级肾盂积水。US 扫描的矢状面（C2）显示右肾肾盂积水；（1）和（2）分别为扩张的肾盏和肾盂的径线

五、预后相关因素和禁忌证

（一）预后相关因素

　　文献中，盆腔廓清术的术后 5 年累积生存率差异很大，从最低的 20% 到高达 70%（表 15-1）。这样大的差异不可能是由手术质量不稳定引起的。在具备联合手术的手术医师的医疗机构中，即使手术可使切缘到达无瘤区的能力较强，这些病例也仅为整个队列中有限的一部分。对整个队列中肿瘤学结局起决定性作用的因素是手术适应证的

选择标准。这与预后的主要决定性因素相对应，例如盆腔和腹主动脉淋巴结阳性、侧盆壁转移、组织学类型、初次治疗后的无瘤间隔时间及诊断复发时是否有症状等。但是，患者的总体结局也会受到其他因素的影响，例如年龄、肥胖或机体状况。尽管这些通常不被列为预后因素，但它们可以显著增加并发症的发生率，并降低达到完全切除肿瘤（R0 切除）的能力。

表 15-1 2000 年前后报道的妇科盆腔恶性肿瘤行盆腔廓清术患者的发病率、死亡率和生存率（$N \geqslant 50$）

	年	患者数量	发病率（%）	死亡率（%）	5 年生存率（%）
2000 年之前报道的系列研究（$N \geqslant 50$）					
Kiselow 等	1967	207	42	8	35
Symmonds 等	1975	198	78	8	32
Rutledge 等	1977	296	NA	14	42
Averette 等	1984	92	NA	10（29）[a]	22（36）[a]
Jakowatz 等	1985	104	49	3	27
Kraybill 等	1988	99	71	14	45
Anthopoulos 等	1989	20	74	5	58
Hatch 等	1990	31	32	0	68
Lawhead 等	1989	65	NA	9	23
Shingleton 等	1989	143	NA	6	50
Soper 等	1989	69	84	7	48
Morley 等	1989	100	49	2	61
Ketcham 等	1970	162	NA	17	38
Hafner 等	1992	75	75	5	43
Lopez 等	1993	248	60	12	40
2000 年之后报道的系列研究（$N \geqslant 50$）					
Berek 等	2005	75	86[a]	0	62
Yoo 等	2012	61	44	0	56
Nguyen 等	2005	76	28	0	53[b]
Goldberg 等	2006	103	71[a]	1	47
Marnitz 等	2006	55	57	6	37
Maggioni 等	2009	106	66	0	52
Fotopoulou 等	2010	47	70	9	—
De Wever 等	2011	106	60	2	40
Baiocchi 等	2012	107	53	0	27
Schmidt 等	2012	282	51	5	41
Chiantera 等	2014	167	35	0	38
Fleisch 等	2007	203	41	1	21
Urh 等	2013	133	NA	NA	57
Jurado 等	2010	48	71	0	21[c]

[a] 仅有炎症
[b] 完全切除肿瘤且淋巴结阴性
[c] 10 年总生存率
NA. 未提及

决定施行盆腔廓清术是一个复杂的过程，必须在仔细考虑所有关乎预后的潜在因素后才能做出个体化的决定。在整个过程中，患者的选择权必须始终起重要作用。对于医疗机构而言，更严格的选择标准可改善其治疗效果；同时，严格的标准不可避免地使部分有可能从盆腔廓清术中获益的患者被排除在外。如果一个医疗机构实施的盆腔廓清术不包括盆腔淋巴结受累、侧盆壁组织受累固定、伴有盆腔大神经受压症状或距初始治疗间隔很短的患者，则治愈患者的比例会更高。同时，20%～30%的患者可通过实施恰当的补救性手术得到治愈，这些患者会因为严格的选择标准而失去救治机会。

（二）手术切缘

在计划和实施手术过程中要记住，盆腔廓清术的主要预后因素是手术是否达到完全肿瘤切除。无论进一步的辅助治疗和其他预后因素如何，盆腔廓清术后肿瘤残留的患者长期生存率都低于10%。如果在手术过程中对肿瘤是否受累有任何疑问，均应从可疑部位取活检标本并送术中组织学检查。综上所述，每一个以治愈为目的的手术的目标，必须是完全切除肿瘤。

（三）组织学类型

组织学类型的重要性因肿瘤种类而异。在子宫颈癌，文献报道的数据不一致，与鳞状细胞癌相比，腺癌的生存率与之相同或更低。在已发表的最大的宫颈癌队列（282例患者）中，腺癌患者的5年生存率是31%，而鳞状细胞癌为41%。不足为奇的是，在子宫癌中组织类型为子宫内膜样癌的预后较好，而浆液性癌、混合性癌或癌肉瘤的5年生存率则低于20%。

（四）淋巴结状况

在转诊行盆腔廓清术的患者中，淋巴结受累并不少见。其风险在10%～30%，波动的范围取决于肿瘤类型、既往治疗和术前检查的方法。在考虑手术的益处和给患者进行咨询时，正确评估预后非常重要。在妇科肿瘤的混合队列中，淋巴结阳性通常是一个相当不利的预后因素。然而，这些数据存在一定程度的偏差，因为盆腔廓清术不常规进行系统的淋巴结切除术，因此只有在术中发现淋巴结增大的患者才选择性地切除淋巴结，并且复发性肿瘤患者往往已做过淋巴结清扫术。此外，许多文献没有区分是否对阳性淋巴结进行定位。来自德国和瑞士的两个医疗机构的

作者发表了对282例患有原发性（25%）或复发性（75%）宫颈癌患者盆腔廓清术的结果。21%的患者盆腔淋巴结呈阳性，28%的患者腹主动脉区域淋巴结呈阳性。与无淋巴结阳性组相比，盆腔淋巴结受累患者的5年生存率并没有降低（45% vs. 50%），而主动脉旁淋巴结阳性患者的5年生存期降低（17%）。现有数据表明，盆腔淋巴结受累可致不良预后，但不应视为绝对禁忌证。主动脉旁淋巴结阳性必须视为与长期生存率极低相关的远处转移。关于接受盆腔廓清术患者腹股沟淋巴结受累，尽管并不罕见，目前其对预后意义的数据有限。

（五）复发时间

在大多数肿瘤中，从初始治疗到复发的间隔时间反映了肿瘤的生物学行为。尽管一些较小病例数的研究没有发现患者从初始治疗到因复发而行盆腔廓清手术的无进展间隔期所具有的预后意义，但大多数作者报道，复发距初始治疗间隔期长的患者预后更好。Marnitz报道，初始治疗到复发于2年之内、2～5年及5年以上患者的5年生存率分别为17%、28%和83%。需要强调的是，在初始治疗后1年内复发患者的肿瘤进展非常快，是盆腔廓清术后预后极差的群体。

（六）其他影响因素

对于其他各种因素，对患者的预后是否有重大影响尚未证实，或研究的发现不一致。在某些研究中，与宫颈癌相比，子宫内膜癌患者的生存率更高。但是，这种比较受限于子宫内膜癌患者比例很低。在大型研究中，子宫内膜癌和宫颈癌的5年生存率在35%～50%。在大多数研究中对预后的影响尚未评估的方面包括患者有无症状及其特征和持续时间。盆腔大血管或神经受累是肿瘤局部进展的一个间接标志。大多数研究未发现患者的年龄或盆腔廓清术的类型（前盆腔廓清术、后盆腔廓清术或全盆腔廓清术）对预后有任何意义。

（七）手术禁忌证

随着时间的推移，对盆腔廓清术绝对禁忌证的评估已经发生了变化。既往认为的一些绝对禁忌证已经变得不那么严格。鉴于这种手术在大多数情况下没有替代治疗方案，有必要针对每个患者的情况进行个性化评估。尤其是对局部晚期盆腔肿瘤手术的限制已经明显改变。由于新技术和新的手术技术的出现，增加了达到无残留肿瘤的

可能，许多过去被认为无法切除的肿瘤有了可能的解决方案。

如果肿瘤附着于盆腔侧壁的肌肉上，并侵犯髂内血管，则可以进行横向扩展的切除术。对于局灶性骨盆骨受累、髂外血管浸润或盆腔大神经受累的患者，也可以使用手术方法解决。然而，这些复杂的切除术都与严重的、通常是永久性并发症的发生相关。同样重要的是要考虑到肿瘤的局部范围越大，肿瘤治愈的概率越小。然而，有些患者，尤其是那些肿瘤生长缓慢的患者，即使盆腔广泛浸润，也没有任何远处转移的迹象；局部切除技术为此类患者提供了唯一的生存机会。对这些患者，必须采用个性化的方法，包括评估其他所有的预后因素、患者的整体状况（年龄、合并症、机体状态）、实施手术的其他限制性因素（体重指数、既往手术史与放射治疗史），以及"软性"因素，例如患者的治疗意愿、对手术范围及其后果的理解能力，以及对术后护理的预期的依从性。即使是符合条件适用于手术治疗，患者的知情同意也是决定性的因素。

唯一的绝对禁忌证是存在无法切除的远处转移灶。即使这些远处病灶可以被切除，局部晚期肿瘤和远处转移患者的预后也非常差，其长期生存率 < 10%。在子宫颈癌中，主动脉旁淋巴结转移必须被视为远处转移。

（八）手术技术

不同于其他妇科肿瘤手术，如盆腔淋巴结清扫术或根治性子宫切除术，其中每一个步骤都可以进行精细的标准化，盆腔廓清术的每个步骤都有一系列可选择的替代方案，必须始终根据具体情况进行调整。除了肿瘤的位置及盆腔器官和结构是否受累之外，还必须考虑以往的治疗，包括盆腔放射治疗。由于存在很大的差异性，本章将概述盆腔廓清技术。每位手术医师必须准备根据术中发现调整相应的手术步骤。

（九）显露盆腔间隙

与其他盆腔手术一样，关键步骤是对几个标准盆腔间隙的分离。打开侧面的膀胱旁间隙，以及宫旁组织的背侧与髂内血管之间的直肠旁间隙。在放射后纤维化严重的情况下，安全的标志是骨盆髂血管的走向，此血管可在其分叉处的下方辨认出，并追踪到达盆腔。向腹侧打开膀胱前（Retzius）间隙（全盆腔廓清术或前盆腔廓清术），或者从子宫颈和阴道近端完全剖开膀胱（后盆腔

廓清术）。在背侧，通常在分离并游离出结肠后可以显露骶前间隙（后盆腔廓清术或全盆腔廓清术）或打开直肠阴道间隙，并从阴道和宫旁组织背侧分离出直肠。

（十）游离输尿管

输尿管的游离方法也要根据盆腔廓清术的类型和范围进行调整。全盆腔廓清术，输尿管通常在肿瘤的上方、其进入宫旁韧带之前被切断。在曾经接受过放射治疗的患者，既要切除严重放射治疗损伤部分输尿管又要保留足够长度以便进行尿路重建。在后盆腔廓清术，因癌变范围通常可以将输尿管完全从宫旁组织游离并保持其完整。最终，切除输尿管远端必须切除的部分，采用输尿管膀胱植入、端 - 端吻合、输尿管 - 输尿管吻合或采用游离小肠替代进行尿路重建。在严重放射治疗损伤的盆腔，术前放置输尿管支架可能有助于识别和更安全地游离输尿管。

（十一）分离宫旁韧带

接下来的步骤，在分离出几个盆腔间隙的基础上切除宫旁韧带，从而使欲切除的子宫标本被游离。

1. **两侧宫旁的分离**　将宫旁组织（子宫主韧带——译者注）的外侧在髂内静脉内侧至骨盆侧壁的连接处横向切断。分离子宫旁组织的深部是一个危险的步骤，特别是曾经接受过放射治疗的患者。当髂内静脉内侧壁损伤时，可出现难以控制的大出血。在肥胖或较大盆腔肿瘤患者，该区域难以进入，且没有足够的空间进行血管修复。最好的预防方法是在髂血管分叉处确认髂内静脉的内侧壁，然后沿髂内静脉的内侧壁向其尾端分离。

2. **腹侧宫旁的分离**　在膀胱后壁（后盆腔廓清术）或在附着于耻骨下的部位（全盆腔廓清术或前盆腔廓清术）切断腹侧宫旁组织即膀胱柱（膀胱宫颈韧带——译者注）。

3. **背侧宫旁的分离**　在直肠水平（前盆腔廓清术）或在骶前间隙的外侧（全盆腔廓清术或后盆腔廓清术）切断背侧宫旁组织（子宫骶骨韧带）。

（十二）盆筋膜和肛提肌切除术

在完全分离腹侧、外侧和背侧宫旁组织后，游离拟切除的盆腔肿瘤组织周边，直到覆盖盆底的盆腔内筋膜（盆膈）。如果肿瘤到达盆底或已经浸润盆底，则其切除将成为肛提肌下盆腔廓清术（Ⅱ型和Ⅲ型）的一部分。由于筋膜和肛提肌

之间的间隙内有丰富的血管，建议进行细致地分离与止血。

（十三）阴道切除术

全阴道切除术通常被描述为盆腔廓清术中肛提肌以下组织的切除。复发性宫颈癌的典型部位常会侵及阴道的近端，而远端部分可以被保留。近端阴道切除术完全可以经腹部入路完成，而无须进行会阴部手术。保留阴道的远端和泌尿生殖膈不仅对性生活质量有重要意义，而且还可以降低发生空骨盆综合征的风险。如果肿瘤涉及外阴、阴道远端或阴道直肠隔，则从会阴部切口进行远端阴道切除术、外阴切除术或两者同时进行。

（十四）会阴切除术

会阴部手术的范围应根据病变程度进行个性化治疗。如果外阴没有浸润，则在阴道口水平做切口，保留外生殖器。

腹部手术和会阴部手术的顺序，通常取决于主要肿瘤浸润部位。对位于盆膈以上或附着在盆底的肿瘤，从腹部开始盆腔廓清术，因此可根据术中发现来确定明确的切除范围。外阴癌或阴道癌，手术通常从会阴部开始。对于出血风险较高的肿瘤，特别是当盆底大量浸润或肿瘤固定在侧盆壁时，建议经腹部途径和经会阴途径同时进行手术，将肿瘤分离并游离出来，这样可以把分离风险最大的步骤放在手术的最后进行。若出现大量出血，在切除整个标本后可以有适当的空间更快地进行止血。切除肿物之后的重建手术将在第20章进行详细描述。

六、肿瘤结局

盆腔廓清手术范围如此广泛，出现手术并发症的概率高且患者的生活质量大受影响，但这一术式仍作为妇科盆腔肿瘤管理的系列标准术式，其主要原因是患者长期生存的机会相对较高。尤其是对于以盆腔放射治疗为初始治疗手段的肿瘤

复发患者，大多数情况下没有其他可选择的替代治疗方法。此外，这些肿瘤对姑息性全身治疗反应很差。

表15-1总结了2000年前后发表的病例数＞50例、因妇科恶性肿瘤进行盆腔廓清术的研究。从总结中可以看出，在短短几十年中死亡率显著降低。但是，未观察到5年生存率的明显改善。显然，即使是极其广泛的手术也无法改善隐匿性远处转移患者的预后。

从表15-1可以看出，各个文献报道的生存率存在很大差异。这种比较受到许多因素的影响，例如肿瘤类型的比例、原发性肿瘤与复发性肿瘤的比例、既往放射治疗史、术中和术后放射治疗或随访期的长短。肿瘤结局主要受盆腔廓清手术适应证选择标准的影响。在外阴癌、子宫内膜癌和宫颈癌复发且接受治愈性手术患者的大型混合队列中，患者的长期生存率在50%～60%（见表15-1）。病例数最多的单一类型癌症是宫颈癌，包括282例患者，其中原发性（70例）、复发性（212例）。全组的5年生存率达到41%，在病灶完全切除（R0切除）患者达64%。

七、综合治疗

（一）术中放射治疗

术中放射治疗（intraoperative radiotherapy，IORT）已被研发用来增强盆腔恶性肿瘤切除后，特别是在复发性肿瘤的手术治疗当中用以控制肿瘤的局部治疗措施。术中放射治疗是在手术中最大限度地切除肿瘤之后进行的放射治疗。

很难评估术中放射治疗对提高局部肿瘤控制作用的意义。现有的数据存在着严重的局限性，例如累积病例的时间较长、多为小样本病例、不同类型的肿瘤混杂、术中放射治疗与术后放射治疗或化学治疗等混用，以及缺少未行术中放射治疗的对照组（表15-2）。

表 15-2　妇科恶性肿瘤术中放射治疗（IORT）的研究概况

参考文献	患者数目	肿瘤类型	原发或复发	术中放射治疗的中位剂量（Gy）	盆腔廓清术（%）	术前或术后放射治疗（%）	局部复发率	总生存率
Gérard 等	20	子宫	混合	—	100	100	4/20	75%18个月
Stelzer 等	22	宫颈	复发	22	32	27	10/22	43%5年

续表

参考文献	患者数目	肿瘤类型	原发或复发	术中放射治疗的中位剂量（Gy）	盆腔廓清术（%）	术前或术后放射治疗（%）	局部复发率	总生存率
Mahé 等	70	宫颈	复发	19	100	43	50/67	8% 3 年
Martínez-Monge 等	31	宫颈	原发	12	16	65	6/31	58% 10 年
	36	宫颈	复发	15	75	14	18/36	14% 10 年
Gemignani 等	17	宫颈	复发	14	59	12	4/17	54% 3 年
Tran 等	17	混合	复发	12	18	53	11/17	47% 5 年
Foley 等	32	混合	复发	14	NA	NA	9/32	70% 5 年
Arians 等	36	混合	复发	15	NA	92	28/36	22% 5 年
Dowdy 等	25	内膜	复发	15	36	84	6/25	47% 5 年
Backes 等	32	混合	复发	18	100	19	14/32	NA 未提及
Barney 等	13	宫颈	原发	13	56	71	4/13	29% 3 年
	73	宫颈	复发	18			33/71	25% 3 年

NA. 未提及

文献资料中局部控制率和总体生存率存在巨大差异，主要原因是各研究的队列和选择患者的标准不同。在各种肿瘤中，术中放射治疗似乎对子宫内膜癌更为有效。然而，评估术后病灶残留量的研究表明，存在肉眼可见残留病灶时，尽管进行了术中放射治疗，肿瘤学预后仍然很差。从现有的数据中尚不能得出明确的结论，但得到的一个重要提示是术中放射治疗并不能取代彻底切除病灶。手术方案应始终以达到完全的肿瘤切除为目标。

（二）术前化学治疗

在盆腔廓清术前给予化学治疗的初衷有两个，即缩小肿瘤和消除远处的隐匿性微小病灶。然而，盆腔廓清术前进行新辅助化学治疗的经验很少。意大利专家报道了迄今最大的队列研究，作者比较宫颈癌复发患者在盆腔廓清术前进行化学治疗（n=31）或无术前化学治疗（n=30）的结果。该研究接受化学治疗患者肿瘤大小的中位数明显增大（44mm vs 20mm），且侧盆壁受累的比例更高（45% vs 20%）。尽管肿瘤结局的差异未达到统计学意义，但术前进行化学治疗及存在不良预后因素患者的总体生存期（43 个月 vs 112 个月）和无病生存期（36 个月 vs 48 个月）仍有明显缩短的趋势。此外，该报道中，对 40% 的患者，作者只描述了接受化疗期间其病情稳定或病变进展。

目前尚无资料显示，先期化学治疗能改善盆腔廓清术的结局。化学治疗不可能使无法手术的病灶变得能够切除，而且很难证明其消除隐匿性转移病灶的作用。而且，尤其在曾接受过放射治疗的患者，化学治疗药物很难在肿瘤局部弥散。另一个潜在的风险是，因化学治疗而延迟盆腔廓清术，导致病变进展，这种情况主要出现在对化学治疗无反应的人群。

（三）手术范围的扩展

对局部晚期肿瘤或复发性肿瘤患者的治疗，最重要的改进体现在手术根治性的提高和适应证的扩展，即对骨盆侧壁受累患者实施根治性的手术。需要强调的重要一点是，以治愈为目的盆腔廓清术的主要目标是实现癌灶完全切除。如果不能完全清除肿瘤，盆腔廓清术后病情进展常会非常迅速，那么手术的唯一结果就是使患者仅存的生命时间里的生活质量大大降低。

即使影像学诊断技术不断提高，其判断盆腔内肿瘤范围也通常不准确，尤其是对曾经接受过放射治疗的患者难以辨别恶变组织与放射所致组织改变。因此，手术团队应具有将手术扩展到传统的盆腔廓清术范围之外的手术经验，并且应能够根据术中发现的情况调整所施手术。

肿瘤侵及盆腔侧壁是预后危险因素，其他盆腔结构，如大血管、大的盆腔神经或骨骼受累，也是预后的危险因素。许多以往被视为绝对禁忌的情况，在技术上已经可以实现完全病灶切除，但有可能增加另外的特定并发症。除了经典的盆腔廓清术适应证外，这些技术用于治疗转移扩散风险低的缓慢生长肿瘤（如低级别卵巢肿瘤）也很有效。

（四）骨盆侧壁切除术

"侧向扩展的盆腔廓清术（laterally extended endopelvic resection，LEER）"是由 Höckel 提出的，这一术语主要用于妇科肿瘤学。在外科学文献中，更倾向于使用"扩展盆侧壁切除术（extended lateral pelvic side wall excision，ELSE）"。Höckel 发表了一项独特的研究，对 91 例晚期原发性局部或复发性宫颈癌或阴道癌患者进行 LEER 治疗，其中 77% 的患者肿瘤固定在侧盆壁。在原发性肿瘤和复发性肿瘤的肿瘤学结果没有差异，甚至在中央性和盆侧壁固定的肿瘤中也无差异。影响预后的主要因素是淋巴结受累。Höckel 的这一组患者局部肿瘤控制率达到 92%，肿瘤控制率如此之高是惊人的；更令人惊讶的是其 5 年生存率高达 61%。此后，许多其他作者报道了在小样本病例进行侧向扩展切除的经验。

这类的切除术在解剖学的范围并不完全确定。一般来说，切除的范围包括头侧为髂外血管，内侧为髂内血管，背侧为骶骨，外侧为骨盆骨、腰骶神经丛和股神经。图 15-4 所示的案例 1 和案例 2 中标出了盆侧壁的各个部分，表 15-3 显示了侧向扩展的骨盆侧壁切除术中可能被切除的结构。

表 15-3　骨盆侧壁切除术中可能切除的结构

头侧区	腹侧区	背侧区	尾侧区
腰大肌和	闭孔血管	髂内动脉	骶尾肌
髂肌内	闭孔神经	梨状肌背侧	阴部血管
侧部分	闭孔筋膜和肌肉	部分	髂尾肌

（五）大血管、神经和骨骼切除术

在妇科文献中，盆腔廓清术受到的解剖结构上的限制通常在于病变涉及骨盆骨、髂外血管或腰骶神经丛。然而，这些限制是相对的。从技术上讲，上述情况可通过扩展切除范围来克服。这些盆腔廓清手术的每一种都与更多特定的严重并发症相关，在大多数情况下，这类并发症是永久性的。必须对拟行盆腔廓清术的每例转诊患者进行个体化的评估。例如，固定在侧盆壁的肿瘤伴坐骨神经浸润，将需要进行扩大的广泛性手术，这可能导致影响下肢活动的严重后果。然而，根治性切除术在技术上是可行的，并且从伦理上讲，对于一个整体状况良好、没有肿瘤远处转移证据的年轻女性，很难做出不对其进行根治性手术的决定。由于这些手术的技术复杂性高和临床实施率很低，文献中报道的数据很少。

（六）髂外血管或髂总血管切除术

鉴于髂外血管的走行，从闭孔窝长出的肿瘤通常首先浸润走行于髂外动脉下方的静脉。因此，髂外静脉或髂总静脉比相应的动脉更常受累。根据笔者所在中心的经验和文献中有限的数据，如果肿瘤紧密地固定在或浸润这些大静脉壁，可行静脉结扎和切除，不需要血管重建。笔者所在中心曾进行 6 例髂外静脉和（或）髂总静脉切除术。结扎静脉的后果是在手术后立即出现严重的下肢水肿，但在几天后逐渐缓解。仅 1 例并发下肢缺血，但这是形成了髂外动脉血栓所致。

髂外动脉受累时，对手术的要求更高。文献中有结扎髂外动脉并未造成下肢损伤的报道。然而，髂外动脉结扎后发生严重的下肢血流灌注不足的风险很高。如前所述，在笔者所在中心的病例系列中，一例手术涉及切除髂外静脉和髂总静脉，自髂外动脉剥离下肿瘤，患者在术后早期出现动脉血栓。由于严重的急性下肢缺血，必须进行股动脉旁路移植术，并因急性间室综合征而急行筋膜切开术。

如果必须切除髂外动脉，则需进行血管重建。一种可选择的方法是股动脉旁路移植术，股动脉旁路移植术可与盆腔廓清术同时进行，或者，甚至更好的是先行股动脉旁路移植术，二期手术再行盆腔廓清术。

术前对血管是否受累所进行的评估往往是不准确的。根据笔者所在中心的经验，无论是 MRI 还是 CT 血管造影都不能可靠地鉴别受压血管能否与肿瘤分离开来，或者血管壁已被浸润而必须切除。在这些情况下，确切的手术方式要靠术中的发现来决定；手术团队必须为出现最坏的情况做好准备，并对患者提供相应的咨询。

文献中只有很少描述切除髂总血管或髂外血管后患者情况的报道。斯隆 - 凯特林癌症中心（MSKCC）的研究人员报道了 5 例患者的数据。其中 2 例切除髂外静脉或髂总静脉的患者均通过静脉结扎的方式处理，没有重建血管。1 例切除髂外动脉患者进行了股动脉旁路移植术。悉尼大学的 Solomon 和 Austin 进行了一项更大规模的大血管切除患者的队列研究。他们报道了 16 例切除髂总血管或髂外血管的病例。遗憾的是，这一报告没有更多的细节，因而不清楚手术是否涉及静脉或动脉的切除，以及是否进行任何类型的血管重建。

（七）盆腔大神经切除术

以往，广泛性的盆腔神经浸润与骨浸润一样，被认为是盆腔廓清术的绝对禁忌证。通常它的诊断很简单，因为神经受压会出现明显的症状，例如疼痛或麻木。根据定位症状，可以确定受累的神经和部位。在大多数情况下，神经受累是疾病非常晚期的标志。

显然，神经切除本身在手术技术上要求并不高，但它常会对患者造成严重后果，其后果的严重程度取决于肿瘤侵及了哪条神经。如欲考虑切除大的神经，则必须就可能发生的潜在并发症与患者进行充分讨论。

来自斯隆 - 凯特林癌症中心（MSKCC）的作者介绍了 10 例盆腔大神经切除的患者，包括 5 例腰骶神经根切除、3 例闭孔神经切除和 2 例股神经切除。遗憾的是，文章没有说明这些手术术后并发症的发生情况。在笔者所在中心的队列中，有 11 例患者进行了盆腔大神经切除术，其中股神经部分切除术 2 例、闭孔神经完全切除术 6 例、坐骨神经完全切除术 1 例和腰骶神经丛部分切除术 4 例。手术对运动功能的影响因人而异，尤其是在部分神经切除术的患者。经过术后较长时间和充分的康复训练，患者运动功能的损失往往不大。即使完全切除了闭孔神经，患者几乎也能达到运动功能的完全恢复。股神经或坐骨神经较大或完全的病变总是会引起严重后果，其影响通常与相应特定肌群的神经支配有关（表 15-4）。局部感觉丧失也是每种神经病变特异的典型特征（图 15-5）。

表 15-4　盆腔主要神经的感觉和运动功能及损伤引起的主要功能丧失概况

神经	感觉	运动	功能丧失
闭孔神经	股内侧	股内侧肌肉（内收肌）	股内收肌力减弱 股内侧麻木和感觉丧失
股神经	股前侧 腿内侧和后侧（隐神经）	股前侧肌肉（四头肌）	膝关节伸展力量减弱或丧失 股前侧感觉丧失
坐骨神经	腿后外侧 足	股后侧肌肉（股后侧肌群） 腿后外侧肌肉 足部肌肉	膝关节屈曲力量减弱或丧失，踝关节和足部运动功能丧失（内翻和足底屈曲） 腿部前外侧和全足的感觉丧失
阴部神经	外生殖器	盆底肌肉和尿生殖膈肌肉 尿道外括约肌和肛门外括约肌	外生殖器感觉丧失 大便失禁

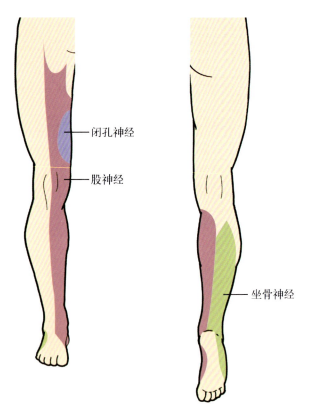

图 15-5　下肢感觉神经的支配

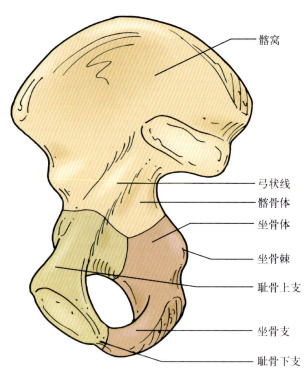

图 15-6　妇科肿瘤典型的骨盆骨浸润

复合盆腔脏器切除术　"复合盆腔脏器切除术"是指在盆腔脏器切除术的同时进行骨盆骨切除的手术。这种复合的切除手术并不是在过去的 10 年间发明的。早在 1969 年，Brunschwig 和 Barber 就描述了 28 例在 10 年内因结肠癌、外阴癌、阴道癌和宫颈癌而接受复合盆腔脏器切除术的患者。其中 19 例因妇科肿瘤而接受该类手术，有 10 例存活期超过 12 个月。

现在有更多的关于骨盆骨切除术治疗初发或复发性直肠癌的报道。在大多数患者中，都进行了部分骶骨切除术。在大型队列中，5 年无瘤生存率保持在 30% 以上。

在妇科肿瘤中，肿瘤固定于骨骼或肿瘤骨浸润被认为是盆腔廓清术的禁忌证。毫无疑问，如同肿瘤浸润大血管一样，骨质受累通常是肿瘤晚期无法手术的标志。然而，对于个例而言，如果不存在远处肿瘤转移，则骨切除术可以实现完全的肿瘤切除。

妇科肿瘤骨盆骨浸润的定位与直肠癌不同（图 15-6）。而且，在众多进行手术治疗的患者中，仅有一小部分骨骼受累。完全切除肿瘤常无须将手术范围扩展至侧向骨盆骨切除术，如软组织肉瘤。

局部晚期外阴癌或阴道癌通常浸润耻骨下支和坐骨支的相应部分。切除这部分骨骼在技术上并不困难。这一切除术是使用 Gigli 线锯（用于耻骨切开的线锯）进行的，不会影响骨盆环的稳定性。因此，不需要进行重建。

在宫颈癌或子宫内膜癌患者，骨骼受侵的部位通常是髂窝、髂骨弓状线区域、耻骨上支、坐骨棘和坐骨体的相关部分。切除这些部位的骨骼，技术上要求较高，通常需要与侧向扩展的盆腔廓清术（LEER）结合，因此同时需要切除骨盆外侧的肌肉。为了达到足够的根治性效果，在大多数患者只要切除骨膜和骨密质的内层就足够了。即使在这些情况下，骨盆的稳定性也不会受到损害。因此不需要重建骨盆的连续性。具有挑战性的是切除两层骨密质之间血管丰富的骨松质，可能会导致失血较多。

自 Brunschwig 时代以来，文献中关于妇科肿瘤治疗的复合手术的数据非常有限。来自美国和墨西哥两个医疗机构的 34 例患者的队列中包括 6 例宫颈癌和 3 例阴道癌。这个队列的所有患者均进行坐骨和耻骨的切除。全组患者的 5 年疾病特异性生存率达到 52%；妇科肿瘤亚组，在 37 个月的中位随访期后 9 例患者中的 3 例无复发迹象。需要强调的是，9 例患者中有 6 例存活超过了 2 年。MSKCC 的一篇具有独到之处的有关盆腔手术的综述，包括 8 例骨切除术。遗憾的是，文章没有详细说明手术切除了骨盆骨的哪些部分及切除术后的结果如何。该文纳入的 22 例实施了肌肉、神经、骨骼或大血管切除术的患者，5 年总生存率达到 34%；17 例手术达到完全肿瘤切除，其切缘无肿瘤残留的患者，生存率达到 48%。

在过去的 4 年中，笔者所在中心为 6 例患者进行了骨切除的复合盆腔脏器切除术，包括耻骨下支切除、耻骨部分切除、耻骨下支和坐骨支同时切除、坐骨部分切除及髂窝、髂骨和坐骨密质骨内层的广泛切除。目前，3 例患者没有发现复发的证据，1 例因局部肿瘤进展和远处转移死亡，2 例为近期手术患者。

八、患者的咨询

在考虑实施盆腔廓清术时，鉴于手术的极端性质、高并发症发生率和对患者日后生活质量潜在的严重影响，患者的知情同意尤为重要。

对手术的知情同意必须基于患者已经获得了完整和客观的相关信息，要以患者个人可理解的方式进行解释。由于与决定手术相关的信息量大且复杂，因此通常无法通过一次谈话使患者理解所有事实。决定手术的过程通常需要多次约谈，并需要跨学科医疗团队的参与。与其他手术相比，最为关键的是邀请患者的家庭成员参加，患者的家属可以帮助患者做出最终决定并照护其康复。

由于手术的范围通常是根据术中的发现来确定的，因此对患者的咨询就变得很复杂。特别是对于肿瘤固定在骨盆侧壁和距先前放射治疗或化学治疗间隔时间较短的患者，影像学方法确定病变范围的准确性较差，必须告知患者术中可能出现的手术范围扩大。因此，知情同意书必须包括更多可能的选择。一些作者建议将腹腔镜分期检查作为第一步，通常结合淋巴结手术分期。尽管腹腔镜探查往往不能准确评估肿瘤在盆腔局部的范围，但它可以排除可能存在的肿瘤腹膜扩散。

准备实施盆腔廓清术之前，必须向患者交代以下问题：①疾病的程度；②计划的手术范围；③盆腔廓清术预期的预后；④重建手术的计划；⑤可能的手术并发症；⑥对患者生活质量的潜在长期影响；⑦替代治疗方式及其预后。

在复杂的病情相关信息中需要向患者交代的一个重要部分是，如果不进行盆腔廓清术的预后。从拒绝手术或中止手术的患者，可以推断出预期的生存率。在一个独特的病例系列中，394 例患者剖腹探查拟行盆腔廓清术，其中 111 例因腹腔广泛转移或淋巴结转移而不得不放弃盆腔廓清手术。未完成盆腔廓清术的患者术后总生存中位数仅为 8 个月。未施行盆腔廓清术患者的生存期大多很短，并且由于疼痛、输尿管阻塞、肠梗阻和瘘管形成，使其生活质量迅速下降。

第 16 章

盆腔廓清术的并发症

Pedro T. Ramirez, Gloria Salvo

盆腔廓清术，即将盆腔器官全部切除，适用于中央复发性或持续性妇科癌症，包括宫颈癌、子宫内膜癌、阴道癌或外阴癌。即使是在专业中心由技术娴熟的外科医师实施，盆腔廓清术依然与较高的并发症发生率和死亡率相关。自 1948 年 Brunschwig 发表最初的系列研究以来，与该手术相关的并发症的类型及发生率都发生了巨大的变化。过去的几年里，有许多因素影响手术的结局，这包括广谱抗生素联合应用、血栓栓塞预防、血管闭合装置、多学科手术团队的专业技能及重症监护团队等。此外，尿路改道术和盆腔重建手术的改进为改善预后和降低并发症的发生奠定了基础。尽管如此，这种手术对所有患者来说仍然是一个挑战，所有参与患者照护的医务人员都必须认识到，这是一个改变患者生活的经历，会影响患者的生理、心理和性功能，并导致生活质量发生重大变化。据 Maggioni 等的系列报道显示，盆腔廓清术后的并发症的整体发生率是 66%，其中 48% 的患者出现早期并发症（< 30 天），48.5% 的患者为晚期并发症。MD 安德森癌症中心发表了一份关于 160 例患者因妇科恶性肿瘤而接受盆腔廓清术的报道，指出其术后并发症的发生率高达 94%，其中 60% 的并发症被描述有潜在的致命风险。同一研究团队还指出术后死亡率为 1.3%。然而，围术期并发症发生情况的这种差异可能是由于各研究团队定义围术期并发症的标准不同所致。总的来说，确保仔细选择患者、术前和术后的护理以及由三级癌症中心提供最佳的外科专业技术，以改善手术结局和提高患者生存率是非常必要的。

本章将讨论盆腔廓清术后可能会出现的潜在内科和外科并发症。着重点将在于最常见的症状和体征，此类并发症的监测，以及后续管理方案的选择，尤其是手术和非手术方案的选择。本章旨在作为参考指南，以帮助妇科肿瘤学医师对盆腔廓清术后患者的常见并发症进行评估，而且我们强调，始终鼓励向指定的服务机构进行适当的咨询。

医疗并发症

（一）发热性并发症

接受盆腔廓清术的患者最常见的术后并发症之一就是发热。术后发热是指术后连续 2 天体温 > 38℃（100.4 ℉）或术后任何一天体温 > 39℃（102.2 ℉）。鉴别诊断受发热开始时间的影响很大。在最初的 48 小时内发热的最常见原因是手术应激反应，这通常是自限性的。研究表明，盆腔廓清术后患者发热率可高达 71%。MD 安德森癌症中心的 Westin 等的研究显示，早期败血症（< 60 天）发病率是 8.8%，超过这个时间点的败血症发病率是 1.3%。

最常见的发热原因如下。

1. 感染　手术部位感染、肺炎、尿路感染和(或)血管内插管相关的感染。

2. 非感染因素　血肿、深静脉血栓（deep venous thrombosis，DVT）或肺栓塞（pulmonany embolism，PE）、炎性反应（胰腺炎）、血管并发症（出血、心肌梗死、肠缺血或梗死）、药物性。

盆腔廓清术后，败血症也是并发症发生和死亡的一个重要原因。诊断败血症，患者需满足以下体征中的两个并有能够确诊的感染：体温＞ 38.3℃（101 ℉）或＜ 36℃（96.8 ℉），心率＞ 90 次 / 分，呼吸频率＞ 20 次 / 分。当患者出现以下情况之一时，可诊断为严重败血症：尿量减少、精神状态的急剧变化、血小板减少、呼吸困难、心肌功能紊乱或腹痛。

发热性疾病的常规检查应当以最可疑的器官系统或感染过程为目标。根据详细的病史和体格检查的结果来确定所需要的实验室检查。最初的检查应包括全血细胞计数。胸部 X 线片、尿液培养和血培养并不是所有术后发热的患者都需要进行的检查。我们需要考虑发热的时间和原因。盆腔廓清术后持续性发热一段时间的患者，需要进行腹部和盆腔 CT 扫描检查来排除腹腔内脓肿的可能性。

发热的治疗需要根据发热的原因来制订。术后持续性发热的患者在获得培养结果之后，应开始使用广谱抗生素治疗。抗菌谱需要覆盖需氧型革兰氏阴性肠杆菌和厌氧菌。如果发热原因不明确，而且血培养 48 小时后的结果是阴性的，则需要考虑停止抗生素的治疗。如果培养结果呈阳性，抗生素的使用则需要集中在已知的致病微生物上。对于发热的患者，所有不必要的治疗，包括药物、鼻胃管以及血管内导管和尿管，如果情况允许应当考虑终止使用。

对于败血症，所有患者都需要进行广谱抗生素的治疗和血流动力学支持，包括晶体液或白蛋白、血管收缩药治疗、使用血液制品，以及必要时进行机械通气。与患者或其家属讨论治疗目标和预后是至关重要的。适当时应考虑姑息治疗原则。

(二) 血栓栓塞性并发症

1. 发生率和处理原则　在接受妇科大手术而没有采取血栓预防措施的妇女中，深静脉血栓的发生风险为 17% ～ 40%。而在接受妇科癌症手术的妇女，这种风险甚至更高。Martino 等对 507 例已确诊或怀疑妇科癌症而行腹部手术的患者进行肺栓塞发生率的评估，发现确诊为癌症的患者术后发生 PE 的风险是良性疾病患者的 14 倍。

目前预防血栓的指南有很多，包括美国胸科医师学会（American College of Chest Physicians，ACCP）指南、美国临床肿瘤学会（American Society of Clinical Oncology，ASCO）指南、美国国家综合癌症网络（National Comprehensive Cancer Network，NCCN）指南和美国妇产科医师学会（American College of Obstetricians and Gynecologists，ACOG）指南。上述所提到的指南，均支持所有进行腹腔或盆腔恶性肿瘤手术的患者接受预防血栓药物的建议。根据 ASCO、NCCN 和 ACOG 指南的建议，术后患者应考虑持续预防血栓长达 28 天。关于妇科癌症患者延长血栓预防时间的建议，来自两项随机对照试验。其研究结果表明，延长血栓预防的时间会减少患者术后静脉血栓栓塞（venous thromboembolism，VTE）的发生率。第一项研究是一个双盲多中心试验，在这项试验中，腹腔或盆腔癌症的患者进行治愈性开腹手术后，每日接受依诺肝素治疗（40mg 皮下注射），共 6 ～ 10 天。接下来患者被随机分为两组，继续接受依诺肝素治疗 21 天或安慰剂治疗 21 天。结果显示，延长血栓预防时间组的术后发生 VTE 相对风险减少 60% 和绝对风险减少 7%。在随后的研究中，研究者评估了因为癌症而接受腹部大手术的患者，术后使用低分子肝素（LMWH）（达肝素钠）治疗 28 天和 7 天的疗效和安全性。结果显示，接受短时间血栓预防的患者术后 VTE 的累积发生率为 16.3%，相比之下，延长血栓预防时间的患者 VTE 累积发生率降至 7.3%。

Westin 等研究发现，进行盆腔廓清术的患者术后 60 天内血栓栓塞的发生率是 1.9%，之后的发生率为 5%。Jurado 等的研究报道称，在 45 例进行该手术的患者中，术后 DVT 的发生率为 11%，PE 的发生率为 6.7%。Barakat 等报道称盆腔廓清术后患者因肺栓塞导致的病死率为 4.5%。值得注意的是，来自 MD 安德森癌症中心的 Iglesias 等研究发现，血栓栓塞事件的发生概率不受患者体重指数的影响。

2. 症状和体征　与急性肺栓塞相关的最常见的症状包括呼吸困难(73%)、胸膜炎性胸痛(66%)、咳嗽（37%）和咯血（13%）。最常见的体征为呼吸急促（70%）、肺啰音（51%）、心动过速（30%）、第四心音（24%）、肺动脉瓣第二心音增强（23%）和循环衰竭（8%）。

3. 血栓栓塞性疾病的评估　在完成病史收集和体格检查之后，建议患者进行全血细胞计数、肝功能和肾功能检查、胸部 X 线片和心电图检查，作为最初评估的一部分。在肺栓塞患者中，白细胞（white blood cell，WBC）计数可能正常或升高，有的患者 WBC 可升高至 $20 \times 10^6/\mu l$。大部分 PE 患者胸部 X 线片可能出现异常，但这些结果无特异性。常见的影像学异常包括肺不张、胸腔积液、实质性致密影和一侧膈肌抬高。值得注意的是，严重的呼吸困难和低氧血症而胸部 X 线片又正常的患者，在除外支气管痉挛或心脏分流问题后，要高度怀疑 PE。在 PE 患者中，最常见的心电图异常为心动过速和非特异性 ST-T 波异常。

需要注意的是，D- 二聚体的检测在癌症患者中的作用有限，因此不常规推荐在这些患者使用此检查来排查血栓栓塞性疾病。同样地，虽然肺栓塞的患者，其动脉血气检查可能显示低血氧、低碳酸和呼吸性碱中毒，但由于其预测价值非常低，因此不作为常规检查方法。

诊断深静脉血栓（DVT）的首选方法是加压超声检查。当出现 DVT 时，超声探头加压时静脉不能被压陷。然而，需要注意的是，多普勒超声检查结果为阴性并不能排除 DVT，因为一些 DVT 可能发生在超声探头不能触及的区域而无法进行超声评估。关于 PE 的诊断，理想的选择是 CT 肺动脉造影（图 16-1）。这适用于可疑诊断 PE 而血流动力学稳定的患者。然而，在血流动力学不稳定的患者中，床旁超声心动图可用于获得初步诊断，以进行有可能挽救生命的治疗。当缺乏 CT 扫描装置，或患者对 CT 扫描或静脉使用造影剂有禁忌时，可使用肺通气 - 灌注（ventilation-perfusion，$\dot{V}/\dot{Q}$）扫描。脑钠肽（brain natriuretic peptides，BNPs）检查既不敏感（60%），特异度

也不高（62%）。然而，PE 患者的 BNP 水平通常较高。BNP 水平的升高通常与 PE 患者随后的并发症和死亡风险的增加相关。不建议将 BNP 检查常规推荐为 PE 标准评估中的一部分。

4. 血栓栓塞性并发症的治疗　　处理血栓栓塞并发症的患者，在评估患者血流动力学稳定性之后，要确保患者的病情稳定。第一步应该是充分供氧（目标氧饱和度 ≥ 90%），开放外周静脉通路，并开始进行经验性抗凝治疗。ACCP 的指南推荐使用低分子肝素（LMWH）或皮下注射肝素。首选每日 1 次的治疗方案。深静脉血栓的抗凝治疗时长推荐是 3 个月，而肺栓塞是 6 个月。ACCP 指南推荐对于合并低血压（收缩压 < 90mmHg）的急性 PE 患者，在没有很高出血风险的情况下，应进行溶栓治疗。对于大面积肺栓塞而有纤溶药物禁忌或接受纤溶药物治疗后病情仍不稳定的患者，推荐进行取栓术。对于经胸超声心动图有证据表明患者右心室扩大或右心功能不全，也可考虑同样的治疗方案。下腔静脉滤网适用于有明确的抗凝治疗禁忌的患者（出血性卒中或活动性出血），也适用于经过充分的抗凝治疗后仍有复发性血栓的患者。

（三）急性肾损伤

急性肾损伤（acute kidney injury，AKI）是指急性的肾功能丧失，导致尿素和其他含氮代谢废物在体内蓄积，以及细胞外容量和电解质调节失衡。因考虑到即使肾功能轻微受损也具有重要临床意义，并与疾病发病率和死亡率的增加相关，急性肾衰竭（acute renal failure，ARF）这一术语已被急性肾损伤所替代。Westin 等的研究显示，盆腔廓清术后患者 ARF 或 AKI 的发生率为 3.8%。

AKI 有许多可能的原因，最常见的原因是缺血、暴露于肾毒性药物或败血症导致的急性肾小管坏死（acute tubular necrosis，ATN）。其他常见的原因包括血容量不足、尿路梗阻、急性快速进展性肾小球肾炎及急性间质性肾炎。AKI 通常可通过血清肌酐的升高和（或）尿量的减少来检测。在住院患者中，ATN 和肾前性疾病是最常见的原因。

关于 AKI 的定义已形成一些共识，以便提供一个统一的 AKI 定义。RIFLE 标准包括肾功能障碍的 3 个阶段和 2 个疾病结局指标：根据血清肌酐增加的程度和尿量将肾功能障碍分为风险期、

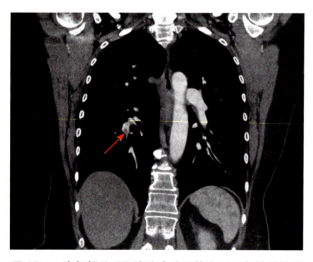

图 16-1　胸部螺旋 CT 肺动脉造影检查显示急性肺栓塞（箭头），栓子位于右肺动脉分支进入肺段的分支处

受损期和衰竭期 3 个阶段；2 个疾病结局指标为肾功能损伤和终末期肾病（loss and end-stage renal disease，ESRD）。RIFLE 标准的描述见表 16-1。

表 16-1　急性肾功能受损的 RIFLE 标准

风险期	血肌酐升高 1.5 倍，或肾小球滤过（GFR）降低 25%，或尿量 < 0.5ml/（kg·h）达 6 小时
受损期	血肌酐升高 2 倍，或肾小球滤过率（GFR）降低 50%，或尿量 < 0.5ml/（kg·h）达 12 小时
衰竭期	血肌酐升高 3 倍，或肾小球滤过率（GFR）降低 75%，或尿量 < 0.3ml/（kg·h）达 24 小时，或无尿达 12 小时
肾功能损伤	完全丧失肾功能（例如，需要肾替代治疗）超过 4 周
终末期肾病	完全丧失肾功能（例如，需要肾替代治疗）超过 3 个月

有研究结果显示，与没有 AKI 的患者相比，处于 RIFLE 标准中的"风险期""受损期"和"衰竭期"的患者相对死亡率风险分别增加 2.4[置信区间（confidence interval，CI），1.94 ~ 2.97]、4.15（CI，3.14 ~ 5.48）和 6.37（CI，5.14 ~ 7.9)。

1. 诊断后的初始评估　合并急性肾功能不全的所有患者都需要仔细评估可逆性的病因（低血压、血容量不足或尿路阻塞）和是否存在并发症（血容量超负荷、高钾血症、代谢性酸中毒、低钙血症和高磷酸血症）。对合并 AKI 的患者的初始评估，旨在确定病因和识别需要立刻关注的并发症。发病的时间通常预示着潜在的病因。仔细回顾用药史是必要的。通常情况下，肾毒性药物于 AKI 发病之前已开始使用，这表明药物是一个可能的病因。此外，即使是长期使用的药物[尤其血管紧张素转化酶（angiotensin-converting enzyme，ACE）抑制药或血管紧张素受体阻滞药]也会使患者易于发生因肾前性因素或急性肾小管坏死（ATN）引起的 AKI。

2. 患者评估　初步评估应包括患者的血容量状态的仔细评估和血清电解质的检测，尤其是钾和碳酸氢盐，以及血清磷酸盐、钙和白蛋白的检测。同时也应检查患者血清尿酸和镁离子，并进行全血细胞计数。最初的检查应包括自动尿镜检试纸尿液分析、尿蛋白或尿白蛋白定量（通过随机或定点蛋白 - 肌酐比或白蛋白 - 肌酐比)。

体格检查有助于揭示 AKI 的原因。出现血容量减少的体征提示肾前性因素引起的 AKI。如果肾功能无改善，可以选择进行超声检查。超声检查是在合并 AKI 患者中最常用的影像学检查手段。超声检查具有安全、简便易行和对发现泌尿系梗阻敏感的特点。因钆具有肾毒性，应避免使用钆造影剂进行磁共振成像（MRI）检查。在估计肾小球滤过率（estimated glomerular filtration rate，eGFR）< 30ml/min 的中、晚期肾病患者中，使用钆造影剂可能与潜在的严重的肾源性系统性纤维化综合征（nephrogenic systemic fibrosis，NSF）的发生相关。

尿液分析和超声检查的结果通常指导进一步诊断评估。有尿路梗阻证据的患者需要进一步监测，常需要干预以缓解梗阻并确定梗阻原因。对于肾影像学检查结果正常、微量蛋白尿、尿液分析和显微镜检查尿沉渣无异常（无红细胞或细胞管型）且无明确病因的 AKI 患者，进一步的评估取决于疾病的严重程度和肾功能进一步下降的速度。①如果肌酐水平持续升高或最初肌酐水平轻微升高而在几天内明显升高，则应进行肾活检。在诊断不明确时，通常也会进行肾活检。肾活检通常能进行更明确的组织学诊断，从而可能允许采取治疗干预来预防终末期肾病。②对于出现快速进展或无法解释的全身性疾病的症状和体征的患者，即使肾小球滤过率在初始增加后保持稳定的情况下，也应进行肾活检。③对于 eGFR 轻度下降 [例如，下降到 45 ~ 60ml/（min·1.73m^2）]随后保持稳定的患者，则只需动态观察患者的血清肌酐水平变化。如果肌酐水平保持稳定，则应继续跟踪患者的肌酐水平、尿液检查结果（尿液分析、镜检、尿蛋白和尿肌酐）和血压情况，从而建立各观察指标随着时间动态变化的曲线。

（1）尿液分析：包括试纸法和尿液沉淀物的显微镜检查。试纸可用于检测尿蛋白质（白蛋白）、pH、葡萄糖、血红蛋白（或肌红蛋白）、白细胞酯酶（反映脓尿症）和尿比重。

（2）尿钠排泄：钠排泄分数（fractional excretion of sodium，FENa）是指测量尿液中滤过钠和排泄钠的百分率（即肾小球滤过而未被肾小管重吸收的钠的百分比——译者注）。① FENa 通常用于帮助鉴别肾前性肾病（由于肾灌注减少导致的肾小球滤过率降低）和急性肾小管坏死，这是 AKI 最常见的两个病因。②对于怀疑有肾前性病变或 ATN 的患者，建议测量 FENa。FENa 值 < 1% 通常提示肾前性疾病，> 2% 的值常表示 ATN，FENa 的值在 1%～2% 可见于上述两种病变。

（3）尿量：液体出入量（包括尿量）的变化趋势和出入量的比较是急性肾功能不全患者观察的有效生理参数。AKI 患者可能发生或不会发生少尿 [通常定义为尿量 < 0.3ml/（kg·h）或 < 500ml/d]。即使肾小球滤过率（GFR）异常降低，非少尿性 ATN 患者尿量也可能维持正常。非少尿性 AKI 患者的预后一般要好于少尿或无尿的 AKI 患者。

3. 处理

（1）容量问题：所有 AKI 患者都应进行血容量状态评估，因为纠正血容量不足或容量超负荷（特别是与心排血量恶化相关时）可能逆转或改善 AKI。

（2）血容量不足：除非有禁忌，否则凡具有呕吐、腹泻等体液丢失的临床病史，体格检查符合低血容量（低血压、心动过速）和（或）少尿的患者，均应接受静脉输液治疗。这一补液试验，是为了识别肾前性肾功能障碍，如果不加以及时治疗，可以进展到 AKI。研究表明，及时纠正血容量不足可阻止或限制急性肾小管坏死（ATN）造成的肾损伤。然而，对于有明显的血容量超负荷或心力衰竭的患者，输液治疗是禁忌的。输液治疗可以使用晶体液或胶体液。应从 1～3L 的液量开始输液，经过仔细和反复的临床评估来判断患者对治疗的反应。输液治疗的目标是血容量达到生理指标。

（3）血容量超负荷：患者的高血容量可能在初始评估时就存在，也可能发生在患者水钠排泄能力受损的情况下，过量补液治疗。尤其是败血症患者，对他们的救治过程通常会在静脉输入大量液体。

（4）高钾血症：高钾血症是急性肾功能不全的一种常见且可能危及生命的并发症。一般来说，所有高钾血症的 AKI 患者都难以用药物纠正，均应进行透析治疗，除非高钾血症是轻微的（即血钾 < 5.5 mmol/L），并且已知 AKI 的病因很容易纠正（如由于血容量不足或使用血管紧张素转化酶抑制药导致的肾前性 AKI）。

4. 预后　大多数 AKI 患者的肾功能都能得到恢复，其肾功能的恢复表现为尿量增加、血尿素氮（blood urea nitrogen，BUN）和血清肌酐浓度的逐渐下降。然而，在许多患者中，包括之前肾功能正常的患者，肾功能并没有恢复到基线水平。此外，许多研究证实，从 AKI 恢复的患者罹患慢性肾脏病（chronic kidney disease，CKD）和终末期肾病的风险增加。即使血清肌酐水平发生低至 0.3 mg/dl（27μmol/L）的小幅度急性上升，都与短期和长期死亡率的增加有关。

（四）手术并发症

伤口相关并发症

（1）浅表伤口分离：盆腔廓清术的常见并发症是伤口并发症。在已发表的最大研究队列中，这类并发症的发生率为 5.6%～29.4%。这类并发症包括腹部伤口并发症和会阴伤口问题。

（2）伤口裂开和内脏膨出：腹壁伤口筋膜完全裂开的死亡率为 10%。术后早期筋膜裂开是一种外科急症，应及时处理。筋膜裂开的危险因素包括高龄、慢性肺部疾病、贫血、术后咳嗽、伤口感染和手术的复杂性。其他因素有恶性肿瘤、肥胖、败血症、低蛋白血症或营养不良，以及长期糖皮质激素治疗。当切口长度 > 18cm 时，疝较为常见。伤口裂开最大可能是由于缝合伤口时缝线太靠近伤口边缘或伤口张力过大造成的。为了减少这一并发症，腹部中线切口筋膜的闭合应选择可吸收缝线进行连续缝合。

伤口完全裂开的症状和体征包括伤口大量渗血渗液、发热和腹痛。大多数伤口裂开发生在术后的 4～14 天。诊断主要基于临床表现引起怀疑。当诊断不明确时可采用超声或 CT 检查（图 16-2）。一旦确诊，应在床旁给患者伤口敷上湿敷料。当患者接受手术治疗时，手术医师应将伤口完全敞开，随后对筋膜边缘进行清创，同时确保在手术过程中避免发生肠道损伤。应使用延迟可吸收缝合线进行连续的筋膜缝合。然而，如果在适当的清创后留下的筋膜缺损太大，则应考虑使用创面补片进行修复。

（3）坏死性筋膜炎：坏死性筋膜炎是一种罕见的、危及生命的软组织感染，主要累及筋膜和皮下组织。文献报道，坏死性筋膜炎的死亡率为 20%～80%。坏死性筋膜炎有以下 3 种类型。

Ⅰ型：是一种由厌氧菌和需氧菌引起的混合感染。危险因素包括糖尿病、外周血管疾病、免疫系统损害或近期手术。

Ⅱ型：通常是由 A 组链球菌或其他 β-溶血链球菌引起的单一细菌的感染，可以单独或与其

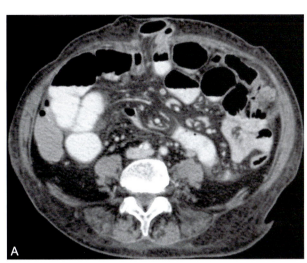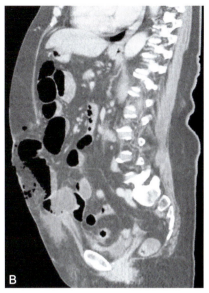

图 16-2　盆腹腔 CT 增强扫描 [水平面（A）和矢状面（B）] 显示前腹壁筋膜裂开和内脏膨出

他病原菌（最常见的为金黄色葡萄球菌）共同引起感染。

Ⅲ型：又称为"气性坏疽"，是由梭状芽孢杆菌引起的感染。

坏死性筋膜炎临床症状包括红斑、肿胀、肤色变化、出现与皮肤表现不符的剧烈疼痛、皮下气肿、发热、恶心、呕吐和（或）不适感。坏死性筋膜炎常被误诊为蜂窝织炎或脓肿。在体格检查时，患者可能看似一般状况良好，然而，这可能会严重延误诊断。这样的延误会导致患者病情迅速恶化，患者会突然表现出中毒症状。红肿迅速扩散，边缘迅速转移到切口附近的正常皮肤。然后皮肤颜色会变暗或呈紫红色，随后导致大面积皮肤坏疽。最后，受累部位麻木，这可能是皮下血管血栓形成导致神经纤维坏死。局部可出现捻发音，但这并不是一个常见的表现。

坏死性筋膜炎是一个临床诊断。影像学检查可能有助于确定是否累及肌肉组织，宜早期手术干预。早期的影像学表现包括软组织增厚和不均匀性。CT 扫描可显示皮肤增厚、软组织的衰减增加、炎性脂肪堆积，以及筋膜下浅表或深层组织内可出现"新月形"液体或空气。

坏死性筋膜炎患者的治疗包括充分和积极的手术清创、支持疗法和广谱抗生素应用。手术探查是明确诊断的唯一途径。在手术中，可发现正常的皮肤和皮下组织从迅速扩散的深层坏死筋膜中松脱出来。需要注意的是，筋膜坏死通常比外观所表现的程度更重。如果不及时治疗，可能会继发深层肌肉受累，导致肌炎或肌坏死。非常重要的是要认识到，如果在诊断的 24 小时内进行手术清创，可降低患者死亡率。

（五）尿流改道术并发症

在全盆腔廓清术或前盆腔廓清术中，尿流改道是常规进行的。患者可以选择可控性尿流改道术或非可控性尿流改道术，这两种术式各有利弊。非可控性尿流改道术相比可控性尿流改道术更快，技术难度更小。此外，非可控性尿流改道术的优点在于患者需要较少的维护工作和自我护理。据文献报道，非可控性尿流改道术的早期和晚期并发症发生率分别为 33% 和 28%。最常见的并发症是吻合口瘘（3%）、瘘管形成（3%～19%）、需要再次手术（8%～19%）、肾功能不全（6%～17%）、尿道造口狭窄（7%）、输尿管梗阻（7%）（图 16-3）。

可控性尿流改道术相比于非可控性尿流改道术外观效果更加美观。但是，可控性尿流改道术的总体并发症发生率仍较高，发生率为 37%～66%。与可控性尿流改道术相关的最常见的并发症是肾盂肾炎（13%～42%）、导尿困难（12%～54%）、输尿管（吻合口）狭窄（2%～22%）、尿道造口狭窄（4%～22%）、尿失禁（7%～13.3%）、尿路结石（7%～18%）（图 16-4）、输尿管（吻合口）渗漏（2%～14%）、瘘管（2%～15%）和永久性肾衰竭（3%）。同时有发展成高氯性代谢性酸中毒的潜在风险。

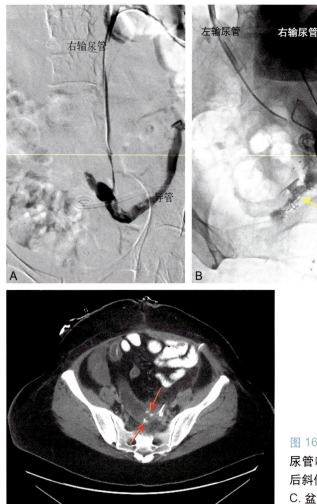

图 16-3　A. 数字减影血管造影提示输尿管充盈，右输尿管吻合口无渗漏迹象（右输尿管引流正常）；B. 左后斜位图像显示造影剂自左输尿管渗漏至盆腔（箭头）；C. 盆腹腔 CT 增强扫描。显示左后盆腔回肠输尿管吻合口出现尿液渗漏

　　在一项由 MD 安德森癌症中心的 Ramirez 等进行的研究中，研究报道 133 例接受盆腔廓清术的患者，其中 99 例（74.4%）患者行全盆腔廓清术，34 例（25.6%）行前盆腔廓清术。46 例（34.6%）患者行可控性尿流改道术，87 例（65.4%）患者行非可控性尿流改道术。可控性尿流改道术组患者的平均年龄为 47.6 岁（30～73 岁），而非可控性尿流改道术组患者的平均年龄为 57.2 岁（27～86 岁，$P < 0.0001$）。可控性尿流改道组患者术后中位随访时间为 28.5 个月（2.3～185.7 个月），而非可控性尿流改道组患者为 28.1 个月（1.4～187.1 个月）。两组患者术后最常见的并发症为肾盂肾炎或尿脓毒症，其中可控性尿流改道组为 32.6%，非可控性尿流改道组为 37.9%（$P=0.58$）。第二常见的并发症是尿路结石形成，其中可控性尿流改道组为 34.8%，非可控性尿流改道组为 2.3%（$P=0.001$）。可控性尿流改道组患者术后 60 天内未见结石形成。

在 16 例行可控性尿流改道术合并术后尿路结石的患者中，11 例患者无临床症状，不需要干预。有 3 例患者接受了开腹取石术，1 例患者系行回肠尿流改道（肠 - 皮肤造口）手术，这可能继发于感染或阻塞性黏液栓；另外 2 例分别由于结石体积大和数量多。其中 1 例患者由于尿路梗阻和功能状态差而放置了双侧肾造口管；1 例患者成功行膀胱碎石洗出术。非可控性尿流改道组，有 2 例患者术后形成结石，均无症状，不需要干预。

　　在输尿管（吻合口）渗漏、输尿管（吻合口）狭窄、肾功能不全、瘘管形成、再次手术放置输尿管导管、肾盂肾炎或尿脓毒症发生率方面，可控性尿流改道组与非可控性尿流改道组无显著差异。在尿道造口狭窄发生率方面，进行多因素分析后两组无统计学意义（$P=0.08$）。在至少有一次肾盂肾炎或尿脓毒症发作的患者中，两组间无显著差异（$P=0.20$）。两组间因尿流改道术相关并发症而需住院的次数方面也无显著差异（$P=0.45$）。当仅分析在术前曾接受盆腔放射治疗的患者时，单变量分析显示，60天后可控性尿流改道组患者的尿道造口狭窄发生率增加。据文献报道，在可控性尿流改道组中，28.3%的患者出现尿失禁，15.2%的患者出现导尿困难。

上述研究得出结论，接受盆腔廓清术的患者有较高的并发症发生风险，除了尿路结石形成在可控性尿流改道患者中更常见外，其他与尿流改道相关的术后并发症的发生率在两组间并无差异。可控性尿流改道术也与其他潜在并发症的发生有关，包括尿失禁和导尿困难。

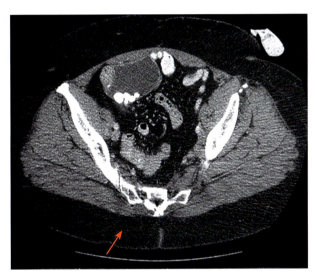

图16-4 盆腹腔CT增强扫描。多发性尿路结石。箭头指示结石位置

（六）肠道相关并发症

由于影响伤口愈合的各种因素，如营养不良、既往有放射治疗史等，接受盆腔廓清术的患者术后发生肠道并发症的风险较高。有研究表明，盆腔廓清术后患者肠道相关的并发症发生率约为10%。

1. 术后麻痹性肠梗阻 术后麻痹性肠梗阻是指在腹部或非腹部手术过程中，由于非机械性因素干扰胃肠道的正常协调性蠕动活动而导致的停止排便和进食困难。腹部手术，由于术后肠蠕动障碍而导致的"正常"的生理性的术后麻痹性肠梗阻，诸多文献报道在小肠持续0～24小时，胃麻痹持续24～48小时，结肠麻痹持续48～72小时。术后麻痹性肠梗阻"延长"有多种定义，包括：①术后肠功能未恢复（术后4～6天）；②术后第6天无排气或排便；③术后恶心或呕吐，在术后第5天需要停止进食、静脉营养支持或放置鼻胃管；④术后第5天肠功能才恢复；⑤无排

气和（或）排便，延长住院治疗时间超出预期出院时间（术后6～8天）；⑥术后5天以上无肠蠕动。最常见的非手术危险因素包括使用阿片类药物、降压药、止泻药或镇吐药、任何具有抗胆碱能的药物、肌肉松弛药和阿托品类药物。也有一些合并症可能导致患者易于发生术后麻痹性肠梗阻。这些合并疾病包括胰腺炎、胃肠炎、脊髓损伤、心肌梗死、卒中、肺炎、糖尿病、糖尿病酮症酸中毒、肉毒杆菌中毒或帕金森病。关于手术因素，切口较大和有肠道操作（如结直肠和妇科"廓清术"）的下腹部手术患者术后麻痹性肠梗阻发生的风险更高，而较小手术切口和较少脏器操作（如胆囊切除术）的腹部手术发生术后麻痹性肠梗阻的风险较低。

术后麻痹性肠梗阻最常见的症状是腹胀、胀气、弥漫性腹痛、恶心和（或）呕吐、不能排气及无法正常进食。体格检查时，患者可能有腹部膨胀和鼓状腹，伴有肠鸣音减弱，并有一定程度的压痛。

根据临床发现和腹部X线检查可做出诊断。腹部X线检查若发现肠襻扩张，并有证据表明结肠和直肠胀气，而无提示肠梗阻的过渡区（梗阻近端扩张的肠管和远端正常或塌陷肠管间的过渡区——译者注），便提示为麻痹性肠梗阻（图16-5A）。同时应不存在与肠穿孔相关的游离气体表现。当症状和体征持续3～5天或以上时即可确诊。当怀疑肠梗阻时，腹部CT将有助于区分小肠梗阻与麻痹性肠梗阻，其诊断的敏感度和特异度为90%～100%。

术后麻痹性肠梗阻患者的治疗应注重去除任何已知的诱发因素、静脉维持和补充液体治疗、补充电解质、肠道休息和肠道减压（如有必要），以及进行连续的腹部检查监测病情变化。

2. 肠梗阻 小肠梗阻可以是功能性的梗阻，也可以是机械性的梗阻。约80%的机械性肠梗阻都涉及小肠。小肠梗阻有多种原因，但是在盆腔廓清术后，小肠梗阻最常见的原因是粘连形成。早期诊断肠梗阻十分必要，以便采取适当的治疗措施。在单纯性机械性肠梗阻中，梗阻时肠壁血管没有受到损害。肠黏膜的分泌和吸收功能受到抑制，肠壁变得水肿、充血。液体则可能从肠腔渗透流失入腹膜腔。在这种情况下，电解质流失很常见，这会导致代谢性碱中毒，而体液丢失则可能导致低血容量。如果未能及时发现和处理肠梗阻，梗阻将导致肠壁的血管受损，并使供应肠

道的血流减少。接下来首先发生静脉阻塞，然后是动脉阻塞，导致肠壁迅速缺血。缺血的肠道会发生水肿和梗阻，进而导致坏疽和穿孔。急性机械性小肠梗阻是一种常见的外科急症。

（1）症状和体征：肠梗阻患者可突发腹痛、恶心、呕吐、痉挛和腹胀。不完全性肠梗阻患者可出现间歇性腹泻。然而，更常见的是，完全性肠梗阻的患者在发病时已停止排便。应注意的是，肠梗阻患者如果出现腹泻，并不能认为肠梗阻已经缓解。在检查腹部时，可发现腹部膨胀、由高频率肠蠕动引起的肠鸣音亢进和压痛。在多项回顾性研究中，腹胀是临床检查中最常见的体征，发生率为56%～65%。随着肠道的显著扩张，肠鸣音可能变得低沉，并且随着肠管扩张的进展，肠鸣音可能变弱。触痛的程度取决于梗阻的程度和是否有肠管缺血。发热可能与缺血或坏死等梗阻并发症有关。

（2）诊断：一般来说，小肠梗阻的诊断基于临床和影像学诊断。患者的初步评估应包括仰卧位和直立位的腹部X线检查。通过X线检查，50%～60%的患者可确诊，有20%～30%的患者可疑，10%～20%的患者X线检查结果正常，无特异性表现或误导诊断。影像学检查区分高位小肠梗阻和低位肠梗阻的关键标志为是否存在小肠扩张，且最大扩张肠袢的平均直径达36mm，同时超过可见的最大结肠袢直径的50%，腹部扩张肠袢的数量比正常肠管的数量多2.5倍。其他对高位小肠梗阻最显著和最具预测性的发现是，在同一小肠肠袢内存在两个以上的气-液平面，气-液平面宽度＞2.5cm，以及两个气-液平面彼此之间高度相差＞2cm。仅根据腹部X线检查上的发现很难区分术后麻痹性肠梗阻和肠梗阻。在这种情况下，根据临床可疑征象和CT扫描结果（图16-5B和C）可得出明确诊断。需要注意的是，

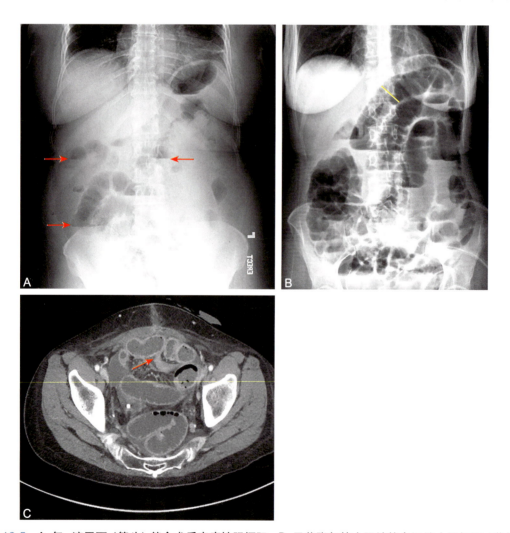

图16-5　A.气-液平面（箭头）符合术后麻痹性肠梗阻；B.显著胀气的小肠袢符合远端小肠梗阻（黄线）；C.盆腹腔CT扫描。小肠梗阻并有过渡点（箭头所示）的证据

对于肠坏死或坏疽患者，腹部影像学检查可能显示肠壁存在气体，也称为肠积气征（图 16-6）。这是一种预后不良的表现，也是一种外科急症，因为这种情况通常即将发生肠穿孔。

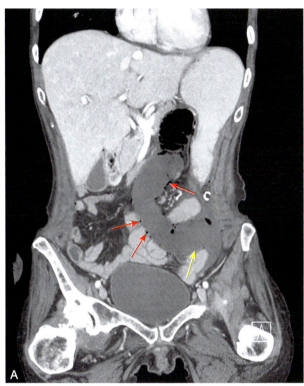

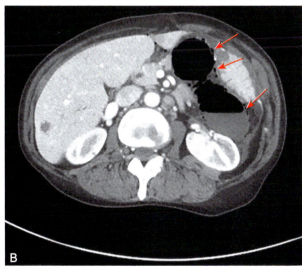

图 16-6　盆腹腔 CT 扫描（A. 冠状面；B. 水平面）。小肠壁上的气体符合肠积气征（红色箭头）及闭襻性小肠梗阻（黄色箭头）

标准 CT 是评估小肠梗阻的理想影像学检查，其敏感度为 90% ～ 96%，特异度为 96%，准确度为 95%。具有多平面重建功能的新型多层螺旋 CT 扫描被认为在评估小肠梗阻方面更有效。因

此，CT 被认为是确定哪些患者适合非手术治疗和密切观察与哪些患者需要立即手术的最佳方式。小肠梗阻的 CT 诊断标准是近端出现扩张的小肠肠襻（测量从肠外壁至外壁直径＞ 2.5cm），其远端肠襻管径正常或肠襻塌陷。需要注意的是，在肠梗阻中，进行多层螺旋 CT 检查通常不需要口服造影剂，因为留存在肠腔内的液体是一种天然的阴性造影剂，它可以用来评估在造影剂增强检查中不可见的肠腔外区域。

如果无法进行 CT 扫描，超声有时可以作为替代检查。超声检查不常用于评估小肠梗阻，主要是因为大多数时候肠襻充满气体，图像不具有诊断性，并且因为机械性小肠梗阻最常见的原因为粘连，而该检查无法检查出粘连。但是，当阻塞的肠段扩张并充满液体时，超声检查不仅可以识别梗阻的程度，而且可以利用充满液体的肠管作为声窗（"声窗"指不阻碍超声传播，经此可获得深部结构图像的组织或结构——译者注）来显示梗阻的原因。

（3）治疗：积极的静脉输液治疗和纠正电解质失衡在急性小肠梗阻的初期处理中至关重要。有时需使用留置 Foley 导尿管和中心静脉导管来监测液体的补充是否充足。血液检查可用来发现电解质失衡、白细胞计数升高、肝功能异常、淀粉酶水平升高、酸中毒、贫血和出血倾向。鼻胃管可用来胃肠减压和防止误吸。传统上，建议对小肠梗阻患者（如无立即手术探查的指征）观察时间应不超过 12 ～ 24 小时，之后患者如无好转，应进行手术探查。但是，只要在连续的临床评估中没有发现提示存在复杂性梗阻，患者可以观察更长一段时间。在此期间对患者进行反复检查极其重要。

有关非手术治疗管理的数据表明，在 65% ～ 81% 的不完全性小肠梗阻病例中，非手术治疗是成功的。所有经临床及影像学检查怀疑有复杂肠梗阻（完全性肠梗阻、闭襻性肠梗阻、肠缺血、肠坏死或穿孔）的患者均应至手术室进行开腹手术探查（图 16-7）。值得注意的是，对于最终需要手术的患者，延迟超过 1 天被认为是需进行肠切除手术的危险因素（图 16-8）。

（七）吻合口瘘

吻合口瘘的总发生率为 2% ～ 7%。回结肠吻合口瘘的发生率最低（1% ～ 3%），结肠肛管吻合口瘘发生率最高（10% ～ 20%）。文献中

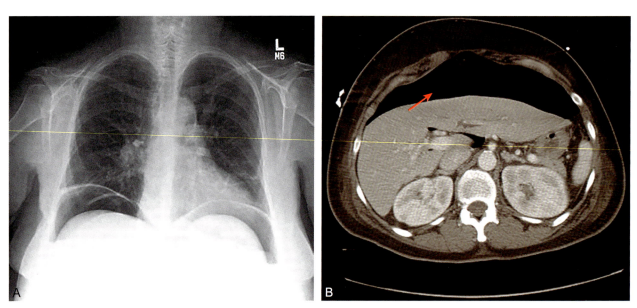

图 16-7　显示气腹即腹腔内有游离气体

A. 腹部 X 线片；B. 盆腹腔 CT 扫描（箭头所示）

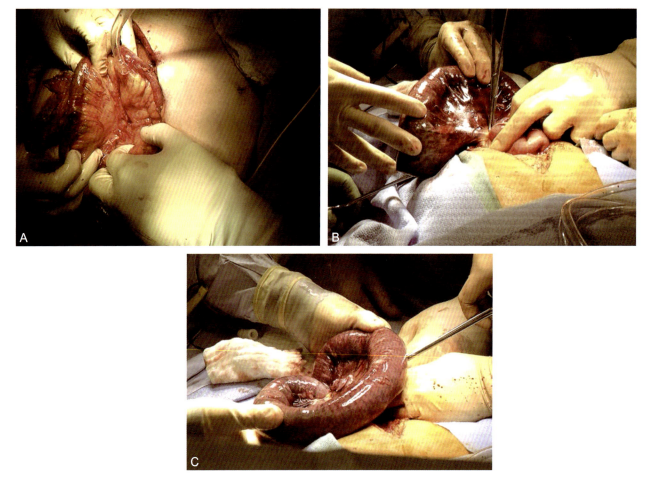

图 16-8　A. 小肠梗阻延迟处理发生的小肠穿孔；B. 闭袢性肠梗阻继发小肠坏死；C. 解除肠梗阻后，有血管损伤的证据

报道吻合口瘘的死亡率一般在 10% ～ 15%。在 Maggioni 等的研究中，盆腔廓清术患者的吻合口瘘发生率为 2.8%。在盆腔廓清术中，吻合口瘘通常是由于部分回肠被用于行非可控性尿流改道术后的小肠吻合术所致。当回肠远端和升结肠被用作尿路通道进行可控性尿流改道术时，也可能在回结肠吻合术后发生吻合口瘘。

　　大部分吻合口瘘在术后 5 ～ 7 天会变得明显。大多数文献是根据临床表现、影像学征象和腹腔内发现来定义吻合口瘘。临床表现包括疼痛、发热、心动过速、腹膜炎、粪性引流液或脓性引流液。影像学征象为腹水和气体聚集。由于造影剂灌肠在 60% 的情况下不能鉴别瘘，CT 扫描可能是最有助于诊断的影像学检查（图 16-9）。术中发现包括大量肠液溢出和吻合口裂开。

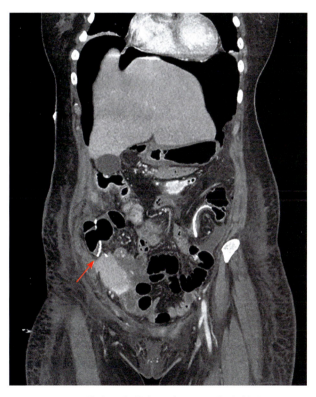

图 16-9　肠腔外造影剂符合吻合口瘘（红色箭头），同时并发气腹

　　发生腹腔内吻合口瘘的常见危险因素为美国麻醉师协会（ASA）评分 3 ～ 5 分、急诊手术、手术时间长（> 4 小时）、手工缝合肠吻合术。在接受盆腔廓清术的患者中，术前接受放射治疗的会增加吻合口瘘的风险。目前尚不明确手术时放置的引流管是否会增加吻合口瘘的风险。对于机械肠道准备的影响也存在争议。一项对 14 项前

瞻性试验的荟萃分析发现，有肠道准备的患者与无肠道准备的患者在吻合口瘘总体发生率方面无显著差异。关于包括低蛋白血症、酒精摄入和体重减轻在内的营养因素对吻合口瘘发生的影响，研究结果各不相同，且存在相互矛盾的结果。在肠吻合术中，是否有必要进行保护性回肠造口术仍存在争议。几项研究发现，有保护性造口的患者需要手术干预的吻合口瘘发生率明显降低。但是，必须注意的是，大多数评估保护性回肠造口术的研究都是针对结肠手术而进行的低位直肠吻合术。同样，在确定围术期使用皮质类固醇激素与吻合口瘘发生风险之间的关系时，研究结果也各不相同。

　　治疗　一旦确诊瘘，患者应接受静脉补液和使用广谱抗生素治疗。治疗策略包括观察、禁食、经皮穿刺引流、手术修复或分流。最终的治疗方案取决于患者的临床状况。亚临床瘘的定义是在没有腹部症状的患者中通过影像学检查发现并有望成功非手术治疗的瘘。对于局限性腹膜炎和轻度败血症的患者，需进行诊断性影像学评估。

　　当出现吻合口瘘时，大多数病灶都可以被局限化。如果患者病情稳定，只存在局限且较小的脓肿（< 3cm），可以考虑使用广谱抗生素和禁食非手术治疗。对于较大的脓肿（> 3cm）、多房脓肿或多发脓肿，应尝试经皮穿刺引流（图 16-10）。如果腹腔内出现游离漏出物的吻合口瘘，建议将患者送至手术室进行手术治疗。有弥漫性腹膜炎或败血症体征（如低血压）的患者应进行抢救，并送至手术室进行急诊剖腹探查术。

　　手术方案取决于术中探查结果。当吻合口的缺损较小且周围组织良好时，可考虑放置引流管和近端造口分流的方法对吻合口进行一期修复。对于有较大吻合口瘘的患者（瘘口 > 1cm 或超过吻合口周长的 1/3），可选择切除吻合口并行切除肠段末端造口，可带有或不带黏液瘘管，或选择切除吻合口后重新吻合并近端造口分流。

（八）造口并发症

　　肠道造口术是盆腔廓清术的一个关键操作。尽管现在采取了许多措施来减少造口形成后并发症的发生，但其仍普遍存在。造口疝或造口回缩不是盆腔廓清术后的常见并发症，然而，它可能会导致患者严重的心理负担和经济负担。最常见

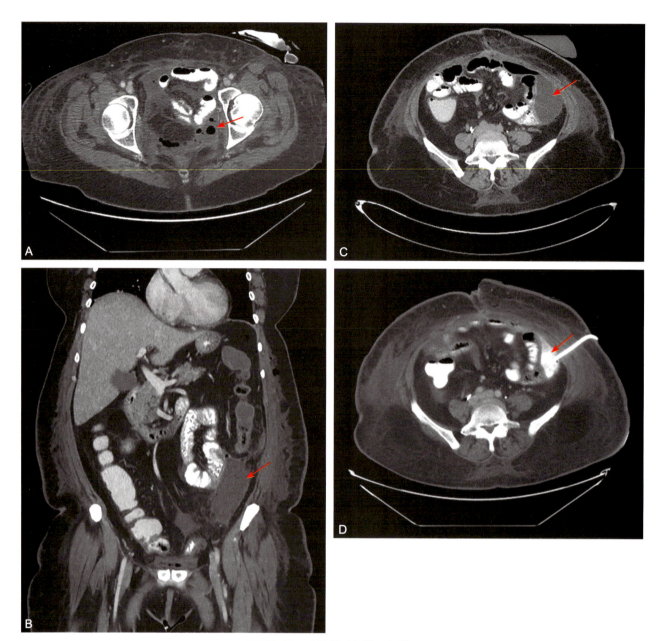

图 16-10　盆腹腔 CT 增强扫描

A 和 B. 盆腔积液并带有气泡，符合盆腔脓肿（A. 水平面；B. 冠状面）；C 和 D. 盆腔脓肿（水平面）；D. 影像学引导的经皮脓肿引流。箭头所示为脓肿部位和引流管的位置

的造口并发症包括：①造口部位选择不当；②血管受损；③造口回缩；④疝气；⑤造口周围皮肤刺激；⑥造口周围感染、脓肿、瘘管和出血；⑦肠梗阻。造口并发症的发生率为 6% ~ 59%。

　　造口并发症的危险因素因患者、手术和疾病的具体情况而异。最常见的患者相关因素包括年龄、性别、体重指数、营养状况、ASA 评分和皮质类固醇使用等。手术相关的因素包括急症手术和择期手术。疾病相关的因素包括呼吸道并发症、吸烟、糖尿病和癌症病史。

　　1. 造口皮肤刺激　在造口的患者中，造口周围皮肤并发症很常见，发生率为 18% ~ 55%。临床表现形式多种多样，从轻度皮肤刺激到溃疡和合并感染（图 16-11）。需要注意其最大的危险因素出现在造口装置难以安装到造口上的患者。通常还会发现其他相关的造口并发症，如造口脱垂、造口回缩和造口旁疝。肥胖患者，由于难以在身体皱褶周围安装造口装置，发生皮肤并发症的风险特别高。以上这些并发症在结构不良和位置不佳的造口中更常见。

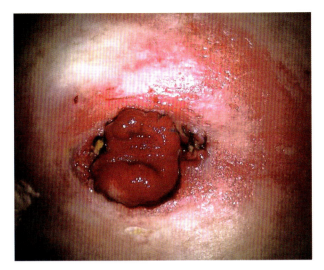

图 16-11　造口周围皮肤刺激和溃疡
（图片由 Dr. Ricardo Mentz 惠赠）

已有研究表明机械性、化学性、过敏性和感染因素都会导致造口并发症的发生。大多数机械性损伤是由于不正确地安装或更换造口装置造成的。频繁地更换造口装置会导致周围表皮的机械性剥落。皮肤疼痛性剥落区域的形成，通常分布在与黏合剂接触的部位。在受损部位涂上皮肤密封胶可以帮助愈合，并防止皮肤进一步剥落。压力损伤可因安装造口腰带过紧或使用带有凸缘的造口装置所致。在受力点可形成溃疡，有时可累及皮肤全层。这些造口装置相对皮肤的移动也会造成切割损伤。局部伤口护理产品可用于治疗造口周围受损的皮肤。理想情况下，不合适的装置（造口腰带或带凸缘）应停止使用。然而，患者有时又可能需要这些装置进行充分的造口密封。暴露于肠道流出物的造口周围皮肤，可发生化学损伤。通常皮肤会出现发红和潮湿。损伤的严重程度取决于流出物，在同样的暴露时长中，小肠内容物的腐蚀性最强。刺激性接触性皮炎是最常见的造口周围皮肤并发症。防止病情进展至关重要，因为皮炎会导致更严重的瘘、进一步的刺激和疼痛，并形成持续的恶性循环。患者和缺乏经验的护理人员为减轻皮肤刺激而逐渐扩大造口圆盘开口的情况并不少见。这种做法只会进一步加重病变，因为皮肤仍持续暴露在化学损伤之中。如此做法要及时发现，并加以制止。在放置造口装置之前，可用水胶体粉末对腐蚀的造口

周围皮肤进行处理。常规的造口护理和覆盖贴合良好的造口装置将使造口周围受伤的皮肤得以愈合。造口周围皮肤反复暴露于造口处流出物可发展为假性疣状病变。这种情况的治疗类似于刺激性接触性皮炎的治疗（改装造口装置和局部皮肤护理），并安装造口袋以覆盖病损部位。对造口装置、黏合剂或任何粉末、屏障或填充物敏感的患者，可发生过敏性接触性皮炎。与刺激性接触性皮炎一样，患者皮肤会出现红斑和水疱。根据皮疹分布类型可以鉴别这两种皮炎。过敏性皮炎发生在黏合剂或不适装置接触皮肤的地方，而刺激性皮炎则发生在肠内流出物渗出的部位。去除刺激物会使过敏性皮炎患者的皮肤愈合。对可疑的刺激物做斑贴试验可能有助于诊断。局部使用皮质类固醇或抗组胺药可能会帮助造口周围皮肤恢复。造口周围皮肤温暖、潮湿和黑暗的环境使其处于感染的高风险之中。皮肤念珠菌病是最常见的造口周围皮肤感染。皮肤念珠菌病临床表现为皮肤光亮、发红并有脓疱。免疫功能低下或近期使用抗生素的患者会面临更高的感染风险。然而，最常见的是，感染可仅由造口周围皮肤潮湿引起。具有成本效益的治疗包括非处方抗真菌药膏，而丙酰胺类药物则适用于初始治疗失败的患者。在放置造口装置之前，应使用粉末使造口周围皮肤干燥。造口周围皮肤毛囊炎可由造口黏合剂的清除或造口周围皮肤的备皮而造成毛囊损伤引起。金黄色葡萄球菌是引起该病发生最常见的细菌种类。带有脓疱的发红皮肤很难与念珠菌病区别开来，并且这类患者通常首先接受抗念珠菌病治疗。可使用抗菌肥皂清洗并涂抗菌粉末治疗毛囊炎。

2. 造口回缩　造口回缩的总体发生率为 1.4% ～ 9%。造口回缩是指在手术后 6 周内，造口在皮肤表面以下内陷 > 0.5cm，通常是由于造口处张力所致。最常见的危险因素是肥胖、肠系膜过短和初始造口高度 < 10mm。急性造口回缩可导致造口皮肤黏膜连接处裂开和肠排出物腹腔内污染。造口回缩是由造口的肠段张力过大引起，而这通常是造口肠段的系膜游离不充分的结果（图 16-12）。因此，尝试局部修复手术可能无法成功，因为张力过大的根本原因是无法通过造口周围切开而完全缓解。这通常需要开腹手术来游离更长的肠段，并以无张力的方式缝合造口。

在最初的手术中，可采取若干预防措施防止

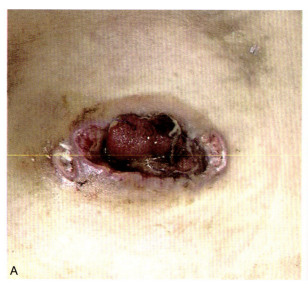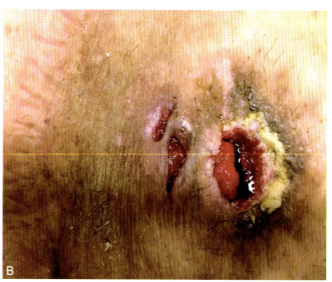

图 16-12　A. 造口回缩；B. 造口回缩伴肠道皮肤瘘

（图片由 Dr. Ricardo Mentz 惠赠）

结肠造口回缩。对于左侧造口，仅分离乙状结肠系膜的血管是不够的。这样造口会被肠系膜下动脉（inferior mesenteric artery，IMA）的蒂部牵拉住。需要在 IMA 近端靠近左结肠动脉起始处结扎 IMA，并分离肠系膜下静脉（inferior mesenteric vein，IMV），这样显著增加游离的近端肠管，使造口部位无张力。不建议使用水肿或有炎症的肠段做造口，因为相应的肠系膜缺乏柔韧性，且通常会缩短。游离足够的结肠段用于造口的其他有效措施包括将结肠从其侧腹膜附着处完全游离或游离结肠的脾曲。

3. 造口脱垂　据文献报道，造口脱垂的发生率为 2% ～ 22%。造口脱垂通常是造口形成后的晚期并发症（图 16-13）。腹内压升高（例如牵拉）和用作造口的肠段过长是主要原因。有学者建议将肠管直接固定在腹壁的筋膜面作为一种预防措施。然而，对直接固定肠管或肠系膜仍有争议。尽管一些文献作者认为这种方法很有用，但其他人认为它与随后发生的造口脱垂无关。

造口脱垂可通过局部非手术治疗和手术矫正相结合的方式进行治疗。造口脱垂虽然使患者感到不安，但很少是外科手术急症。通常，造口的功能得以保留。用温和的手法压迫还纳可以减少造口的脱出。如果出现肠水肿和充血，可局部使用蔗糖或注射玻璃酸酶进行渗透性治疗以减轻水肿。较大且特别合适的造口装置可用来维持满意的密封性及其功能。造口脱垂通常可通过造口周围的局部切口进行手术矫正。

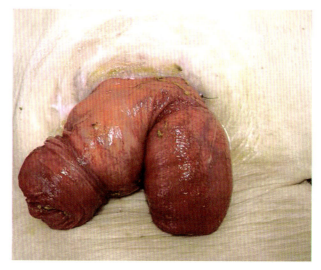

图 16-13　造口脱垂伴肠管经造口膨出

（图片由 Dr. Ricardo Mentz 惠赠）

4. 造口旁疝　造口旁疝是一种与腹部造口形成相关的切口疝。这种疝在术后早期并不常见（0 ～ 3%），但随着时间的推移，造口旁疝的发生率增加，最终发生率为 14.1% ～ 40%（图 16-14）。导致造口旁疝的危险因素与其他腹壁疝相似。这些因素包括呼吸系统合并症、糖尿病、恶性肿瘤手术和结肠造口术，都是造口旁疝形成的重要危险因素。

造口旁疝的矫正手术包括局部一期修复、造口移位和补片修复。局部的一期修复不需要开腹手术，而且创伤可能最小。造口周围的筋膜缺损是复杂的，虽然这种手术在技术上的简便性具有优势，但是文献报道的复发率为 46%～100%，因此限制了其临床适用性。这种方法只适用于不能耐受较大而复杂修复手术的患者或不宜行补片修复的患者。

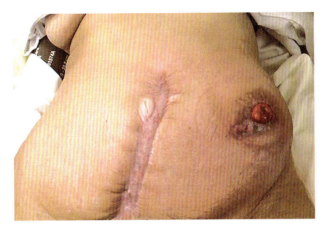

图 16-14　较大的造口旁疝伴结肠经筋膜缺损处膨出
（图片由 Dr. Ricardo Mentz 惠赠）

造口移位可以通过正规的开腹手术或通过造口周围的局部切口进行。造口移位后修补的造口旁疝复发率为 24%～40%。新造口的复发率至少与初次造口的复发率一样高。而再次修复术甚至与更高的复发率相关（71%）。将造口部位重新移位在同一侧腹壁会进一步增加复发的可能性（80%～86%）。总体来说，在直接修复和造口移位之间进行比较的数据有限。从短期来看，造口移位似乎会带来更好的结局。然而，随着术后随访时间的延长，无论是进行直接修复还是造口移位，术后造口旁疝的再复发率似乎都很高。补片修复在其他类型切口疝的成功应用，自然引起了人们对其用于造口旁疝的关注。各种技术和修复方法都已见于文献报道，包括补片在腹壁肌肉前放置（overlay）、腹壁缺损间放置（inlay）、腹壁肌肉后（腹膜前间隙）放置（sublay）或腹腔内紧贴腹膜放置。文献回顾资料表明，补片修复造口旁疝的复发率为 6.9%～17.8%，优于直接修复和造口移位。

预防造口旁疝的方法包括限制造口的大小、引导肠段经腹直肌拖出腹壁和建立腹膜外肠段隧道。关于经腹壁肌肉组织造口的理想位置，尚无明确的共识。有研究表明，通过腹直肌的路径造口是有利的。其他研究发现，造口部位相对于腹直肌的位置与造口旁疝的发生率之间没有相关性。关于造口的大小依然是一个存在争论的问题。

作为一般准则，两指宽的孔径是比较合适的大小。建议避免拘泥于严格的尺寸，而是使造口达到恰好允许肠管通过而又不会损伤肠壁血管的最小孔径。

5. 造口坏死　对造口的血管损害可能局限于造口的表面，也可能延伸到筋膜以下的更深处。以局部或浅表坏死更为常见，发生率为 2%～20%。更严重的完全坏死或深部坏死发生率为 0.37%～3%（图 16-15）。在造口过程中，手术医师必须充分游离引向皮肤的肠段，确保没有肠系膜血管的损伤，同时在此过程中要保持足够的血管供应。在患者离开手术室之前，应对可能存在的缺血和预防缺血的措施进行评估。任何可能引起造口受损的问题都必须在第一次手术时进行处理和矫正。

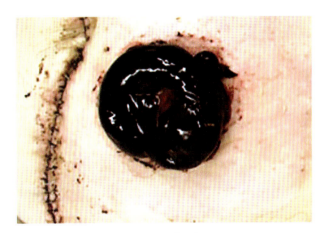

图 16-15　造口坏死

手术时应避免过度分离网膜脂肪和肠系膜。一般来说，末端回肠造口术通过游离其远端 5cm 的肠系膜来维持足够的血液供应。侧支循环通过末端回肠黏膜下层而维持。结肠的血供通过结肠缘动脉维持，靠近肠壁的结肠系膜应至少保留 1cm，以维持结肠缘动脉血流通畅。建议通过对保留的结肠系膜进行触诊来确认其存在搏动性动脉血流，从而确保结肠造口处的组织可以存活。此外，手术医师还可以使用术中多普勒来评估造口的血供是否充足。

即使充分游离和表面看起来可行的肠段，当将其通过腹部造口处时由于静脉淤血，造口可能会显得"灰暗"。随着术后造口周围水肿消退，静脉淤血情况通常会得到改善。如果术中怀疑有静脉回流受阻，可谨慎扩大造口或审慎地切除多余的肠系膜脂肪以减少拖出肠管的体积，或同时采取上述两种措施。

肥胖患者的造口手术可能会面临特殊的困难。在肥胖患者中，因其较厚的皮下脂肪层需要游离更多的肠系膜和损失血液供应才能建立肠末端造口。一般建议肥胖患者将造口置于上腹部，因为上腹部的脂肪层相对较薄。血供受损的肠段，其黏膜呈现出黑色、紫色或浅灰色，一旦肠管被切开和进行造口，缺血将会更加明显。但是，手术中这一步骤通常是在手术的最后进行。如果可能，应在手术开始时就准备好造口处的肠段。这能够很好地展现计划造口的肠道区域，并可以清晰观察其浆膜面的情况。

在术后，局部水肿很常见，因此可能会出现静脉淤血。这时可以使用电筒对造口处直接进行透光试验，快捷而方便。一个组织存活的造口，用电筒光照射会使组织呈现健康的红色色调。如果造口组织最终能够存活，即使有淤血，也是会透光的。如果发现缺血，必须对造口进行全面评估，并对其缺血程度进行评估。仅几毫米的浅表缺血，并且局限在皮肤表面的部分，都可能导致黏膜分离或脓肿。这类问题可进行局部治疗。然而，即使是造口部位相对轻微的缺血改变，也很可能引起未来造口功能不佳和造口袋放置困难，并导致明显的不满意疗效。

使用玻璃试管可以直观地观察到更广泛的缺血。将润滑良好的玻璃管轻轻插入造口，并使用小电筒进行透光试验。透光失败和存在筋膜下坏死的证据需要紧急开腹手术和矫正。当缺血或坏死的程度延伸到皮下层，但仍在筋膜层以上，可预料到将出现造口狭窄。患者可能不需要紧急或急症手术就可以好转，但可能在以后需要进行造口矫正手术。其他替代诊断方法包括使用儿科硬质直肠镜或柔性内镜直接进行观察。用针头刮划黏膜以评估出血情况是区分缺血和淤血的另一种选择。

6. 造口皮肤黏膜分离　造口皮肤黏膜分离的发生率为 4% ~ 25.3%。这通常发生在术后早期，且可能是由于造口成形术不当或过度牵拉所致。必须注意要将造口全层缝合在皮肤上，以防止缝合线分离。皮肤黏膜分离的治疗方法是用填充膏或粉末填充，并用造口装置覆盖皮肤黏膜分离的区域。

（九）瘘

肠瘘或尿瘘是一种少见但严重的盆腔廓清术的并发症。在 MD 安德森癌症中心的一项初步研究中，Miller 等发现，在未进行盆底重建的情况下，肠瘘的发生率为 16%。然而，当同一组研究人员使用腹膜或乙状结肠作覆盖时，无论是否包含大网膜，这一比率下降至 4.5%。在最近的一篇文章中，来自同一医疗机构的 Westin 等报道，肠瘘的发生率为 8.8%。在 Miller 等的研究中，作者发现最常见的瘘的类型是从小肠至盆腔的瘘（36%），其次是复杂瘘（26%）。据报道，瘘形成的总体死亡率高达 36%。

高排出量瘘的特征是每 24 小时排出液体 > 500ml；中排出量瘘为每 24 小时排出液体 200 ~ 500ml；低排出量瘘为每 24 小时排出液体 < 200ml。另一种用于对瘘进行分类的方法是根据其原发部位：Ⅰ 型（腹部、食管、胃十二指肠）、Ⅱ 型（小肠）、Ⅲ 型（大肠）和 Ⅳ 型（肠外瘘，无论其原发部位）。盆腔廓清术后形成瘘的最常见原因是吻合口瘘或小肠在分离过程中意外损伤。

1. 症状和体征　Miller 等在研究中发现，盆腔廓清术后并发瘘的患者最常见的症状为切口或阴道残端异常流液，体格检查时发现瘘管，并有发热、恶心、呕吐或阴道残端坏死。患者可能出现腹部不适、腹胀、压痛、低热或腹部脓毒症的表现。其他体征取决于瘘管的位置和受影响的器官。

2. 评估　瘘的明确诊断是通过发现肠管与皮肤，或肠管与肠管或与腹腔内其他区域之间的异常通道。对于疑似有瘘管的患者，CT 是首选的初步检查。它可以显示瘘管的位置以及相关的腹腔内脓肿、积液区域和肠梗阻区域。根据瘘管的可疑程度，进行小肠钡剂或造影剂灌肠等对比研究，可显示疑似瘘管的部位。另外，对于有明确皮肤开口的肠外瘘，在没有败血症的情况下，瘘管造影可以了解肠道的连续性，并能对远端肠道梗阻情况进行评估。通过向瘘管的开口注入水溶性造影剂可获得瘘管造影图像，从而识别瘘管通道（图 16-16）。随后，可使用导丝来放置血管造影导管，以进一步确定任何与瘘相关的囊袋或腔隙。一些较小的瘘管通过常规影像学检查可能无法发现。在这种情况下，明确肠瘘是否确实存在的一种简单方法是使用一种染料进行检查，如靛胭脂或亚甲蓝。伤口引流液、尿液或粪便中出现蓝染物质，或从阴道流出蓝染物质，可证实肠瘘的存在。

3. 治疗　在先进的伤口护理和肠外营养时代，

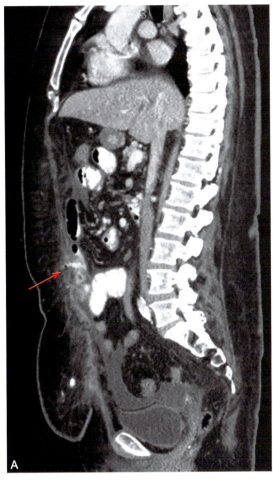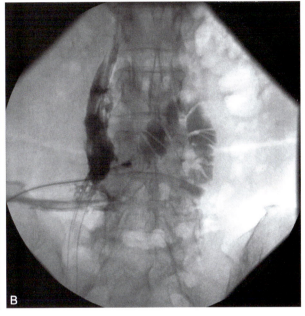

图 16-16　A.盆腹腔 CT 扫描（矢状面）。瘘管连通在小肠和前腹壁脓肿切开引流的切口之间（箭头）。B.瘘管造影。肠皮肤瘘管插管显示从扩张的空肠肠袢至前腹壁的瘘管

在不进行手术干预的情况下瘘的闭合率差异很大（19% ～ 92%），其中大多数研究表明闭合率为20% ～ 30%。据估计，90% 的瘘自发性闭合发生在第 1 个月，另 10% 的瘘在第 2 个月闭合，没有一例在 2 个月后自发性闭合。只有在没有感染或败血症迹象时，才可以进行非手术治疗。由于伤口延迟愈合和体重减轻在盆腔廓清术后的患者中很普遍，通过全肠外营养改善患者营养状况对于成功治疗非常重要。总之，非手术治疗应包括以下所有方面：补液、使用抗生素、纠正贫血、补充电解质、脓肿引流、营养支持、控制瘘管引流和保护皮肤。

手术指征为：十二指肠外侧或 Treitz 韧带瘘、回肠瘘、高排出量瘘，或任何与病变肠管、远端梗阻或黏膜外翻相关的瘘。在进行手术修复时，尽可能多地保留有功能的肠段以预防短肠综合征非常重要。同样重要的是，在进行手术时不要对邻近的正常肠管造成损伤。

手术步骤如下。

（1）切口：应在腹部做一个新的切口进入腹腔，以免损伤原切口下方可能黏附于前腹壁的肠管。如果肠外瘘位于中线，应尽量在瘘管上方或下方的腹部进入腹腔。

（2）肠道完整性评估：一旦进入腹腔，手术医师应从十二指肠悬韧带（Treitz 韧带）至直肠检查肠道。然后将瘘管从周围组织中分离出来。所累及的肠段应予以切除，随后将外观正常的肠段吻合。如不能行肠切除和吻合术，应进行回肠造口或结肠造口术。为了促进肉芽组织形成，可以在修复前将封闭式负压吸引器（vacuum-assisted closure，VAC）放置在瘘管引流部位。另外，经内镜导管注入纤维蛋白胶治疗低排出量瘘的成功率为 87.5%，高排出量瘘的成功率为 55%。

（十）盆腔重建术并发症

阴道重建有几种方式，包括中厚皮瓣移植、股薄肌肌皮瓣移植和腹直肌肌皮瓣（rectus

abdominis myocutaneous flap，RAMF）移植，RAM
包括纵向 RAM（VRAM）或横向 RAM（TRAM）。
盆腔廓清术后，进行盆底及阴道重建术的患者，
报道称其较少出现社会心理不满意状态，同时身
体形象及性功能得到改善，并且具有较好的一期
愈合，术后并发症较少。在 Westin 等的研究中，
作者报道皮瓣并发症的发生率为 15.6%。本章内
容的重点是与盆腔廓清术后最常进行的两种盆底
重建术（腹直肌肌皮瓣和双侧股薄肌皮瓣移植）
相关的并发症。盆腔重建术并发症的处理细节将
在第 20 章讨论。

1. 改良的腹直肌皮瓣移植　腹直肌皮瓣的优
点是使用原来的切口，只需要一个供体位置，并
且具有可大弧度旋转且非常可靠的血管蒂。改良
的垂直腹直肌皮瓣在美容效果上优于股薄肌肌皮
瓣，只留下一个中线瘢痕，并且 VRAM 皮瓣对
同时进行结肠造口或尿管放置没有干扰。

在 Berger 等的一项研究中，作者报道了 MD
安德森癌症中心使用改良的垂直腹直肌皮瓣移植
的经验。在该研究中，46 例行盆腔廓清术的患者
被选择采用改良的垂直腹直肌皮瓣进行阴道重建
术。结果显示愈合不良的危险因素包括肥胖、糖
尿病、吸烟、既往放射治疗史、既往腹部手术史
或营养不良，其中 38 例（82.6%）患者存在其中
一种危险因素，24 例（52.2%）患者存在 2 种或
2 种以上的危险因素。

前腹壁伤口浅层分离是最常见的并发症，共
有 22 例（47.8%）；其中 21 例患者是在术后 60
天内发生的。出现皮瓣并发症患者共 9 例（19.6%）。
其中 6 例被认为短期并发症，3 例为远期并发症。
2 例患者出现浅表皮瓣坏死，经门诊清创处理。3
例患者出现皮瓣表层分离，需要伤口护理。1 例
患者皮瓣完全坏死，被注意到是由改良垂直腹直
肌皮瓣在术后即刻出现静脉淤血所致。没有单独
的危险因素与改良的垂直腹直肌皮瓣并发症发生
率显著相关；然而，几乎所有出现皮瓣并发症的
患者都存在肥胖、既往放射治疗和既往腹部切口
等危险因素（表 16-2）。

表 16-2　腹直肌皮瓣相关的术后并发症

	< 60 天，n（%）	> 60 天，n（%）	合计，n（%）
供体部位创面分离	21（45.7）	1（2.2）	22（47.8）
皮瓣并发症	6（13）	3（6.5）	9（19.6）
完全性皮瓣坏死	1（2.2）	0	1（2.2）
浅表皮瓣坏死	2（4.4）	0	2（2.2）
浅表皮瓣分离	3（6.5）	0	3（6.5）
阴道狭窄	0	3（6.5）	3（6.5）
脓肿	12（26.1）	2（4.4）	14（30.4）
再次入院	17（37.0）	3（6.5）	20（43.5）

2. 股薄肌皮瓣移植　在较大的盆腔和会阴缺
损中，股薄肌皮瓣由于肌肉组织量小、设计岛状
皮瓣的技术难度大和相关并发症发生率高，其临
床应用受限。

在 Soper 等的一项研究中，作者比较了股薄
肌（n=44）和 RAM（n=32）皮瓣重建术。研究发现，
相对于腹直肌皮瓣重建组，尽管股薄肌皮瓣组的
整体并发症和盆腔皮瓣重建特异性相关并发症的
人数明显增多（整体并发症 35 例和皮瓣相关并
发症 15 例），但发生这些并发症的比例在两组间
无显著差异。然而，股薄肌皮瓣组中任何程度的
皮瓣损失（> 10%）的发生率总数增加：股薄肌
组 30%vs 腹直肌组 6%（P < 0.02）。

当使用股薄肌皮瓣时，皮瓣坏死风险的增加
有几个原因。对于大腿内侧皮肤松弛的肥胖患者
来说，应用穿孔器穿过股薄肌定位皮肤岛极其困难。
相比于由更大的腹壁下深部血管供应，且向中间
旋转到盆腔不需要穿越任何骨性结构的腹直肌皮
瓣，股薄肌皮瓣通过耻骨支下方的筋膜下隧道旋
转时，较小的初级和次级血管蒂可能更容易受压。

盆腔廓清术后的皮瓣重建方式的选择需要与
患者进行充分的讨论，并且最终重建方案的确定
应基于患者的选择、手术医师的经验和可利用的
多学科团队，这些因素最终将有利于促进患者术
后康复和功能的恢复。

第七篇 肠道手术

第 17 章

小肠及结肠的切除和吻合

Oliver Zivanovic，Yukio Sonoda

妇科肿瘤学领域经历了巨大演变。目前该学科反映了妇科恶性肿瘤病理生理学日益增长的知识及全新治疗模式和创新技术的引入。靶向治疗、精准医疗、基因组学分析、基因检测和免疫检查点阻断疗法的引入正在迅速推动这一领域的发展，并为罹患妇科癌症的妇女添加了诸多前景光明的全新治疗选择。

如今，妇科肿瘤医师经常在远离患者的机器人手术系统控制台通过远程遥控，进行复杂的手术。前哨淋巴结显影术正逐渐被应用于子宫内膜癌和宫颈癌的手术治疗，而肿瘤细胞减灭手术正在扩大其在晚期卵巢癌患者治疗中的应用范围，可以更有效地治疗上腹部的病变。减少对手术部位的限制和全新的加速康复外科（enhanced recovery after surgery，ERAS）理念的引入进一步提高了手术护理的质量。

当今的妇科肿瘤医师所能执行的手术应不仅限于根治性子宫切除术、双侧输卵管卵巢切除术和大网膜切除术。作为一个成功的外科医师，必须精通盆腔手术，包括相关的泌尿、肠道和上腹部手术及其并发症的处理。掌握这些技术是对妇科恶性肿瘤患者进行最佳治疗所必备的。

本章重点介绍妇科癌症手术部位的小肠和结肠的切除和吻合术。妇科癌症患者经常需要行肠道手术。肠道手术的适应证包括病灶的切除和肠梗阻及其他疾病相关或治疗并发症的处置。掌握肠道手术技巧非常重要，因为肠道手术并发症破坏性大，且通常无法恢复。小肠或结肠术后吻合口瘘就是一个损害严重的并发症。在详细了解解剖结构的基础上建立正确的手术平面，保留手术部位的血液供应和神经支配，实现精细止血，以及尽量减少组织创伤是安全成功地实施肠道手术的基础。

一、小肠和结肠的局部血管解剖

腹主动脉和肠系膜上动脉（superior mesenteric artery，SMA）是供应肝、胆管、脾脏和胰腺、大网膜和除食管、直肠和横结肠中段以下远端结肠外的其余胃肠道的两个主要的内脏血管（图17-1）。肠系膜下动脉（inferior mesenteric artery，IMA）供应结肠脾曲、降结肠、乙状结肠和直肠（图17-2）。直肠也接受来自髂内动脉分支的血液供应。腹腔干是腹主动脉的最大分支，位于第12胸椎水平，垂直于腹主动脉的前壁发出。肠系膜上动脉在腹腔干起始点下方1～2cm处发出。腹腔干分出肝总动脉、脾动脉和胃左动脉（图17-3）。肝总动脉又分为胃十二指肠动脉和肝固有动脉，肝固有动脉又进一步分为肝右动脉、肝中动脉和肝左动脉。有些病例的肝右动脉直接为肠系膜上动脉的一个分支。脾动脉沿着胰腺的上方走行，并分支出胰背动脉为胰体供应血液。胰背动脉通过胰十二指肠动脉与肠系膜上血液循环吻合，构成腹腔干与肠系膜上血液循环之间交通的主要通道。脾动脉的其他分支穿入胰腺体部，并从远端分支产生胃短动脉（数量为2～15支）。胃网膜动脉通常在脾动脉进入脾门之前分出。胃网膜左动脉与胃网膜右动脉互呈吻合，胃网膜右动脉是胃十二指肠动脉的一个分支。

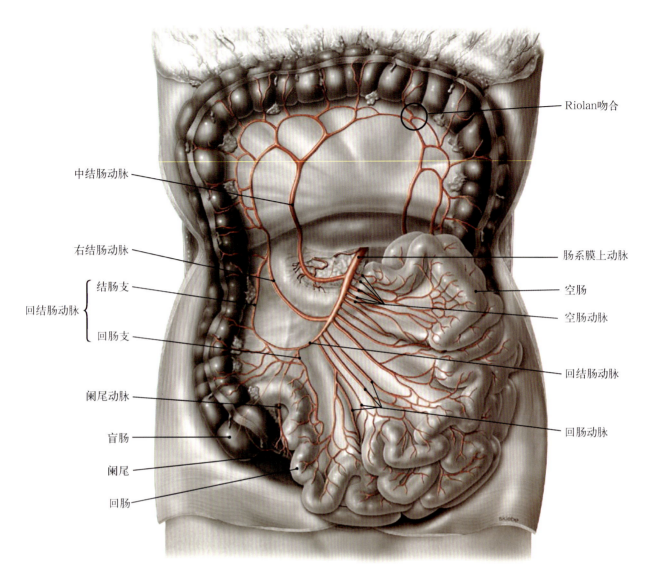

中结肠动脉

右结肠动脉

结肠支
回结肠动脉
回肠支

阑尾动脉

盲肠

阑尾

回肠

Riolan吻合

肠系膜上动脉

空肠

空肠动脉

回结肠动脉

回肠动脉

图 17-1   肠系膜上动脉（腹面观）

从横结肠由上向下观。不成对的肠系膜上动脉直接自腹主动脉腹腔干下方发出，在腹膜后胰腺后方走行，然后进入肠系膜内。如果打开肠系膜，去除血管弓之间的脂肪，即可显示它的分支。它供血给部分胰腺和十二指肠、整个小肠和结肠直至左结肠曲（脾曲）。肠系膜上动脉的分支。空肠动脉（4 或 5 条分支）和回肠动脉（12条分支）：各分支均向左侧走行。中结肠动脉：起源于右侧，与右结肠动脉、左结肠动脉汇合（Riolan 吻合）。右结肠动脉：供给升结肠。回结肠动脉：供应远端回肠、盲肠和阑尾（阑尾动脉）

（摘录自 Paulsen F ， Waschke J. Sobotta Atlas of Human Anatomy. 15th ed. Munich：Elsevier，Urban & Fischer；2011.）

肠系膜上动脉为空肠和回肠提供全部血液供应。它起源于主动脉第 1 腰椎水平处，直径约为 1cm。它位于胰腺的颈部后方，随后跨过胰腺钩突，经十二指肠第三部分（水平部）的前面进入小肠肠系膜根部。肠系膜上动脉的常见分支包括胰十二指肠下动脉、中结肠动脉、右结肠动脉、回结肠动脉和空回肠动脉。胰十二指肠下动脉通常是肠系膜上动脉的第 1 个分支，供应腹膜后的十二指肠。中结肠动脉是肠系膜上动脉的第 2 分支（图 17-4）。当发生肠系膜上动脉栓塞时，该血管是治疗的重要解剖标志。小肠其余部分的血液由空回肠动脉供应。空回肠动脉在肠系膜上动脉进入肠系膜之后起源于其左侧，由 12 ～ 20 条分支组成。这些分支延伸到肠系膜内形成动脉弓。直小动脉血管自该动脉弓发出，走行至肠管的肠系膜侧边缘，此间这些直小动脉血管间彼此没有吻合。如此，在肠系膜内形成的无血管区域则称为 Deaver 窗。这些直小动脉血管继续走行，形成

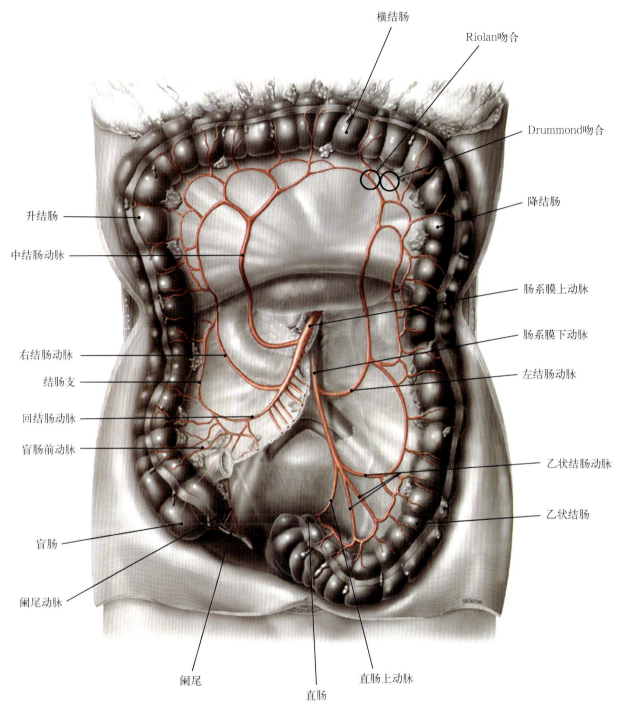

图 17-2　**肠系膜下动脉（腹面观）**

从横结肠由上向下观。不成对的肠系膜下动脉直接自腹主动脉分叉上方 5cm 处发出，转向左侧。除末端较短外，肠系膜下动脉下行进入腹膜后间隙，供应降结肠和上段直肠。肠系膜下动脉分支。左结肠动脉：沿降结肠上行，通过左结肠动脉与自系膜上动脉发出的中结肠动脉汇合（Riolan 吻合）。乙状结肠动脉：几条分支供给乙状结肠。直肠上动脉：供血给直肠和黏膜下层的直肠海绵体，直肠海绵体为控制排便机制的一部分

（摘录自 Paulsen F，Waschke J. Sobotta Atlas of Human Anatomy. 15th ed. Munich；Elsevier，Urban & Fischer；2011.）

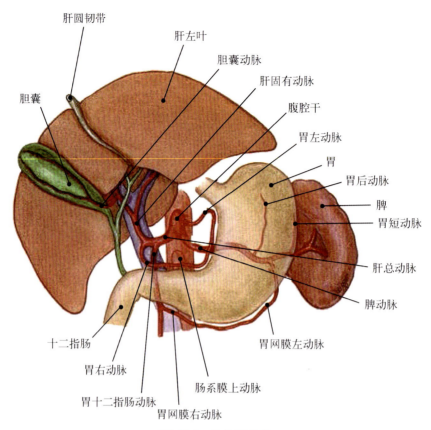

肝圆韧带
肝左叶
胆囊动脉
肝固有动脉
腹腔干
胃左动脉
胃
胃后动脉
脾
胃短动脉
肝总动脉
脾动脉
胃网膜左动脉
胆囊
十二指肠
胃右动脉
胃十二指肠动脉
胃网膜右动脉
肠系膜上动脉

图 17-3　腹腔干分支

(摘录自 Paulsen F，Waschke J. Sobotta Atlas of Human Anatomy. 15th ed. Munich：Elsevier，Urban & Fischer；2011.)

肠管浆膜下血管丛。在邻近直小动脉血管闭塞或被结扎的情况下，这些血管丛足以为 6 ~ 8cm 的小肠提供血液供应。肠系膜上动脉还分支出中结肠动脉、右结肠动脉和回结肠动脉，分别供应横结肠、升结肠和盲肠。Treves 间隙是位于肠系膜上动脉和回结肠动脉之间的无血管间隙，这个间隙可能导致回肠末端的血供不稳定。小肠的静脉回流是由与肠系膜上动脉分支相对应的静脉分支所形成的肠系膜上静脉完成的。该静脉汇入脾静脉，共同形成门静脉。

肠系膜下动脉起源于主动脉的左侧，通常位于第 3 腰椎水平，分支前的平均长度为 3 ~ 4cm（图 17-5）。肠系膜下动脉的直径为 5mm，它发出的分支包括左结肠动脉、3 或 4 支乙状结肠动脉和直肠上动脉（也称为痔上动脉）。

肠系膜血液循环的重要侧支包括肠系膜上动脉和肠系膜下动脉之间的交通支形成的网络。SMA 和 IMA 之间的一个重要的交通是 Riolan 动脉弓，也称为弯曲的肠系膜动脉（图 17-4）。该血管将左结肠动脉上行支与位于中结肠动脉起始点附近的 SMA 的一条分支连接起来。切勿将弯曲的肠系膜动脉和 Drummond 边缘动脉混淆，后者更靠近肠系膜边缘。Drummond 边缘动脉将中结肠动脉（来自 SMA）的左支与左结肠动脉（来自 IMA）的上行支连接起来。这是沿着整个结肠肠系膜边缘分布的一系列动脉弓，它始于回结肠动脉，一直延伸到乙状结肠动脉。因此，它联通了 SMA 和 IMA 的血液循环。边缘动脉分支出直小动脉血管，进入肠壁内形成血管吻合。这些结肠壁内血管吻合并不像小肠壁内血管吻合那样广泛，它们只能为 2 ~ 3cm 的结肠提供血液供应，与之形成对照的是小肠壁内血管吻合可以供应 6 ~ 8cm 的肠管。在约 5% 的患者中，边缘动脉在以下一个或多个区域是缺乏的：末端回肠的最后 6 ~ 8cm 肠管、回结肠动脉与右结肠动脉之间、中结肠动脉和左结肠动脉之间（称为 Riolan 无血管区），以及直肠上动脉和乙状结肠末端的动脉之间。手术医师应清晰了解这些血供不足的区域，因为这些血供的缺乏可能会导致肠道完整性受损。在切除部分结肠前识别其主要的动脉有助于避免术后出现未发现的肠管缺血的不利情况。

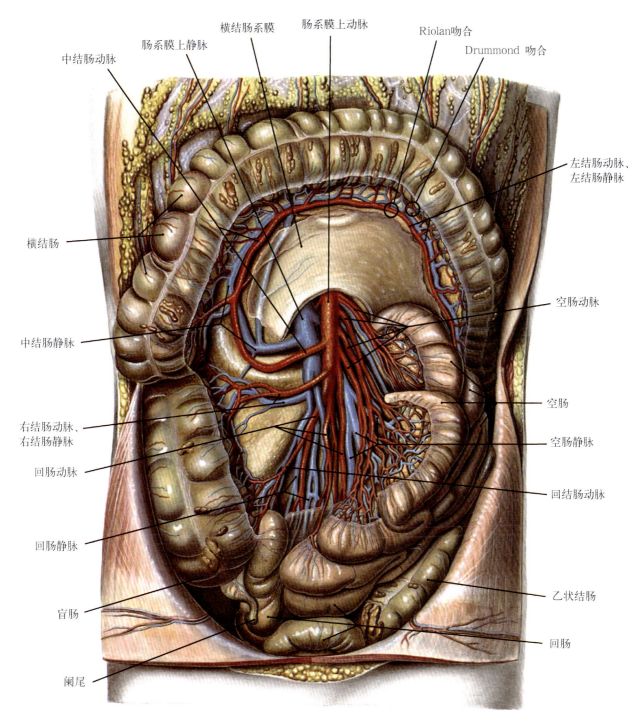

中结肠动脉
肠系膜上静脉
横结肠系膜
肠系膜上动脉
Riolan吻合
Drummond 吻合

横结肠

中结肠静脉

右结肠动脉、
右结肠静脉

回肠动脉

回肠静脉

盲肠

阑尾

左结肠动脉、
左结肠静脉

空肠动脉

空肠

空肠静脉

回结肠动脉

乙状结肠

回肠

图 17-4　肠系膜上动脉和肠系膜上静脉的走行（腹面观）

打开肠系膜，从横结肠由上向下观。在肠系膜内，肠系膜上动脉发出以下分支：向左侧发出空肠动脉、回肠动脉，向右侧发出中结肠动脉、右结肠动脉和回结肠动脉。所有动脉都在其分支的不同水平上形成动脉弓。这样使得肠管得以移动。在结肠左曲，中结肠动脉与自肠系膜下动脉发出的左结肠动脉形成一个重要的功能性汇合（Riolan 吻合）。有助于在其中一条动脉发生闭塞的情况下形成侧支循环。在靠近小肠的一条动脉弓的两条动脉间的吻合，被称为 Drummond 吻合。在临床术语中，所有在左结肠曲区域的吻合被统称为 Riolan 吻合。静脉分支与相应动脉并行

（摘录自 Paulsen F，　Waschke J. Sobotta Atlas of Human Anatomy. 15th ed. Munich：Elsevier，Urban & Fischer；2011.）

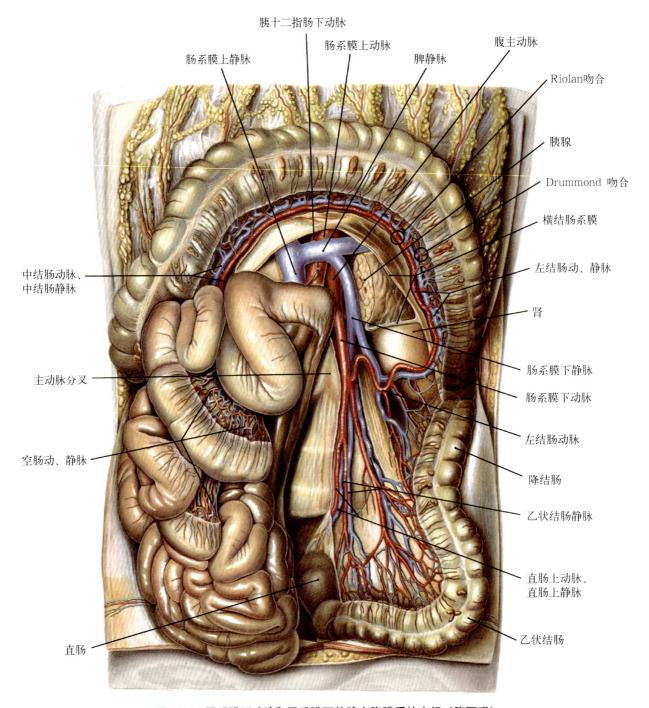

胰十二指肠下动脉
肠系膜上动脉
脾静脉
腹主动脉
肠系膜上静脉
Riolan吻合
胰腺
Drummond 吻合
横结肠系膜
中结肠动脉、
中结肠静脉
左结肠动、静脉
肾
主动脉分叉
肠系膜下静脉
肠系膜下动脉
左结肠动脉
空肠动、静脉
降结肠
乙状结肠静脉
直肠上动脉、
直肠上静脉
乙状结肠
直肠

图 17-5 肠系膜下动脉和肠系膜下静脉在腹膜后的走行（腹面观）

从横结肠由上向下观，将小肠拨向右侧。肠系膜下动脉起始于主动脉分叉上方，在腹膜后向下，首先向左侧发出左结肠动脉，然后发出数条乙状结肠动脉，最后发出不成对的直肠上动脉。左结肠动脉沿降结肠上行，形成动脉弓，并与肠系膜上动脉分出的中结肠动脉汇合（Riolan 吻合）。在靠近小肠的一条动脉弓的两条动脉间的吻合，称为 Drummond 吻合（摘录自 Paulsen F ，Waschke J. Sobotta Atlas of Human Anatomy. 15th ed. Munich：Elsevier，Urban & Fischer；2011.）

　　髂内动脉的直肠中支（痔中动脉）和直肠下支（痔下动脉）与来自 IMA 的直肠上支（痔上动脉）相吻合（图 17-6）。该吻合回路为远端结肠和直肠提供了重要的侧支循环。肠系膜侧支循环对血管闭塞性疾病非常重要。IMA 的闭塞可由 SMA 和髂动脉血液供应来补偿。SMA 闭塞则由来自腹腔干的胰十二指肠动脉弓，弯曲的肠系膜动脉和来自 IMA 的 Drummond 边缘动脉形成的侧支循环来补偿其血液供应。

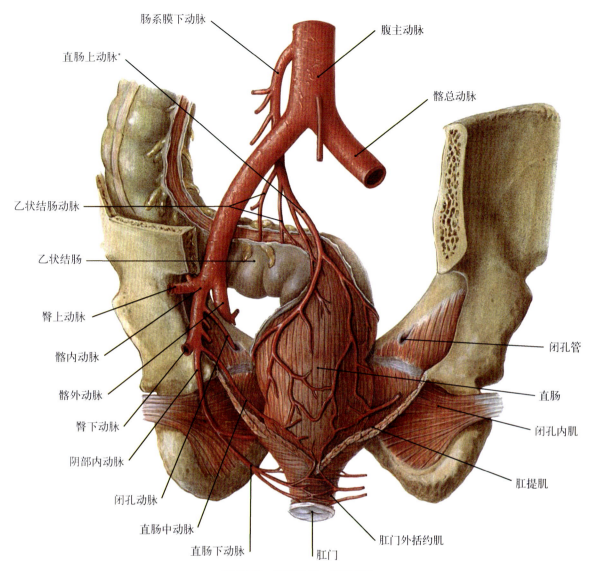

图 17-6　**直肠动脉（背面观）**

直肠和肛管由 3 条动脉供血：直肠上动脉（不成对），来自肠系膜下动脉；直肠中动脉（成对）：来自盆底（肛提肌）以上的髂内动脉；直肠下动脉（成对），来自盆底肌以下的阴部内动脉。肠系膜下动脉和髂内动脉相对应的动脉供血边界位于齿状线，这些动脉在该部位存在大量的吻合。直肠上动脉 * 为肠系膜下动脉的最后一个分支，其发出一分支与乙状结肠动脉吻合。自这一点 [Sudeck 点（*）] 起，直肠上动脉（痔上动脉）被视作动脉终末支。直肠海绵体主要由直肠上动脉供血。因此，直肠海绵体扩张的痔疮出血，是动脉性出血，为鲜红色

（摘录自 Paulsen F ，Waschke J. Sobotta Atlas of Human Anatomy. 15th ed. Munich：Elsevier，Urban & Fischer；2011.）

结肠的静脉引流沿动脉系统走行，由肠系膜上静脉和肠系膜下静脉（inferior mesenteric vein，IMV）组成（图 17-4 和图 17-5）。IMV 汇入脾静脉，后者与肠系膜上静脉汇合形成门静脉。门静脉在胆管和肝动脉后方沿小网膜的游离边缘上升至肝。在肝门处，门静脉分为左、右两支，终于肝窦。门静脉系统与体循环静脉系统有数处吻合，这些吻合可在门静脉回流受阻时提供补偿。

结肠的淋巴系统也是沿前述的动脉路径走行。肠壁内淋巴管引流入壁外淋巴管，再汇入结肠淋巴结。

二、小肠解剖

小肠自幽门延伸至盲肠，由十二指肠、空肠和回肠组成。下文主要介绍小肠的空肠和回肠部分。

小肠的主要功能是吸收水、电解质和营养物质（表 17-1）。此外，小肠也参与免疫系统和内分泌系统的功能。空肠和回肠加起来长 6 ～ 7m，其中空肠长度占近端 40%，回肠占远端 60%。尽

管事实上空肠和回肠没有明显的形态区别，但仍有一些特征有助于区分二者：

1. 空肠有较厚的肠壁。因为小肠近端的环状皱襞（或称环形皱褶）较大且发育良好；这些皱襞在回肠上段变小，并在回肠末端消失。

2. 空肠的直径更大。

3. 空肠的肠系膜脂肪含量比回肠肠系膜少，但其内动脉弓比回肠系膜内更容易观察到。

4. 与回肠相比，空肠动脉弓较少，直小动脉血管较长。

表 17-1　营养物质吸收部位

营养物质	吸收部位
单糖	整个小肠
氨基酸	空肠
脂肪酸	整个小肠
维生素 B_{12}	回肠末段 100cm
胆汁酸盐	回肠末段 100cm
水溶性维生素	整个小肠
脂溶性维生素	空肠和回肠
水	回肠和右结肠

三、结肠的解剖

结肠长约 1.5m，始于盲肠，止于会阴部的肛门。

结肠的特征是肠壁全层向内折叠，称为结肠袋（图 17-7）。这些内折与肠腔内的横向褶襞相对应，称为半月襞。大肠有 3 条增厚的纵向肌肉带，自阑尾延伸至直肠，称为结肠带（或网膜带、游离带、结肠系膜带）。结肠带收缩会使结肠袋变得更加突出。结肠布满小的充满脂肪的腹膜囊，称为肠脂垂。肠脂垂在降结肠和乙状结肠最明显。

盲肠是结肠最近端部分（图 17-8）。它是一个长 5～7cm 的盲袋，盲肠的尾部位于右下腹髂窝的回盲部交界处。通常情况下，盲肠完全被腹膜包裹，但没有肠系膜。盲肠是结肠最宽的部分，肠壁也最薄，因此也是结肠梗阻时发生穿孔风险最高的部位。阑尾位于回盲部下端 2～3cm 处。阑尾有自己较短的系膜，称为阑尾系膜，它与回肠系膜的下半部分相连。阑尾动脉是回结肠动脉的一个分支，走行于阑尾系膜内。回肠通向盲肠，并以回盲瓣分隔。回盲瓣的作用是阻止结肠内容物反流至回肠。每天约有 2L 的液体通过回盲瓣进入结肠。

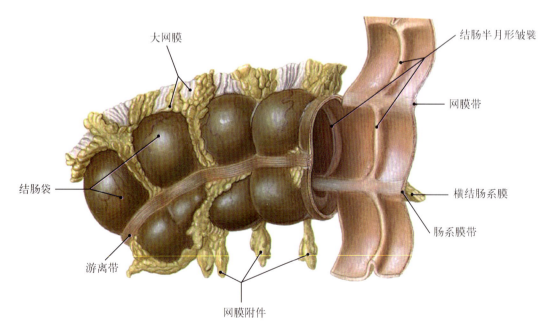

图 17-7　结肠的结构特点

以横结肠为例；腹面末端视图。大肠有 4 个不同于小肠的特征。直径更大（"厚"而不是"薄"）。纵向肌层减少为 3 条带（系带）。其中，游离带可见，而结肠系膜带附着于横结肠系膜，网膜系膜则与大网膜连接。大肠有结肠袋和结肠半月形皱襞。结肠袋是肠壁的囊状结构，与肠管内面的半月形黏膜皱襞（半月襞）相对应。最后，结肠有肠脂垂（浆膜下脂肪组织的脂肪突起）

（摘录自 Paulsen F，Waschke J. Sobotta Atlas of Human Anatomy. 15th ed. Munich：Elsevier，Urban & Fischer；2011.）

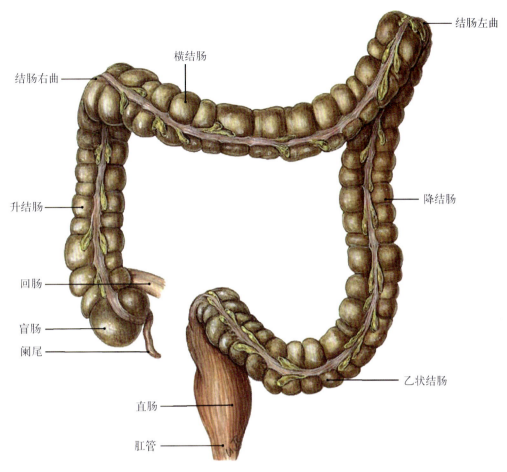

图 17-8　结肠的划分（腹面观）

大肠长约 1.5m，由 4 个部分组成：盲肠（盲袋）附蚓蚓状的阑尾；结肠，分为升结肠、横结肠、降结肠和乙状结肠；直肠；
肛管
（摘录自 Paulsen F ，Waschke J. Sobotta Atlas of Human Anatomy. 15th ed. Munich：Elsevier，Urban & Fischer；2011.）

升结肠长 15 ～ 20cm，自回盲瓣延伸至肝曲。它作为腹膜后脏器向上延伸，仅在其前、侧表面被腹膜覆盖。它位于腰方肌、腰大肌、腹横肌、右肾下极和十二指肠降部的前方。升结肠外侧是 Toldt 白线，标志着结肠肠系膜与壁腹膜的融合。升结肠前壁与右侧腹壁（Jackson 膜）可能存在先天性粘连。结肠肝曲可能与肝和胆囊有多个附着部分。升结肠和结肠肝曲由回结肠和右结肠动脉供血，静脉引流经回结肠静脉和右结肠静脉汇入肠系膜上静脉。升结肠的淋巴引流通过结肠旁淋巴结和结肠上淋巴结汇入肠系膜上淋巴结。

横结肠是结肠位于肝曲和脾曲之间的一部分。它是结肠最长的部分，长度通常为 30 ～ 60cm。偶有冗长的横结肠会垂至盆腔。与升结肠和降结肠不同的是，横结肠有自己的肠系膜，中间部分最长，因此被认为是腹膜腔内脏器。横结肠系膜的根部覆盖十二指肠的降部、胰腺和左肾的一部

分。在结肠肝曲、脾曲处，肠系膜较短，致横结肠与十二指肠及胰头相接触。这使得在手术游离结肠肝曲时胰头易受到损伤。结肠脾曲通过膈结肠韧带与膈肌相连，且通过脾结肠韧带与脾相连。横结肠通过大网膜的头侧附着于胃大弯。大网膜的该部分也被称为胃结肠韧带。

降结肠长 20 ～ 25cm。它始于结肠脾曲，终止于骨盆入口边缘起始的乙状结肠。降结肠和乙状结肠可通过腹腔内肠系膜区分。降结肠的近端通过膈结肠韧带附着在覆盖于左肾的腹膜上。与升结肠相似，降结肠是腹膜后脏器，仅在其前、外侧表面被腹膜覆盖。降结肠外侧是 Toldt 白线，它是手术进入腹膜后间隙游离降结肠时的正确界面标志。

乙状结肠起自骨盆入口边缘，向下弯曲沿骨盆侧壁跨越左髂总动脉分叉，最后沿身体中线走行。乙状结肠通常长 45cm，但长度的变化差异很大。

乙状结肠的结肠带比结肠的其余部分更宽。乙状结肠系膜从骨盆入口缘开始，至乙状结肠中点处系膜变长，并随下行形状变小。因此，乙状结肠要比其系膜长很多。

乙状结肠在其系膜终止点的骶骨前方转为直肠，且肠脂垂消失。结肠带在直肠周围变得更宽，形成完整的直肠纵肌外层。纵行肌最终与会阴体及肛门外括约肌相融合。直肠长 15～18cm，其近端直径与乙状结肠相似，但远端变宽，形成腹膜下壶腹部，后者具有明显的扩张能力。直肠上1/3 的前壁和侧壁被腹膜所覆盖，中 1/3 仅前壁被腹膜所覆盖，而下 1/3 则无腹膜覆盖。腹膜向前延伸至阴道上部，形成直肠子宫陷凹(Douglas 腔)。直肠向下穿过左、右子宫骶韧带之间，走行于阴道后方。阴道后方和直肠之间的间隙是妇科癌症手术过程中的一个重要解剖标志。因为经此间隙，术者可在腹膜反折和直肠周围脂肪下方进入腹膜后腔隙，游离出直肠前壁，以便手术切除。

四、手术技巧

(一)肠外科手术的一般原则

避免组织损伤、充分显露术野和运用解剖学知识是进行任何外科手术，尤其是肠道手术的基础。手术器械、定位、缝合材料和吻合技术的选择都很重要，但更为重要的是实施手术的细节与手术方式。此外，成功的肠道手术需要遵循几个重要原则。

1. 使用健康的且血供良好的肠段进行吻合。

2. 确保吻合口不存在肿瘤。

3. 维持足够的肠道管腔的宽度。

4. 保持充分的血流灌注。

5. 创建无张力的肠吻合口。

6. 确保严密止血。

7. 确保吻合口严密、无渗漏。

8. 尽可能多地保留健康的肠道。

9. 切除和吻合术前应排除近、远端肠道梗阻。

10. 避免或尽量减少肠道内容物的溢出。

11. 在感染、腹膜炎或放射治疗后改变等情况下考虑进行肠造口分流。

(二)肠吻合术

1. **肠吻合术技巧**　可使用两种常用技术之中的一种进行肠吻合术：手法缝合或吻合器吻合。虽然肠吻合器的引入简化肠吻合术并加速其操作过程，但有时手法缝合技术为临床指征所需或更

为适用，因此外科医师应熟练掌握这两种技术。除了吻合技术本身，有几项一般原则也是保证吻合术成功所必需的。

(1) 传统的手法缝合小肠吻合术采用单层或双层内翻缝合术。层闭合的顺序取决于待吻合肠管的活动性。手法缝合吻合：手法缝合吻合术分为两类，即单层吻合和双层吻合。二者存在技术差异，包括间断缝合与连续缝合，以及可吸收缝合线或永久性缝合线的选择。技术选择主要取决于外科医师的偏好，上面提及的缝合方式只是举例。小肠愈合得非常快，可在 14～21 天达到最大程度的愈合。虽然结肠各部位的愈合能力各不相同（如乙状结肠的愈合能力是盲肠的 2 倍），但各部位的愈合速度相似。结肠愈合的速度与小肠相似。相比之下，直肠愈合的速度明显更慢。

术者需要检查小肠的边缘是否有充分的血流灌注。肠系膜对侧肠缘的血液供应路径最远，也是血供不足风险最高的部位。

以两把肠钳夹持需要吻合的两个肠管末端，于肠管的系膜侧和系膜对侧肠缘各缝合一针固定，留置缝合线，以便将欲吻合的两个肠管断端对合到一起。双层吻合法，首先在肠管后壁穿过浆肌层行间断垂直褥式内翻缝合（Lembert 缝合）。先将间断缝合的缝线留置，最后再一起打结，这样有利于缝合。如果两段肠管的吻合端原来有过缝合钉线，需要先切除缝线或吻合钉（图 17-9），然后使用 3-0 号延迟可吸收缝线自肠腔内黏膜层进针缝合肠管后壁的全层，即连续缝合后壁的黏膜边缘。然后，在前壁黏膜边缘以连续全层水平褥式内翻缝合（Connell 缝合），最后在前壁进行 Lembert 缝合，留置间断缝合的缝线，最后一起打结。

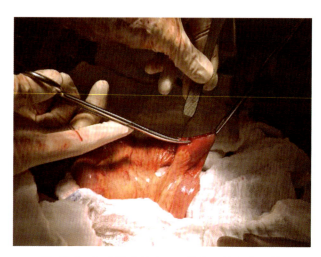

图 17-9　切除游离的小肠肠管断端的吻合钉线

单层缝合的优点是缩短完成吻合所需的时间，并因为这种缝合所致的肠管边缘内翻较少使管腔更宽。单层缝合可使用 4-0 号缝合线（Vicryl 缝线、Monocryl 缝线或丝线）做单层缝合。这种情况下，肠管的肠系膜缘应予先行缝合。全层缝合应置于距肠管边缘（由外向内）5mm 处，理想情况下，应在对侧肠缘 5mm 处（由内向外）出针，肠管两端应带上 1～2mm 的黏膜层以利止血。缝线线结应打在肠管外（图 17-10）。在第 1 个肠系膜侧肠管的缝合线打结后，术者即可以使用上述同样方法（包括 5mm 的浆肌层和 1～2mm 黏膜层的全层缝合）缝合关闭肠管。为了保证吻合的严密性，两针之间的距离不应 > 3mm（图 17-11）。如此缝合直达肠系膜对侧肠缘。将肠管翻转 180°，紧邻前一道肠系膜侧肠管缝线，预置第 2 针肠系膜缝线，并如前述方法打结。然后，继续以同样方法缝合至肠系膜对侧的肠缘，并在此处将两针缝合线打结在一起。检查吻合口，必要时可补充间断缝合，以确保吻合口缝合严密。作为替代方案，也可以使用 4-0 双针缝合线（Monofilament 缝合线、Vicryl 缝合线或丝线）缝合。双针缝合应从肠系膜缘（由外向内和由内向外）开始，方式与前面描述的相似。先不要打结，而是要以"降落伞"的方式进行缝合：在缝 5～6 针后，双针缝合线的两端即可拉紧，将两个肠管端被对合在一起。然后继续以同法缝合，最后在肠管的肠系膜对侧肠缘打结。在进行缝合时，助手可在每针缝合后用湿纱布或敷料轻轻推下并将缝线拉紧，这样可以确保吻合口缝线紧密而不致勒伤肠管组织。

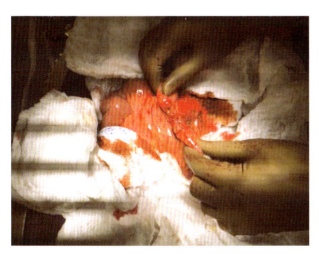

图 17-10　小肠的系膜侧以 4-0 Monocryl 线缝合。线结打在肠管外

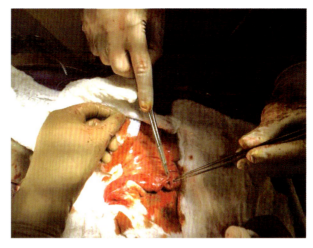

图 17-11　用 4-0 Monocryl 线自小肠系膜一侧向对侧进行连续缝合（由外向内，再由内向外）

结肠吻合时可使用永久缝合线缝合。首先肠管的肠系膜缘必须对齐，在两段肠管的肠系膜缘和肠系膜缘对侧肠管之间的位置各缝合留置一条牵引线。从牵引缝合线由内到外，再由外向内缝合，以使肠缘内翻。这一单层缝合可采用前述的 3-0 或 4-0 缝合线（Vicryl 缝合线、Monocryl 缝合线或丝线）以双针（或 2 个单针）做连续缝合完成。

（2）吻合器吻合：与传统的手法缝合吻合方式相比，吻合器吻合术有一些相对的优点和缺点，尽管同样的手术原则都适用于这两种技术。大多数现代吻合器都可以将吻合钉压制成 B 形订书钉形式，这有助于组织固定到位。吻合钉的形状不正确可导致吻合口渗漏，发生的原因是吻合钉腿的弯曲程度取决于组织和吻合器的一些特性，包括组织厚度、组织韧性、吻合钉脚的高度和其他吻合钉特性（如厚度、弯曲特性、金属类型）。外科吻合器的吻合钉大小和高度各有不同。如果闭合后的吻合钉高度过高，则它无法充分压紧组织，导致渗漏、出血和（或）开裂。相反，如果吻合钉的高度选择得过短，则其引起缺血和浆膜损伤也可导致吻合口渗漏或坏死。大多数线性吻合器都至少有 3 个吻合钉高度可选。选择的依据主要基于接受的宣传和各医院自己的经验。大多数小肠和结肠吻合术可用蓝色吻合器操作（表 17-2）。

表 17-2　常用的吻合钉尺寸，适应不同组织厚度以对组织进行恰当的处理

颜色	行	组织类型	打开的吻合钉高度	闭合的吻合钉高度
⚪ 灰色	6	系膜	2.0mm	0.75mm
⚪ 白色	6	血管	2.5mm	1.0mm
🔵 蓝色	6	标准	3.5mm	1.5mm
🟠 金色	6	标准 / 厚	3.8mm	1.8mm
🟢 绿色	6	厚	4.1mm	2.0mm

摘录自 Chekan E, Whelan RL. Surgical stapling device-tissue interactions：what surgeons need to know to improve patient outcomes. Med Devices（Auckl）. 2014；7；305-318.

吻合器吻合术在很大程度上取决于操作者对吻合器的精细操作和对装置的认识。针对任何组织做到最佳吻合都需要对组织有足够的压迫时间（以减少组织内的液体），让被压缩的组织充分伸展，便于吻合器械顺利击发，以及在没有组织撕裂和过高拉伸强度的情况下形成连贯的吻合线。

手法缝合吻合的优点可能是缝合更加牢固，降低狭窄的风险，便于更好地愈合。吻合器吻合在直肠切除术中尤其实用，在这种情况下由于分离的层次较深、术野显露困难和操作空间有限，从而使手法缝合变得复杂难行。端 - 端吻合（end-to-end anastomosis，EEA）器技术使得以前被认为非常难以缝合的非常低位的吻合可以顺利进行。

2. 肠吻合的类型　吻合两段肠管可以用几种方法。每种方法都可以手法缝合或用吻合器来完成。所有方法均应遵循前述肠吻合的一般原则。

（1）端 - 端吻合术：手法缝合的端 - 端吻合可采用开放技术或闭合技术进行。闭合技术在现代外科手术中已很少使用。开放技术需要在切缘的近端和远端放置非挤压式肠钳。双侧肠管均需要夹闭，以防止肠内容物溢出。肠钳通常安放在离拟吻合肠端的数厘米处，以提供足够的空间便于术者对肠缘进行手术操作。应对待切除区域下方的肠系膜进行仔细的检查，以确保该区域主要的血管蒂能继续为保留小肠的远端和近端部分提供血液供应。仔细对齐肠管，以避免任何肠管扭曲后，以 3-0 丝线在肠系膜对侧肠缘对两个肠缘做固定缝合。当需要吻合的两段肠管管腔大小不一致时，可在管腔较小的肠管的肠系膜对侧缘行纵向切口（Cheatle 切口）。该切口将扩大管腔直径，

使得两段肠管的吻合更均匀。之后，吻合可以以前面所述的单层或双层手法缝合来完成。

环形端 - 端吻合器是一种安全、便捷，可替代手动缝合的端 - 端吻合技术。将肠管切除端分开后（图 17-12），可以将钉砧放进一侧肠管的断端，用 2-0 聚丙烯线通过手法或自动荷包缝合装置进行荷包缝合固定（图 17-13）。手法荷包缝合便于将缝合线置于理想位置并同时检查肠腔（图 17-14）（手法荷包缝合应包括肠壁的全层。缝线位置距肠缘不应超过 0.5cm）。在钉砧固定稳妥后，检查肠管并将多余的组织（肠系膜或肠脂垂）谨慎地自吻合部位切除（图 17-15），否则，太多的组织将被卷入钉砧，会阻碍 EEA 吻合器的吻合过程。这可能导致吻合肠管密合不良。EEA 吻合器的大小必须根据肠腔的直径仔细选择。使用过大的 EEA 吻合器可能会损伤肠壁，并导致缺血和坏死。肠管的另一端应使用线性吻合器关闭，EEA 吻合器需选择在肠系膜对侧肠壁、距线性吻合的肠缘几厘米处经肠切开术或结肠切开术置入。EEA 穿刺器通过线性吻合钉线的中间部分推进，并与钉砧相接。击发和移除 EEA 吻合器。然后使用自动闭合器（thoracoabdominal，TA）垂直于肠管长轴来闭合肠管上的切口。

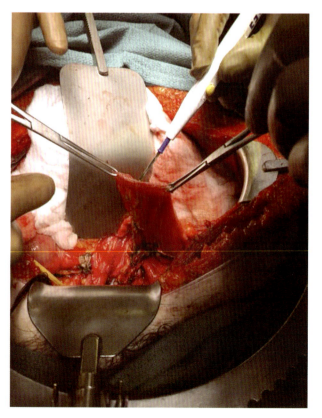

图 17-12　切除游离的乙状结肠肠管断端的吻合线

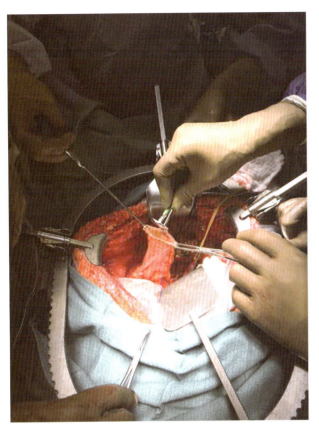

图 17-13　将钉砧放入乙状结肠肠腔内

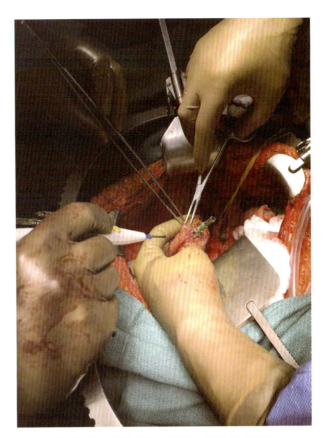

图 17-15　检查吻合口近端，切除多余组织

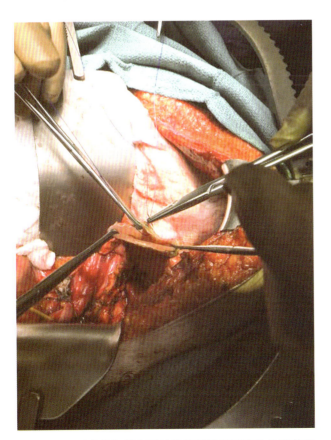

图 17-14　手法荷包缝合可以将缝线置于满意的位置并观察肠腔情况

（2）端 - 侧吻合术：肠管的端 - 侧吻合术通常用于回盲部切除术或右半结肠切除术后回肠与结肠的吻合。端 - 侧吻合对于实现管腔直径不同的两个肠管的吻合非常实用。端 - 侧吻合可以手法缝合或吻合器吻合操作。吻合钉端 - 侧吻合术可采用环形 EEA 吻合器实施。应用这项技术时，钉砧应被放置在远端回肠断端，并以前述荷包缝合予以固定。EEA 吻合器主体应放置于结肠断端的开口，且穿刺器应通过肠系膜对侧肠缘置入。钉砧要与 EEA 吻合器主体上的柄相匹配。关闭吻合器并击发之，形成两排环形的吻合钉并同时环形切除每侧肠管内部一些组织来完成吻合。移除吻合器，检查并确认两个完整的"面包圈"样肠壁已被切除，确保全层吻合。然后用 TA 吻合器将结肠的开口端闭合。在确认有足够的管腔得以保留后，关闭肠系膜缺口。

采用手法缝合技术时，管径较小的肠管端需要以端 - 侧吻合方式与管径较大肠管管壁垂直对齐，并做固定缝合。建议使用肠钳夹闭近端和远端肠管，以尽量减少肠道内容物的溢出。吻合切口应做在管径较大的肠管（即结肠）的肠系膜对侧肠缘，切口大小需要足够容纳管径较小肠管（即回肠端切缘）的周长。端 - 侧吻合应使用 3-0 延迟可吸收缝合线或永久性单丝线以如前所述的方法进行单层或双层手法缝合来完成吻合。

（3）侧对侧功能性端 - 端吻合术：侧对侧的功能性端 - 端吻合术常用于肠管部分切除术后重建肠道连续性（如回肠至回肠、回肠至升结肠）。

应用胃肠道吻合器（gastro-intestinal anastomosis，GIA）和自动闭合器的功能性端 - 端吻合技术与手法缝合技术一样安全，但其对于大多数外科医师来说可能更快且更容易施行（图 17-16）。术者一般会置缝线固定肠管切缘，以标记即将吻合的两段肠管的共同管腔，该两段肠管的断端事先已用线性吻合器闭合。将准备要吻合的两段肠管盲端的侧缘对齐，沿着它们的肠系膜对侧肠缘将两段肠管缝合固定在一起。修剪肠系膜对侧肠管断端的边缘，然后将 GIA 吻合器的臂分别置入将要吻合的两个肠腔内。击发吻合器并检查吻合情况，将两侧钉合线切缘稍向两侧推移，使之分开，以避免腔内粘连形成，然后用 TA 吻合器关闭其余的切口（图 17-17）。在采用手法缝合技术实施功能性端 - 端吻合术时，应把两段待吻合的肠管并排对齐，在距肠管断端边缘 8～10cm 于其肠系膜对侧肠缘缝合固定两肠管的浆肌层，这样形成一个同向蠕动的肠管盲腔。在两段并行的肠管上的固定缝线之间做与肠管平行的线性切口，此切口将形成吻合口的腔道。双层缝合技术是这种吻合的标准吻合方式；首先在肠管后方以 3-0 丝线进行浆肌层间断缝合。肠管后壁内层和前壁用 3-0 延迟可吸收缝线以连续非锁扣式缝合。最后，以丝线间断缝合前壁浆肌层，完成吻合。

任何吻合完成后，术者均应通过用拇指和示指夹住肠道吻合口的两侧，检查吻合口处新形成的肠管内腔是否够宽。如果认为有必要，可以缝合肠系膜缺损，以防止通过缺损部位形成内疝。应注意不要损伤任何肠系膜血管，以免影响吻合口的血液供应。

（三）小肠切除术

小肠切除的具体方法因临床情况而异，但一般可归类为以下 5 个基本要素：①确定要切除的小肠部分；②分离肠管；③分离肠系膜；④进行肠管吻合；⑤闭合肠系膜缺损。

在分离肠管或肠系膜之前，应仔细检查拟切除病变后剩余的肠管，以确定是否存在其他病变、有无可能发生梗阻或血流灌注不足等终需手术矫正的情况（图 17-18）。这样就可以确保计划的手术能达到预期的目的，且肠管吻合在技术上可行，可实现肠管血流灌注良好和确保肠管存活。应在需要切除的小肠段的近端和远端划定明确界线，切除病灶两侧均需要保留约 5cm 的无病损肠段，以确保切口有足够的边缘。可采用肠系膜透照和动脉触诊检查剩余肠道的血液供应。为了防止肠道内容物直接溢入腹腔，可用温湿纱垫隔离要切除的肠段，并在距离切除小肠的近端和远端约 20cm 处用软肠钳夹持，以避免过多的污染。

肠系膜切除术通过近、远端切口的相应 Deaver 窗实现。被切除的小肠是在 GIA 两条吻合钉线之间或两个肠钳之间断离（图 17-19）。小肠被分离后，供应被切除部分肠管的肠系膜也需要被切除（图 17-20）。无论使用线性吻合器还是传统的肠钳，以能够切除更多肠系膜对侧肠缘部分的斜行方式横断切除肠管可以保证整个横断切缘得到足够的血流灌注。肠系膜对侧肠缘是离肠系膜血流灌注最远的区域，对肠系膜对侧肠缘进行斜行切除可使切缘得到足够的血流灌流。应使用手术刀、手术剪或电刀装置在切除肠管两端的肠系膜上划线做标记，并划出要切除的"V 形"肠系膜区段。需要将空肠和（或）回肠的血管游离出来，传统上一直是用 3-0 丝线或延迟可吸收线分别结扎之。但在处理时须注意不要损伤肠系膜上动脉（SMA）或中结肠动脉，这些动脉位于小肠肠系膜的根部，可被直接受损或由于过度的牵拉而损伤。新型技术，如能够同时切开并确保止血的结扎分离缝合器（LDS）或血管闭合系统（LigaSure；美国马萨诸塞州曼斯菲尔德市 Covidien 公司），可用于分离切断肠系膜。肠系膜处理完成后即可使用 GIA 和 TA 吻合器或手法缝合端 - 端缝合技术进行侧对侧功能性端 - 端吻合。由于回肠远端吻合后，很难预测其血供和吻合口张力的增加，故不应将回肠的远端 8～10cm 作为吻合肠段。如果吻合涉及这个区域，则应切除回肠远端，将回肠与盲肠或升结肠进行吻合。

（四）回盲肠切除术

肿瘤累及回盲部或回肠末端的肠梗阻，可能需要切除回肠末端及一部分升结肠。切除受累肠管，可以通过切开回肠末端和围绕盲肠的壁腹膜并向上沿着侧腹膜反折（Toldt 白线）到结肠的肝曲游离肿瘤累及的肠段。当以钝性结合锐性谨慎

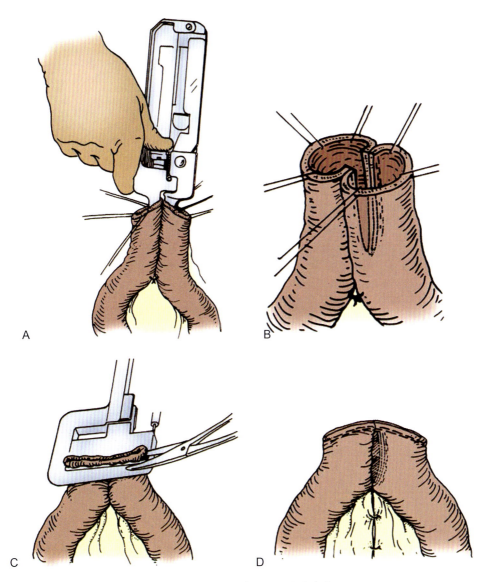

图 17-16 吻合器端 - 端吻合术

A. 用 3-0 丝线在距肠管断端边缘 5 ～ 6cm 处将待吻合的两段小肠肠系膜对侧的肠壁浆肌层缝合在一起并打结。围绕两侧小肠断端肠腔周围留置缝线，其中一条缝线将两段小肠的肠系膜对侧肠管切缘缝合固定在一起。将线性吻合器放置于肠腔内，固定并锁定到位，然后击发打钉，并推进刀头切割。B. 击发吻合器钉合及切割后的两段小肠吻合口的外观。C. 用线性吻合器闭合两段小肠的断端开口。操作线性吻合器时，提拉肠管切缘留置的固定缝线，确保肠管切面整个周缘的黏膜面和浆膜面均被吻合器夹持并钉合在一起。D. 用 3-0 丝线间断缝合肠系膜，完成吻合

(摘录自 Dahl DM：Use of intestinal segments in urinary diversion. In：Wein AJ，et al.，eds. Campbell's Urology. 11th ed. Philadelphia，PA：Elsevier；2016：2281-2316.)

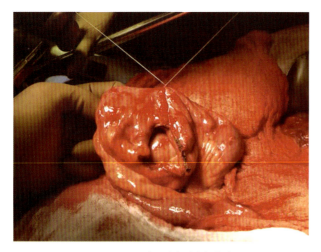

图 17-17　小肠侧 - 侧吻合术

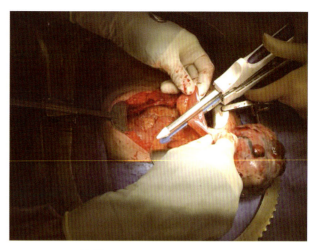

图 17-19　用线性胃肠道吻合器（GIA）切开肿物两侧的肠管

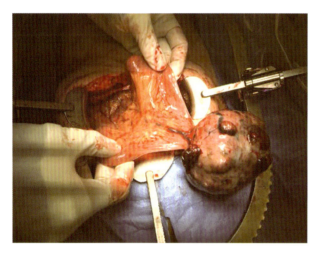

图 17-18　切除小肠肿瘤前检查小肠肠段

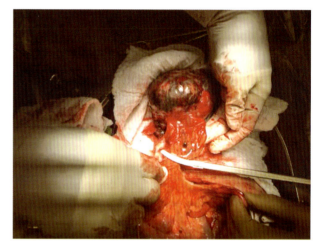

图 17-20　钳夹切断该节段肠管的肠系膜（LigaSure；Covidien，Mansfield，Massachusetts）

地游离结肠肝曲将使升结肠从腹膜后附着处游离，结肠肝曲即可被游离出来。整个过程均应注意不要损伤十二指肠。随后，沿着小肠肠系膜的根部向十二指肠悬韧带（Treitz 韧带）切开，游离回肠。将回肠末端、升结肠和横结肠近端向中线方向推移，注意不要伤及右侧输尿管、卵巢血管、十二指肠和胰头。接着，可以划定切除范围，切除回肠和升结肠，可在需切除部分的近端和远端以 Kocher 钳夹持进行切除或使用两把 GIA 吻合器进行肠切除、肠吻合。如前所述，回肠远端的 8～10cm 组织应与盲肠同时切除，原因是该部位血供不充分，可能会导致吻合口血供不良。

　　手术操作中必须注意保留肠系膜上动脉到所剩余的结肠区域的分支，以保证剩余结肠的血液供应（右结肠和中结肠动脉）。肠系膜可按前述方式进行处理，在整体切除标本之前，用传统的钳

夹和结扎，或血管闭合系统（LigaSure）处理血管蒂。肠吻合可采用手法缝合或吻合器技术进行吻合。回肠升结肠侧对侧（功能性端对端）吻合术可提供明显宽阔的管腔，是重建肠道连续性的首选方法。虽然手法缝合或吻合器技术吻合都可行，但吻合器吻合发生瘘的风险比手法缝合更低。如果升结肠没有被充分游离，端 - 侧吻合可能是重建回肠和结肠之间连续性更令人满意的技术选择。最后，关闭肠系膜。接受回盲部切除术的患者可能会因为切除了回盲瓣而出现频繁的排便或水样便。回盲瓣的缺失也可能与因结肠内容物反流到小肠引起的恶心有关。肠功能可能会随着时间的推移而改善，但医师要让患者了解回盲部切除术后肠道功能最初的变化以及可能的肠道功能长期改变。

（五）横结肠切除术

横结肠及其肠系膜可被大网膜病变直接浸润

或发生组织纤维化炎性反应相关的疾病，这些情况可能使沿着解剖间隙分离横结肠变得非常困难。手术时，首先从横结肠的侧方分离，切开网膜进入网膜囊。然后自胃大弯下切开胃结肠韧带，并切断脾结肠韧带，从而游离结肠肝曲和脾曲，进而完全游离横结肠。手术中，术者必须确保结肠边缘动脉（Drummond 边缘动脉，即由 SMA 与 IMA 的末端分支吻合而成沿结肠内缘的连续动脉弓——译者注）的完整，并能够为计划的吻合口两端的肠管提供充足的血液供应。可在覆盖于横结肠的腹膜上划线，标记出拟切除横结肠肠系膜的楔形部分。必须清楚地识别中结肠动脉，并在其于 SMA 上的起始处的远端结扎并切断。如果发现结肠边缘动脉在结肠脾曲处不连续，则需将横结肠远端和降结肠近端一并切除。结肠 - 结肠吻合术是通过端 - 端吻合器或功能性端对端吻合器或手法缝合吻合术来重建肠道的连续性。

（六）合并大网膜病变的右半结肠切除术

网膜肿瘤广泛累及升结肠或结肠肝曲，需行右半结肠全切术。回肠末端、盲肠和升结肠，包括结肠肝曲，都需要予以分离。谨慎地将肠系膜与其下方的肾、输尿管、卵巢血管和下腔静脉中分离开来，使右半结肠从腹膜后抬起。小心结扎并切断包括在切除范围的回结肠和右结肠动脉。在大多数情况下，也需要切除中结肠动脉右侧分支，但应保留中结肠动脉。肠吻合可采用吻合器或手法缝合方式，吻合术可以选用几种吻合术式中的一种来完成。最常被选择的吻合方式是回肠末端与近端横结肠之间的侧对侧（功能性端对端）吻合术，因为该术式发生吻合口瘘的风险似乎较低。在某些情况下，前面介绍的端 - 端或端 - 侧吻合也可适用。

（七）合并大网膜病变的左半结肠切除术

在沿结肠外侧壁腹膜反折（Toldt 白线）切开后，降结肠会向内侧回缩，通过分离切断膈结肠韧带和脾结肠韧带可使结肠脾曲被游离。游离结肠脾曲时操作必须非常小心，避免过度向下牵拉，以防引起脾被膜撕裂。谨慎分离左结肠动脉，并在其自 IMA 起源处远端结扎和切断。应正确识别中结肠动脉，并予以保留。但是，中结肠动脉的左侧分支有可能被纳入切除范围。完成以上步骤后，即可使用两个线性 GIA 吻合器或在两个肠钳钳夹之间切除肠管。肠吻合可选择几种吻合术式中的一种，通过吻合器吻合或手法缝合来完成。横结肠和乙状结肠之间的端 - 端吻合是最常

选用的方式。

（八）直肠切除术

在盆腔病变累及乙状结肠和（或）直肠的盆腔腹膜的情况下，通常要在妇科肿瘤手术中实施直肠切除术。全直肠或部分直肠切除手术并进行一期吻合术称为直肠低位前切除术。这种手术最常见的适应证是晚期卵巢癌，当患者所需要接受的肿瘤减灭术包括完全切除子宫、宫颈、阴道上段和附件的情况下，直肠切除是该手术的一部分。该手术的其他适应证包括局部晚期子宫内膜癌或宫颈癌，或复发性癌症手术。直肠手术最大的风险是血流灌注不足导致的吻合口瘘。确保直肠切除后的无张力吻合要比近端结肠同类手术更具挑战性。成功的直肠切除手术的要点包括：吻合口远端直肠壁的完整性、吻合口近端和远端两侧均有足够的血流灌注及吻合口近端无张力。一般情况下，吻合口越靠近肛门边缘，吻合口瘘的风险就越高。发生吻合口瘘最常见的原因包括血流灌注不足和张力过大，以及实施吻合手术的过程中对远端直肠壁损伤导致血流灌注不足和组织坏死。对于任何既往有盆腔放射治疗史或吻合口过低（吻合口距肛门缘 < 5cm），或术中对吻合口完整性有任何担忧（如气泡试验阳性），均应考虑近端造口分流以保护吻合口。

建立合适的手术平面，在切除直肠系膜时保持直肠壁的完整，以及仔细而完整地游离近端结肠，是直肠切除吻合术成功的关键。

当进行直肠癌手术时，手术范围应包括全直肠系膜切除和在盆底水平进行肠吻合术。对于妇科癌症，手术分离一般都只在固有筋膜外，且更接近于盆腔病变侧的盆腔侧壁。妇科癌症常生长在腹膜反折以上，因而超出腹膜反折的深部切除手术并不常见。一般情况下，部分直肠系膜加 5 ~ 7cm 远端直肠及其系膜边缘的切除就足够了。在这种情况下，通常在直肠的中部进行吻合。只要切除手术在腹膜反折以上，肠管周缘就没有受到影响，可以保留足够的血流灌注。

为了很好地实施直肠低位前切除及吻合术，充分游离降结肠非常必要（图 17-21 和图 17-22）。一般来说，首先通过结扎附着于横结肠上的网膜并进入网膜囊将结肠脾曲完全游离。应避免向下牵拉结肠，因为这会导致附着于脾的网膜牵拉损伤脾包膜。在结肠脾曲游离完成后，可进一步游离降结肠。游离过程中应密切注意识别性腺血管，

因为它们极易受到损伤。正确识别盆腔无血管间隙对于避免损伤盆腔后部结构是非常必要的。结肠系膜与腹膜后腔之间存在一个间隙，这个间隙使得降结肠可被推向内侧并从左肾抬离。右侧腹膜可在骶骨岬上方打开，在此处进入，可以将直肠上动脉分离出来。这样就可以进入直肠后或骶前间隙的无血管区。需要将左侧输尿管推向一侧，并从周围结构中分离出来。如同行根治性子宫切除术的操作，在输尿管外侧结扎子宫动脉，并进一步游离输尿管。肠系膜下动脉可在其自主动脉起源处结扎或不予结扎。位于 IMA 更外侧的肠系膜下静脉可以单独分离并结扎，也可于十二指肠下方结扎。IMA 和（或）IMV 的结扎可使降结肠充分游离。结扎 IMV 应小心实施，因为它可能回缩到胰腺下方，且 IMV 的断端出血难以控制。分离开 IMA 和 IMV 可能没有必要，但对于非常低位的吻合，这些血管的分离通常是实现无张力吻合所必需的。只要结肠边缘动脉未受损伤，降结肠远端就可得到充分的血液供应。边缘动脉的走行与结肠平行，距离结肠系膜边界只有几厘米。

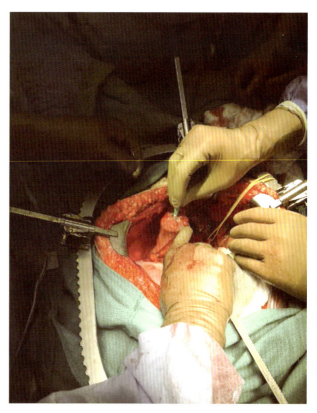

图 17-22　降结肠被完全游离

直肠周围包裹着脂肪组织，内含肠系膜和直肠本身的淋巴管。这些组织被一层薄薄的筋膜包裹，也被称为固有筋膜。固有筋膜和骶前筋膜之间存在一个无血管间隙。一层厚筋膜将骶前筋膜和直肠固有筋膜连接起来。分离这层筋膜可以使直肠从骶骨凹陷处被抬起，并使直肠得以延长。直肠的游离可以从骶岬水平进入直肠后间隙开始。两侧面，在仔细辨认双侧输尿管和骨盆漏斗韧带的情况下，游离两侧盆腔腹膜。

对于全盆腔廓清术（肿瘤整块切除），先进行逆行子宫切除术，首先切开阴道前壁，然后在腹膜反折下方离断双侧子宫骶韧带，以便于向前外侧游离直肠。再次强调，将两侧输尿管向外侧分离时须非常谨慎，避免对输尿管远端造成不必要的损伤。然后切开阴道后壁，进入重要的直肠阴道间隙并分离盆内筋膜。可以通过提起子宫，将直肠保持在腹膜反折的正下方来延长直肠的长度。然后进一步游离直肠的前部、外侧和后部。值得注意的是，不应将直肠壁剥光，而应保留环周直肠系膜。直肠的保护对于之后的吻合至关重要。吻合口两端的肠管必须健康，且血流灌注良好。直肠的横切可使用 TA 吻合器。在击发吻合器横断直肠并切除标本之前，应确认双侧输尿管处在

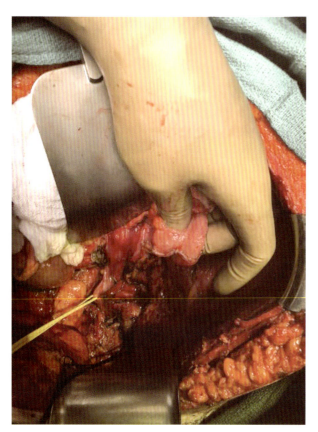

图 17-21　游离降结肠，这对于实现无张力吻合非常重要的

TA 吻合器之外。一经取出标本，即应关闭阴道残端，并留置缝合线，这样有助于显示吻合口和便于观察，并且拉起阴道残端缝合线所形成的张力非常有利于显露盆腔的深处。

吻合器端 - 端吻合技术通常被用来完成吻合。前面介绍的 EEA 吻合器技术可以完成位置非常低的吻合术，这样的吻合以往无法通过手法缝合来实施。

必须仔细挑选符合结肠和直肠直径的 EEA 吻合器。最常用的吻合器尺寸为 28 ～ 31mm。EEA 吻合钉经肛门放入（图 17-23）。EEA 吻合器穿刺器穿过线性钉合线的中间部位（图 17-24），且向前推动与钉砧接触（图 17-25）。然后，在没有任何牵拉力的情况下小心地闭合 EEA 吻合器，直到显示两端组织的接近度为最佳位置，然后将其击发，松开，并小心移除吻合器（图 17-26 和图 17-27）。拆除 EEA 吻合器，从吻合装置上取下两个"面包圈"样环形肠管（来自吻合口近端和远端）。在任何情况下，两段肠管都应该是完整的圆圈。如果圆圈不完整，就可能是不完全的吻合。应打开吻合口并重新吻合或用缝合线适当缝合缺损处。

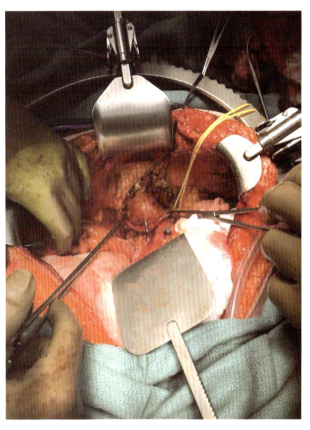

图 17-24　将端 - 端吻合穿刺针自线性吻合线的中部穿出

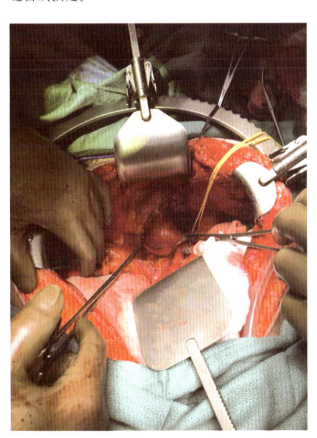

图 17-23　端 - 端吻合器被引入经肛门手术

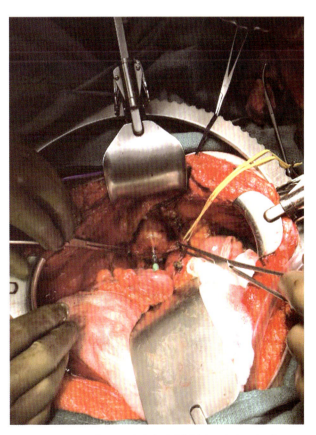

图 17-25　将端 - 端吻合穿刺针插入吻合器钉砧

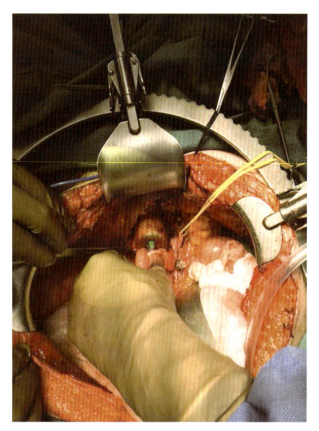

图 17-26　准备闭合端 - 端吻合器

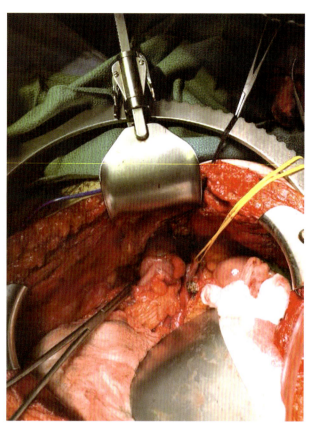

图 17-27　闭合的端 - 端吻合器，准备进行吻合

　　所有的吻合都应检查圆环状肠管的完整性，并随后通过注气法（气泡试验）进行评估。可使用直肠镜检查环形吻合线，并利用红外成像评估直肠远端和近端的血流灌注情况。吲哚菁绿可作为评价吻合口血流灌注的有效工具。

第18章

肠道手术并发症的治疗

Craig A. Messick，David A. Santos

在妇科恶性肿瘤手术中，经常需要进行与肠道相关的操作和切除手术。肠道手术的原则在本书前面的章节已有讨论（见第17章）。本章重点介绍外科医师在小肠及结肠开放和微创手术（minimally invasive surgery，MIS）中经常遇到的并发症，如特殊解剖结构、血管出血、实质性脏器和空腔性器官损伤、深部脏器间隙感染、吻合术的并发症、肠外瘘（enterocutaneous fistulas，ECFs）、盲袢综合征、伴有营养不良的短肠综合征及肠梗阻等。

一、特殊解剖结构

（一）结肠脾曲

脾损伤与许多手术相关，包括肿瘤减灭和分期手术中进行的大网膜切除术，虽然历史文献曾报道发生率为9%，但当今脾损伤已罕见。医源性脾损伤最常见于结直肠手术（0.42%～3%），且主要缘于结肠脾曲的分离。发生在左侧肾切除术（1.3%～24%）、胃手术（2%）、反流手术（4%），以及显露和重建腹主动脉近端或其分支的手术（1%）中的脾损伤也有报道。发生脾包膜损伤首先使用电凝或局部药物治疗，成功率可达17%，但大多数（76%）患者最终需要脾切除以控制出血。

手术所致脾损伤,大多数为脾包膜撕裂(95%)，但也有其他部位损伤的相关报道。Merchea 及其同事的一份报告显示，在13 897例结肠切除术中，71例脾损伤的部位分别为脾下缘24例（34%）、脾门处14例（20%）、脾后缘3例（4%）、脾侧缘2例（3%）、脾上缘1例（1%），另有24例（34%）未描述损伤的位置。有助于显露盆腔和腹膜后结构的常见操作是将小肠和大网膜填塞至上腹部：首先将网膜反折并与肠管一起推至右上腹肝的前方和左上1/4象限的胃前方，此操作要在鼻胃管胃肠减压下进行。然后，用X线可检测到的纱垫排垫肠管，进行保护。由于网膜附着于脾和脾结肠韧带解剖学上的多变性，在操作中必须注意不要撕裂脾包膜。单纯包膜损伤可先以高设置的电凝装置和（或）氧化纤维素[Fibrillar ® 或 Surgicel®（以氧化再生纤维素为材料的手术用可吸收止血贴——译者注）]进行保守性处理，后者可在手术结束时取出。

为了在结肠切除术时游离脾曲的过程中充分显露左上腹术野，通常需要一个腹壁固定牵开器或需要将左侧脏器推转向右侧，以显露左侧的腹膜后脏器和血管结构。当打开 Toldt 白线（结肠外侧的壁腹膜反折）游离降结肠时，可将降结肠向内、向下牵拉，以便把结肠肠系膜自腹膜后充分游离出来。在分离结肠脾曲的过程中，使用直角手术牵开器甚或以手指钝性牵拉，仍有可能产生足以导致脾损伤的张力。在显露不充分时，尝试立即止住由脾损伤导致的出血非常困难，并可能进一步造成对结肠、胃、小肠、胰腺或脾动脉和脾静脉的意外损伤。在此情况下，常需彻底游离结肠脾曲，充分显露手术视野，才能确定脾损伤的情况，并进行适当的处理。

（二）输尿管损伤

在游离直肠或结肠脾曲远端的过程中，通常

需要识别左侧输尿管。在分离结直肠过程中,损伤左侧输尿管最常见的 4 个部位为:①肠系膜下动脉自主动脉起始处;②乙状结肠系膜紧贴在腹膜后,其下方输尿管跨过左侧髂内动脉处的左侧盆腔位置;③输尿管从外侧向内走行至膀胱底部的盆腔前部深处;④在直肠癌经腹会阴切除术(abdominal perineal resection,APR),最靠前方分离直肠远端和肛管过程中膀胱颈的下方。同样地,输尿管靠近子宫峡部,在子宫切除过程中必须小心识别并保护输尿管。虽然输尿管支架早已被用来辨识输尿管,但最好和最有预测性的方法是直接观察 Kelly 征,即在轻柔施予压力下观察输尿管的蠕动。

虽然可根据左侧输尿管与腹膜后左侧卵巢静脉相伴行的特点而很好地预判左侧输尿管的走行,但若患者既往有任何盆腔手术、盆腔放射治疗或乙状结肠憩室炎并发蜂窝织炎等病史,输尿管的解剖位置则变得难以预判。据文献报道,输尿管的损伤率很低,占所有盆腔手术的 0.2% ~ 7.8%,若只纳入结肠和直肠手术则该比率为 1% ~ 15%,在所有输尿管损伤中由妇科手术引起者占 50%。经腹子宫切除术所致输尿管损伤的发生率低至 2.2%,患有子宫脱垂而行子宫切除及脱垂修补术的发生率为 7.3%,而单独根治性子宫切除术即可引发高达 5% 的输尿管损伤。为防止输尿管损伤而使用输尿管支架一直存在争议,且有关于此的文献非常有限。尽管输尿管支架已被用于识别输尿管损伤,但迄今为止,还没有一个随机对照试验来证明其在预防输尿管损伤方面的有效性。在盆腔脏器切除过程中若发生输尿管纵切或横切损伤,使用输尿管支架(带或不带发光)有助于即刻发现损伤。相比延迟发现和晚修复,立即处理是获得最佳预后和降低围术期发病率的关键。

输尿管损伤的修复取决于两个重要因素:损伤部位和损伤的原因。由电灼引起的热损伤是常见的损伤原因,通常发生在正常的手术分离过程中或在邻近部位电凝止血时。如果锐性切割损伤,通常可逆行放置输尿管支架后使用可吸收单股缝合线进行一期修复,如果损伤大于输尿管横截面的 50%,则行端 - 端吻合;如果损伤轻微,则以横行缝合进行单纯修复。拼接输尿管的端 - 端吻合是对发生于输尿管的近端 2/3 损伤的首选修复方法,因为这种损伤通常是横切损伤,其原因多为输尿管与结肠肠系膜的分离不完全,即输尿管与肠系膜上动脉血管束未分开,在处理 IMA 时输尿管与血管一起被离断。如果损伤发生在盆腔较深的部位,即输尿管的远端 1/3,则将输尿管再植入膀胱的输尿管膀胱吻合术是首选方案,该手术可通过膀胱分离和膀胱瓣技术(Boari 瓣)或腰大肌袢悬吊(psoas hitch)技术来完成修复。

(三)血管变异

虽然预期大多数人的一般血管解剖结构都是相同的,但仍存在重要的变异,而了解这些变异则有助于指导安全的手术操作和改善预后。小肠分布区域内的血液供应十分丰富,由肠系膜上动脉至小肠的各分支发出第 3、第 4 和第 5 级肠系膜动脉弓,其终末支构成丰富的血管网以提供小肠血供(图 17-1)。临床上,空肠或回肠血管明显的变异罕见。相比之下,结肠血液的异常供应则更常见,而识别血管变异对于确保任何肠吻合术后吻合口充足的血液供应十分重要。

肠系膜上动脉供应整个小肠,其分支供应盲肠和升结肠为回结肠动脉(ileocolic artery,ICA),供应横结肠为中结肠动脉(middle colic artery,MCA),后者有左、右两个分支。Gamo 等通过计算机断层扫描成像和尸体解剖研究 SMA 的分支。临床常见的血管类型为由单一 MCA、右结肠动脉(right colic artery,RCA)和多条 ICA 分支组成,但 Gamo 等研究发现,上述血管类型占 40% ~ 73%。其他的变异主要集中在上述 3 条血管共同主干的差异,包括 RCA 和 MCA 共干,有单独的 ICA(20%);MCA 独立分支,ICA 和 RCA 共干(32%);三者有共同的主干(0.35%)。约 8% 的患者没有右结肠动脉(RCA)。该研究者没有发现任何患者有副中结肠动脉,而其他文献报道副中结肠动脉的发生率为 18%。另有报道在 2% ~ 21% 的患者结肠中动脉缺失。罕见情况下,肠系膜下动脉起源于 SMA,但大多数肠系膜下动脉起源于主动脉前方。

肠系膜下动脉的分支通常包括左结肠动脉(lift colic artery,LCA)(又分为 LCA 升支和 LCA 降支)、数支乙状结肠动脉和 IMA 进入盆腔的延续部分即痔上动脉(superior hemorrhoidal artery,SHA)(图 17-2)。通常,这些分支可共同起源于一个大的主干,这使得对这些分支血管的分离、识别和控制十分困难。肠系膜下静脉(inferior mesenteric vein,IMV)正位于 IMA 分支点的外侧,沿着左升结肠动脉向头端走行,汇入脾静脉。这种正常的解剖结构，如果在未正确辨识的情况下很可能被混淆。如果在发生损伤前未能正确识别，可能会导致难以控制的大量出血。

鉴于经典的解剖结构在正常人中所占比率较先前描述的要低，了解血管的变异是获得正确解剖和避免可能导致的血管误扎或组织血流灌注不足，以及后续缺血等意外伤害的关键。在主要血管被结扎时，肠道内的动脉弓如 Drummond 边缘动脉（从 SMA 至 IMA）、弯曲的肠系膜动脉（Moskowitz 动脉或称为 Riolan 动脉弓，从 MCA 至 IMA），可为剩余肠管提供侧支血液供应。但如果缺乏对每条血管供应充分的了解，术者就不能依赖这些侧支循环为术后肠管提供血液灌流（图 18-1）。密切注意和审阅术前 CT 扫描或磁共振

成像（MRI）检查结果，可使手术医师了解必要的脏器血流路径，以便制订出最佳的手术方案。

在结扎血管和止血后，必须确保拟吻合的肠端有足够的动脉血流供应。确认血液供应是否足够的方法包括触诊结肠末端动脉弓如结肠边缘动脉，以多普勒血管超声确认动脉的脉冲血流信号和使用荧光 Wood 灯来确认组织灌注。较新的技术，如静脉注射吲哚菁绿（ICG）染料的激光免疫荧光技术，也可以显示吻合口部位的血流灌注。虽然这些方法均可用，但没有什么比在拟吻合肠管端采用控制性锐性横切血管、直接观察动脉血流更有说服力。如果横切动脉并确认有正常的动脉血流，则可保证吻合口愈合所需的血液供应充足。本书作者在临床实践中经常使用最后一种方

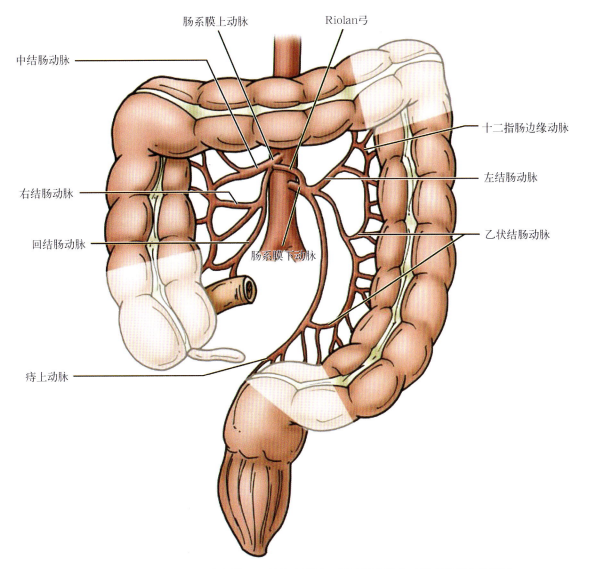

图 18-1　图中阴影区域代表结肠肠段的交界区，是结肠中没有动脉直接供血的区域

（摘录自 Netz U，Galandiuk S. The management of ischemic colitis. In：Cameron J，Cameron A，eds. Current Surgical Therapy. 12th ed. Philadelphia：Elsevier；2017.）

法。确认血流供应后即可结扎止血。如果横切血管遇搏动性出血不足，应考虑对横断肠管端更为近端的血管进行观察，以确保肠管吻合部位有足够的血流；此可作为肠道手术的一项原则始终遵循。

（四）血管出血

手术能量设备的进步促进了外科手术的发展。能量设备用于微创手术和传统的开放式手术，促进快速结扎血管，同时减少出血风险。虽然昂贵，但这些能量设备可以封闭和结扎直径 ≤ 7mm 的血管，并减少手术时间和出血量。实验数据支持使用能量设备进行包括 IMA 在内的血管横断，与其他常见的血管横断方法如吻合器或血管夹相比，没有增加术后出血风险。然而，许多手术医师在 MIS 手术中对大血管横断时更习惯使用带血管夹的吻合器。这些设备也可用于传统的开腹手术，但作者更倾向于用两把血管钳夹闭血管、在血管钳之间切开、缝合结扎的标准血管结扎程序。

术前对主要血管的检查，对于了解血管解剖及其与邻近器官结构的关系至关重要。对大血管的分离通常非常危险，尤其是曾经盆腔手术或在盆腔放射治疗后患者的再次手术过程中。如果遇到非预期出血，必须坚守血管外科处理的基本原则，即控制出血部位近端和远端血管，以准确识别损伤部位并避免进一步损伤（第 22 章）。对沿主动脉、主动脉前部的内脏分支、两侧肾分支和髂总动静脉分支的盆腔血管进行分离时，遵循这个原则，这点至关重要。从 MIS 中转为开放手术的一个常见原因是血管出血。当遇到严重出血时，手术医师应降低中转开放式手术的指征。这在侧盆壁手术时尤为重要，且遇此情况，几乎总是需要通过开放式手术路径来控制这些受损血管的出血。

充分显露手术野是处理血管出血的关键因素；切口应能确保最大限度的操作术野，否则，视野不清会延长修复时间。血管环（vessel loops）常用来环绕牵引损伤部位近端和远端的血管，一旦周边解剖清晰则利于控制出血并避免引起进一步的血管损伤。同样重要的是，当出现大出血时，需要通知麻醉医师，必要时需进行间歇的直接压迫止血，以便给麻醉团队争取复苏时间。损伤血管的简单修复需使用 4-0 或 5-0 永久性单丝缝合线缝合，但如果担心管腔受损，则可以使用隐静脉或牛心包实施补片血管成形术，该手术通常要

由血管外科医师进行。髂内动、静脉分支的损伤可通过血管结扎来处理。但如果出血无法控制，则可以实施单侧髂内动脉近端结扎。其他出血还可能来自沿髂内血管走行的较小的桥接血管。发现此类血管出血时，使用简单的单极电凝通常不足以控制，但使用双极电凝设备通常可以达到有效控制。常规的钳夹打结方法也可行，但可能需要更长的时间。血管夹也可用来止血，但在进一步分离时常会脱落。

游离结肠脾曲的操作必须极尽谨慎仔细。肠系膜的分离应在结肠肠系膜根部血管的起始点进行，以免损伤或误扎 Drummond 边缘动脉（见图 18-1）。在分离结肠脾曲和结扎 IMA 主干后，如果边缘动脉被误断，则该动脉切断处远端的整个结肠都将会缺血，无法为肠管吻合提供足够的血管供应。这一点在尝试进行低位结直肠吻合或结肠肛管吻合时尤为重要。

在盆腔后部和低位分离时也可出现大量出血，分离应在直肠系膜筋膜和骶前筋膜（Waldeyer 筋膜）之间的间隙进行（图 18-2）。若在直肠系膜内其前方进行分离易导致痔上动脉或痔上静脉（superior hemorrhoidal vein，SHV）损伤，而且就肿瘤性原因的直肠切除而言其范围也不够。如前所述，在直肠系膜筋膜内、直肠系膜筋膜的前方进行剥离可导致 SHA 或 SHV 损伤，也不足以进行肿瘤性直肠切除。若在骶前筋膜（Waldeyer 筋膜）之下于其后方进行剥离，则会导致骶前静脉损伤。尽管骶前静脉为低压血管系统，但它们有较大的血液容量，损伤后血液很快大量流失。术者本能地采用电凝止血通常无法成功，原因是这些静脉易于缩回到骶孔内。缝合结扎或双极钳可发挥作用，但可能仍无法充分止血。使用其他能量设备，如氩气凝血器或 TissueLink（一种使用射频和导电液体生理盐水来触发胶原蛋白分子变化，使其收缩并能使血管封闭的手术器械——译者注，例如 Medtronic、Minneapolis、Minnesota）等方法，结果也不尽相同。如果采用上述方法止血均不成功，可以从腹壁取下一块方形的腹直肌来封住出血部位。具体操作方法是，将电凝设备调节至最高功率，并采用电弧凝固技术，将电凝头保持在稍稍离开需凝固组织的位置，通过电凝固作用将肌肉补片连接到下层组织。如果采用各种方法均不能止血，可用纱条将盆腔填充压紧来确保控制住出血，中止手术，关闭腹部，

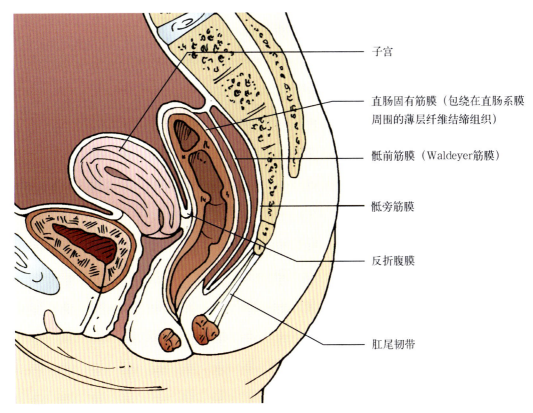

子宫

直肠固有筋膜（包绕在直肠系膜
周围的薄层纤维结缔组织）

骶前筋膜（Waldeyer筋膜）

骶旁筋膜

反折腹膜

肛尾韧带

图 18-2　直肠系膜筋膜和骶前筋膜的矢状面

将患者送到重症监护病房，继续积极抢救。在病情稳定后的 24 ～ 48 小时，可以计划再次手术，并根据需要寻求手术援助。

二、微创手术中的医源性损伤

微创手术是妇科学对外科领域的一项重大贡献。自从 1947 年 Raoul Palmer 报道第 1 例诊断性腹腔镜手术以来，微创手术已经取得了许多进展。在现代，曾经通过开腹进行的许多复杂外科手术，如胰腺和肝手术，如今均可通过腹腔镜或机器人进行。手术医师在微创手术方面获得更多经验的同时，也得到了腹腔镜手术特有的并发症及其并发症如何处理的经验。

微创手术的基础是安全进入腹腔，因为这一步骤造成医源性损伤的风险最大。最常用的进腹技术大致可分为开放或封闭两类，脐部是最常被选择为进入腹腔切口的部位。Cochrane 的一篇综述比较两种进腹方法对内脏和血管损伤的风险，发现两种技术比较没有差异。因此，选择开放或封闭式进腹只是基于术者的喜好、经验和临床判断。开放式进腹的微创技术或称 Hasson 法，在脐下做一个 10mm 的切口，向下分离及将皮下组织

自前腹壁分离。提起脐部皮肤，切开腹白线（腹直肌前鞘——译者注）显露腹膜。锐性切开腹膜，以一个手指伸入腹腔探查网膜和脏器与腹壁有无粘连。此术式在直视下进入腹膜腔，因此，这种进腹方法常被用于既往接受过腹部手术的患者。

封闭式进腹法以类似的方法做脐部切口，但不切开腹白线，而是经切口插入 Veress 针以建立气腹。气腹建立后，将一个穿刺套管穿入腹部，经此套管放入镜子检查腹腔内情况。使用 Veress 针穿刺非直视下操作，所以这种方法最常用于从未经历腹部手术的患者，原因是其穿刺孔处腹壁粘连的风险最小。然而，这种技术的危险在于不能预知能否安全进腹。Veress 针装有弹簧，穿过腹壁时会发出"咔嚓"声。在脐部切口，Veress 针穿过腹白线和随后穿过腹膜时，术者应能分别感觉到两次咔嚓声。如果穿刺针的针头位置正确进入腹腔，滴在穿刺针尾的一滴水会在腹腔负压作用下自然落入腹腔，也即是所谓的"悬滴试验阳性"。此外，腹中线脐下部位是腹壁最薄的部分，所以 Veress 针进腹深度很少超过 1 ～ 2cm。如果超过这个距离，很可能针头置入过深，很可能会损伤腹腔脏器。另外，也可使用带有光纤的套管

针直接可视化进入腹腔。

　　无论采用何种进腹技术，都不能低估了解合适的气腹压力的重要性。虽然 Veress 针经典的两次咔嚓声和悬滴试验有助于确定穿刺针的正确位置，但合适的气腹压力已被证明是预测穿刺针进入腹腔位置正确的最敏感指标。大多数专家认为，在腹腔充气增加气腹压力之前，腹压 < 10mmHg 是最合适的起始压力。若起始腹压很高，提示 Veress 针或穿刺套管在腹壁内，或被网膜或粘连阻挡，或进入腹腔脏器内。如出现这种情况，应重新建立正确的进腹入路，并须排除肠道损伤。没有任何研究显示腹部充气所用的二氧化碳气体量可以预测准确的穿刺针在腹腔内的位置，但根据作者的经验，腹部的适当膨胀需要 1 ~ 2L 的二氧化碳气体。如果大量气体进入后而未观察到腹胀，这种迹象可能表明穿刺针进入肠腔，而不是腹腔。

　　医源性穿刺损伤的处理很大程度上取决于受损器官。穿刺套管插入伤是一种可控的、穿透性腹部损伤，其治疗类似于腹部穿通伤的处理。穿刺套管放置有 3 种结果，即置入皮下组织、进入腹膜腔而且没有器官损伤、进入腹膜腔并造成内脏或血管损伤。疑有损伤时，将穿刺套管留在原位可以帮助术者明确损伤轨迹，以及确定哪个器官可能已经受伤。在脐部以下区域，最容易受伤的器官和结构是网膜、小肠和肠系膜，以及下腹部主动脉或下腔静脉。需要进行腹腔全面探查的指征是胆汁污染、出血或出现粪便或植物纤维等颗粒物质。小肠损伤可以通过腹腔镜或开腹手术来处理，这取决于手术医师的习惯和经验。但是，小肠受损时，则从十二指肠悬韧带（Treitz 韧带）到回肠末端的所有肠管都应进行全面、充分并完全可视的检查，因为小肠的移动度极高，损伤极易漏诊。如果小肠损伤的大小小于小肠直径的 1/2，可尝试一期缝合修复小肠。如果小肠损伤超过其直径的 1/2，或者沿着一段小肠有多处贯穿性损伤，应行小肠切除及吻合术。

　　大血管损伤是第 2 种类型进腹穿刺所致损伤。开腹探查的一个绝对指标是快速大量的出血和低血压，尽管这种情况很少发生。开腹探查的相对指征更为常见，并带来诊断上的困难。肠系膜血肿的进行性扩大提示活动性出血，需要血管修复。腹膜外腔可容纳大量血液，腹膜外腔积血不会立即表现出低血压。此外，大量出血可能会使肠壁变得灰暗或严重水肿。这些迹象都不要忽视，如果妇科医师对损伤处理缺乏经验，应请普通外科和血管外科医师会诊。一般来说，显露主动脉需要沿左结肠切开 Toldt 白线（壁腹膜沿结肠外侧的反折线——译者注），并将肠管自左推至右侧。显露下腔静脉操作方法类似，但要切开右侧 Toldt 白线，并将肠管自右推至左侧。及时识别和显露是处理潜在的破坏性血管损伤的关键。

　　进腹切口的另一个常用部位是左上腹，俗称 Palmer 点。许多手术医师会对既往有腹部正中切口手术史的患者选择这个部位为进腹切口。建立气腹后，首先要进行中线部位粘连松解，随后在直视下放置中线部位的穿刺套管。选择这个部位需要特别注意的是避免胃、脾和结肠脾曲的损伤。胃是一个伸缩性很大的器官，若出现胃前壁可见的损伤，予以处理并须排除前后壁贯穿伤。胃后壁的探查，最好通过离断胃结肠韧带和胃大弯的胃短血管进入小网膜囊，然后进行探查。穿通式胃损伤一般都可以用可吸收缝线进行缝合修复。

　　脾撕裂伤的出血通常有自限性，直接加压并使用止血剂，如氧化纤维素（如 Surgicel® 或 Fibrillar®，为以氧化再生纤维素为材料的手术用可吸收止血贴——译者注）等，通常就足以止血。电凝脾有时可以成功控制出血，但如果电凝过度则可能会导致更多的出血，还可能继发脾包膜损伤。由于脾具有免疫功能，应尽力保存脾。但如果出血持续，则不得不切除脾。紧急脾切除术，尤其是与大出血相关的脾切除，可能是灾难性的，并有可能发生胰尾损伤、胰腺炎、胃瘘、肺炎和脾切除后极重度脓毒症（overwhelming postsplenctomy sepsis，OPSS）等并发症。虽然脾切除后接种荚膜细菌疫苗仍受质疑，但恶性肿瘤患者发生 OPSS 的风险较高，这类患者脾切除后应考虑疫苗接种。结肠脾曲损伤的修复与肠道其他部位相似。当出现结肠脾曲贯穿损伤时，应通过游离脾曲，向内侧推移翻转结肠并检查所有损伤表面进行详细评估。由于结肠有相对较大的管腔，其大部分损伤均可以单纯缝合修复。使用单层或经典双层缝合闭合肠管的破口，取决于手术医师的选择。然而，如果破裂口大于结肠直径的 50%，则需要行部分结肠切除术。

　　妇科肿瘤医师特别关注的区域主要在盆腔器官。穿刺套管对腹壁下动脉的损伤可能会导致隐匿性动脉出血，这种情况可在术后数小时才表现出来，倘若未及时发现，有时还必须输血。检查此类损伤的一个方法，是在关闭切口前将穿刺套管回抽至腹壁层，观察穿刺口是否有较多出血。通过腹壁全层缝合闭塞血管可有效控制出血。直接切开和探查可能会出血多、操作困难，并且常不能成功止血。膀胱损伤可能发生于穿刺套管放置的过程，在子宫切除术中分离子宫前部，或在较低位置、耻骨上放置穿刺套管时均可发生。理想情况下，在术中进行膀胱镜检查。但是，有些手术医师以逆行方式通过 Foley 尿管注射稀释的亚甲蓝充盈膀胱，来检查膀胱有无损伤。若见到蓝色液体漏出即可确认膀胱损伤。膀胱损伤可以通过不引起结石的单股可吸收缝合线进行缝合修复，并应放置 Foley 尿管以保持膀胱在减压状态，直至愈合。在拔除 Foley 尿管前，行逆行尿道造影可显示膀胱修复情况。

由于直肠与阴道的密切关系和在子宫切除术中易受损伤，直肠在妇科手术中也值得特别关注。与结肠的其他部分不同，直肠在腹膜反折以下部分没有浆膜覆盖。这使得直肠损伤的修复极为困难。若直肠损伤小于管径的 50%，可在适当分离直肠系膜清晰显露直肠壁后做一期缝合修复。如果没有因肿瘤原因而切除网膜，可将一块带蒂网膜瓣放置于直肠修补部位之上，以加强局部保护，预防肠痿和直肠阴道痿的发生。盆腔内灌注液体将直肠浸入灌洗液，以结肠镜或硬质乙状结肠镜进行注气试验，有助于发现容易被忽略的小的损伤或渗漏。超过直肠 50% 管径的损伤，需行肠切除及吻合术。最保守的方法是切除受损的直肠（也称为直肠低前位切除术）并考虑造口。但是，如果组织质地良好，且损伤距离肛门边缘 > 7cm，则可以进行经肛门吻合器直肠吻合术。如果因既往盆腔放射治疗而致组织质地较差，仍可尝试结肠直肠吻合术，需同时行临时性回肠造口术和附加带蒂网膜瓣加强局部，以助吻合口愈合，并在发生吻合口痿时利于局限病变，防止出现盆腔脓毒症。

最后需要考虑的是恰当关闭套管穿刺部位切口，以防止穿刺部位发生切口疝和可能的肠绞窄。文献报道的妇科微创手术患者出现切口疝罕见。腹腔镜医师对关闭套管穿刺切口的意见不一致，因为这是一种可预防的且罕见但又极具潜在危害性的并发症。一些作者认为，病理性肥胖患者不需要关闭套管穿刺孔，因为在他们身上更可能疝

出的是他们布满脂肪的网膜，而不是小肠。另一些作者主张穿透筋膜缝合关闭所有穿刺孔，而无论其大小。其他作者则选择性地关闭 ≥ 10mm 的穿刺口。目前，缺乏支持最佳方案的高水平的证据。然而，由于有些妇科患者可能会接受网膜切除术，对妇科患者，可以谨慎采取穿过筋膜缝合穿刺切口的方案。

三、术后深部间隙感染

在所有手术相关感染中，深部间隙感染的诊断和处理最具难度。此类感染常隐匿地表现为不明确和非特异性的临床症状，包括钝痛、烧灼样腹痛、恶心、呕吐、肠梗阻、包块或白细胞计数增多，老年患者有时完全没有症状。最常见的深部间隙感染是来自胃肠道污染物的菌群，特别是拟杆菌、大肠埃希菌、链球菌、肠球菌和真菌。深部间隙手术感染有 8 个常见部位：膈下、小网膜囊、肝、腹膜后、结肠旁、肠袢之间（小肠袢之间）、阑尾周围和盆腔。所有深部间隙脓肿的首要治疗方法都是通过引流清除脓性病灶及相关脓肿（图 18-3）。

深部间隙感染的诊断一般是通过 CT 检查做出的。高度怀疑深部间隙脓肿时，应予以静脉注射或口服造影剂进行 CT 扫描，因为这种检查可以提供最有用的局部结构信息，且采用结合介入放射（interventional radiology，IR）引导下的脓肿引流，可以起到治疗作用。以前，腹腔内脓肿的死亡率接近 33%，但随着介入技术的进步，IR 引导下的引流术现在已成为可到达腹腔内脓肿的标准治疗，成功率达到 82%。对于边界清楚、> 3cm 且分隔很少的脓肿，IR 引导下的引流术最容易成功。如果可以实施此治疗，该病症发病率可降至最低。

介入放射（IR）引导下的引流用于盆腔常可获最好的效果，因为在包含许多重要结构且空间狭小的盆腔进行手术引流非常困难。据报道，在患有巨大输卵管卵巢脓肿且既往有盆腔炎病史的老年女性中，IR 引导的盆腔引流治疗成功率很高。膈下和小网膜囊脓肿处理有时很困难，因为放射科医师可能需要穿过胸膜间隙进入脓肿进行引流。这会带来气胸和继发脓胸的风险，因此需要权衡这种引流并发肺部病症的风险和观察抗生素治疗效果。肠袢间脓肿通常不适合在 IR 引导下进行引流，因为有发生潜在的医源性肠损伤和继发性

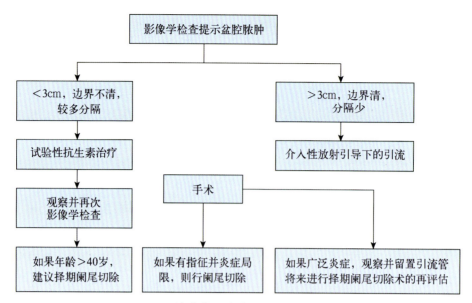

图 18-3　治疗盆腔脓肿和阑尾炎的建议流程

瘘管形成的风险。肠袢间脓肿大多以抗生素进行非手术治疗，除非有持续性败血症不得不采取手术治疗。肠袢间脓肿所致炎症会导致肠管组织脆化，从而增加手术并发症的发生率，如果需要切除肠管则术后易出现吻合口裂开和吻合口瘘。一般情况下，腹膜腔后脓肿最好采用 IR 引导下引流，因为该区域有较厚的背部肌肉组织，很难通过触诊发现脓肿。一些临床中心报道了采用腹腔镜清创术治疗腹膜后脓肿，但这一手术具有很大难度，只有具备丰富手术经验的医师才能完成。拔除引流管的时机尚未得到充分研究，但大多数专家主张，当患者腹痛缓解、白细胞计数恢复和引流液量明显减少就可以拔除引流管。

妇科的手术医师需要特别注意的是阑尾炎和盆腔脓肿的处理。在严重盆腔感染的情况下，急性阑尾炎形成的脓肿和输卵管卵巢脓肿很难通过影像学鉴别。目前对输卵管卵巢脓肿的治疗是使用抗生素，当出现脓毒症或血流动力学指标不稳定时则需要手术引流。同样，阑尾炎也可采用非手术治疗，非手术疗法作为阑尾炎穿孔的初始治疗在欧洲已得到广泛应用。如果盆腔脓肿原因不明，给予抗生素和 IR 引导下引流进行试验性治疗是可行的。至于此期间是否行择期阑尾切除术，仍存有争议。但对于年龄 > 40 岁的患者，切除阑尾以排除阑尾隐匿性恶性肿瘤的可能会得到支持。大多数普通外科医师不支持在此治疗期内行择期阑尾切除术，因为复发性阑尾炎的风险 < 30%。

有时，需要对输卵管卵巢脓肿进行手术治疗，术中会遇到由脓肿或盆腔炎性疾病引起的盆腔情况很差的状况，此种情况下是否同时行阑尾切除术就成了需要考虑的问题。美国妇产科学会的官方立场是，同时行阑尾切除术仍有争议，应根据患者个体情况而定。在决定盆腔手术是否同时行阑尾切除术时，应考虑盆腔炎症的严重程度、盲肠组织的质地，以及盲肠组织质地很差导致术后吻合钉线脱落的可能性。在患者没有发展到坏疽性阑尾炎的情况下，大多数外科医师倾向于使用抗生素观察，待 4 ～ 6 周炎症消退后再行阑尾切除术。阑尾切除术后留置盆腔引流管旨在预防盆腔脓肿的做法是否获益，尚未得到系统性综述数据的证实，应根据临床情况判断此类引流的使用。

脓肿充分引流之后，停止使用抗生素治疗的时间尚无更多的研究，通常是由手术医师自行决定。术后抗生素的使用应遵循抗生素管理的基本原则，以防止出现二重感染，如梭状芽孢杆菌引起的假膜性结肠炎。通常，开始时使用广谱抗生素，并对脓液培养及进行抗生素敏感试验。然后根据病原体对抗生素的敏感性调整抗生素。大多数感染性疾病专家建议在化脓性病灶被清除后停用抗生素。然而，在临床上，大多数手术医师会继续使用抗生素，直到患者疼痛消失和白细胞计数恢复正常。这通常是在清除脓性病灶后的 24 ～ 72 小时。粪菌移植可能是一种有前景的治疗方式，但其使用仍需依据所在医疗机构审查委员会（institutional review board，IRB）批准方案的指导下进行。

四、吻合术相关并发症

肠道手术最严重的并发症之一是吻合口瘘。盆腔外瘘的发生率很低，但是在低位盆腔内进行的肠吻合，随着吻合口在盆腔的位置降低，发生瘘的风险逐渐增加。根据经验，吻合口位置每低于直肠上端 5cm，瘘的发生率就增加约 5%，其累计发生率为 5%～15%。吻合口距肛门缘 5cm以内的低位结直肠或结肠肛管吻合术的患者，瘘的发生率最高（图 18-4）。吻合术并发症可分为吻合口急性并发症（发生于术后很短时间内）或吻合口慢性并发症（发生于吻合术后数年）。吻合口急性并发症包括吻合器故障、出血、壁内血肿、渗漏、裂开、缺血和狭窄；吻合口慢性并发症包括吻合口狭窄和功能障碍（图 18-5），通常经保

守性扩张治疗或最终手术修复可得到矫正。进行任何肠吻合术，包括食管和肛管，都必须严格遵循两条原则：一是零张力；二是充足的血供。作者认为，大多数吻合口并发症都与违反这两个原则之一有关。本节重点讨论急性吻合口并发症。

急性并发症

盆腔外使用线性吻合器时发生吻合器错误击发的临床意义要小于盆腔内结直肠吻合术或肛管吻合术。横断肠管和重建连续性时，均可发生吻合器错误击发。为了避免吻合失败，术者必须注意确保直肠系膜分离充分，基本上要将直肠壁系膜剥干净，减小组织厚度，以适应吻合器的钉高获得良好的密封效果。直肠的上、中段的系膜通常较厚，若将其全部纳入吻合器装置很可能导致密封不完全。此外，直肠上、中段的管腔可能非常宽，以至于需要多次将组织重装（增加误钉的风险，进而增加渗漏发生率）或改用更长的吻合

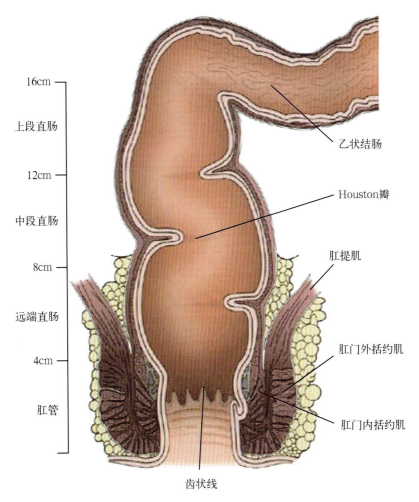

16cm ─

上段直肠

12cm ─

中段直肠

8cm ─

远端直肠

4cm ─

肛管

乙状结肠

Houston 瓣

肛提肌

肛门外括约肌

肛门内括约肌

齿状线

图 18-4　直肠解剖

（摘录自 Chaffzrin DM，Smith LE. Rectal cancer. In：Cameron JL，ed. Current Surgical Therapy. 8th ed. St. Louis：Elsevier Mosby；2004.）

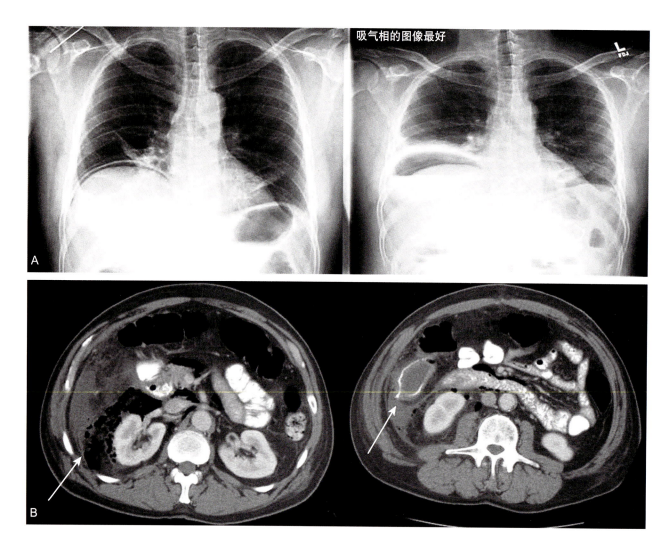

图 18-5   A. 吻合口瘘。右上图直立位胸部 X 线片可见膈下游离气体在 2 天内增加。B. 吻合口瘘伴腹膜后游离气体（左）和吻合线周围的游离液体（右）（箭头）

（摘录自 Bailey HR，Billingham RP，Stamos MJ，Snyder MJ，eds. Colorectal Surgery. Elsevier，Philadelphia；2011.）

器。如果吻合器被错误击发，应尝试拆除吻合器。如果无法打开吻合器的钳口，则可能需要锐性切除远端直肠断端。如果吻合器钳口可以打开，且吻合钉已钉入肠壁但没有横断肠管，则可以在钉合线之间将肠管横断。接下来应考虑是否需要肠造口进行分流。

在近端肠管使用自动荷包缝合器可非常快速地固定钉砧。但即使加载到钉砧上的张力非常小，也可能会吻合失败。出于这个原因，作者通常用 2-0 聚丙烯缝合线（Prolene 缝合线）从横断的结肠的肠外侧最前面开始，以手法全层水平褥式做荷包缝合。既然是肠道全层缝合，手术医师应在每次进针时都带上外层浆膜和少量黏膜进行缝合。这样做可以确保整个肠壁都包含在环形吻合器之中，并且不会出现吻合口环形肠壁太厚的情况。如果切下的环形肠壁太厚，表明很可能纳入吻合

口的组织太多，给吻合钉增加不适当的压力，且可能会增加吻合口瘘的发生率，尽管此观点还没有得到研究证实。注意不要把钉砧固定在含有憩室的部位，因为这也可能导致瘘形成。

如果使用环形吻合器进行结直肠或肛管吻合，应记住下面几个要点，以确保并发症发生风险最低。理想的吻合位置，虽然还没有数据的支持，但本章作者一般都尝试将吻合器的钉突（从肛门放入，自封闭的直肠远端推出——译者注）推进到封闭直肠残端钉合线的正后方。但不可放置太靠后，因为不能在直肠末端的吻合口和断端钉合线之间留下一段不能存活的肠管。此外，如果将吻合器钉突放置在残端钉合线的前方，则吻合口内很容易嵌入正位于吻合口前方的脏器，包括膀胱或阴道。放置吻合器钉突时，一旦看到钉突在理想位置突起来，即可用电凝在钉突尖端处烧灼一个小孔，

便于钉突通过而不会给直肠残端的钉合线带来不必要的张力。在此操作期间，若有张力则可能导致直肠残端钉合线裂开，且如果没被发现，则部分直肠壁未纳入吻合口中，导致肠瘘发生。

吻合完成后，应即刻以手指触摸吻合口进行检查，然后行直肠镜或软镜检查，以探查吻合的完整性，评估吻合质量并确定有无出血。盆腔内注入液体，将肠吻合口部位置于液体中，经肛门充气，以观察吻合部位是否有任何缓慢、稳定的气泡溢出。如果见到气泡溢出，缓慢抽吸液体至产生气泡的水平，沿着气泡可找到渗漏的部位。如果渗漏位置明确，可采用 Vicryl 缝合线全层间断缝合来封闭漏口。如果发现气泡但未能确定渗漏的具体位置，则肠吻合口的全周长均行全层间断缝合，以封闭可能的渗漏部位。如果渗漏持续存在，则应完全打开吻合口，重新进行吻合。此时，进行回肠造口分流是保护盆腔免于发生脓毒症的安全措施，尽管分流并不能防止吻合口瘘的发生。此外，在肠管初始吻合不完善或出现持续渗漏的情况下，采取分流性结肠或小肠造口是明智和恰当的。以下情况应常规进行分流造口，包括盆腔放射治疗史、营养不良、肠管切除环不完整、活动性 Crohn 病或溃疡性结肠炎、接受化学治疗或大剂量类固醇治疗，以及盆腔低位吻合术（吻合口距肛门缘 7cm 或更低）或肛管吻合术的患者。在盆腔吻合术完成后，可制成一个血供良好的带蒂网膜瓣，并将其放置于前盆腔以隔开小肠，或放置于吻合口与阴道之间。

五、肠外瘘

肠外瘘（enterocutaneous fistulas，ECF）最简单的定义为"有上皮内衬的胃肠道与皮肤之间的异常连接"。高达 85% 的肠外瘘形成于外科手术后。吻合口瘘和意外肠损伤引起的肠外瘘是危险和严重的临床病症，其处理分为 3 个步骤，即诊断和识别、稳定和探查，以及最终的治疗。一旦 ECF 诊断明确，即应根据需要将皮肤切开以达到充分的引流。如果 ECF 发生在手术切口，则需要扩大切口，并由专职伤口管理护士负责处理。这是一个大型管理系统 [美国伤口造口失禁协会（WOCN 协会）——译者注]，由伤口 - 造口 - 失禁管理注册护士（WOCN）负责引流袋的放置和管理。如果引流无须重新打开手术切口，则应放置造口装置来控制和测量流出物，同时保护皮肤

不受侵蚀。这是 ECF 管理关键的一步，因为准确测定每日流出量是制订适当的管理策略所必需的。瘘管流出量可分为高引流量（＞ 500ml/d）、中等（200 ～ 500ml/d）或低量（＜ 200ml/d）。尽管理论上高流量的瘘管似乎不太可能自发闭合，但有结果与之矛盾的文献称，高流量和低流量瘘管的自发闭合率相同。虽然 ECF 的自发闭合率已有所改善，但自发闭合率仍保持在 15% ～ 30%。一旦 ECF 诊断明确，就必须进行探查并立即控制渗漏。如果患者临床状况稳定，即应安排腹部和盆腔的 CT 增强扫描；如发现存在未引流的脓肿，应实施介入放射引导下的引流术，尽可能放置能够充分引流的引流管，以控制渗漏，并开始使用广谱抗生素，防止进一步发展为脓毒症。在皮肤上没有引流口的情况下，放置引流管可以建立一个可控的 ECF。

渗漏得到控制且病情稳定后，即可用可溶性造影剂注射行瘘管造影或窦道造影，以确定渗漏的部位。上述造影检查在原手术涉及多发肠道损伤或多段肠道吻合的情况下很难实施。多发肠外瘘可迅速消耗患者的体液、电解质和营养，导致严重营养不良。在高引流量的瘘管患者，保持营养极其困难，通常需要全肠外营养（total parenteral nutrition，TPN）来维持患者的体液平衡、正氮平衡和避免电解质紊乱。可尝试口服摄入，需要密切监测患者每日总的出量，以确保每日引流量不会增加到超过 200 ～ 500ml。如果引流量增加，则患者应严格限制在非"经口摄入"（nothing-by-mouth，NPO）的状态，且必须采取 TPN。如果引流量保持在低水平，而且患者口服摄入可以保持足够的营养，则不需要 TPN。应给患者使用质子泵抑制药（一种抑制胃酸分泌的药物——译者注），亦可考虑使用奥曲肽来减少胃、胰腺和小肠的分泌。文献报道的奥曲肽用量，从每 8 小时 100μg 静脉注射开始，根据临床反应可增加至每 8 小时 300μg，治疗持续 3 天；如果没有反应，则需停止该药治疗。虽然有报道称使用奥曲肽可使患者的 ECF 自然闭合率达到 70%，而其他研究报道的比率为 25% ～ 30%。因此，奥曲肽通常是作为一种减少液体和电解质丢失的手段被用于高引流量 ECF 的治疗。患者通过 TPN 营养期间，应每周监测营养和电解质实验室检查指标。体重增加可以作为正氮平衡——达到手术修复的最佳状态的标志。

手术修复依然是治疗肠外瘘最常用和最成功的处理措施。然而，由于可能面临非常差的腹腔情况，做出手术的决定并不容易。手术治疗的成功率有很大差异，且很长时间以来一直保持在 75% ～ 85%，死亡率为 5% ～ 20%。ECF 从诊断到手术干预之间的时间越长，在避免手术误伤的同时成功修复的机会就越大，虽然这一结论并没有一级证据支持。一般至少会在 3 个月之后才进行再次探查手术，因为患者需要一段时间的恢复，以达到足以承受修复手术所必需的营养状态。

腹部切口应选择在肠外瘘的上方或下方，皮肤切口应围绕瘘口周围呈椭圆形。一旦进入腹腔，即可分离粘连，并通过瘘管追寻到肠瘘的源头。如果瘘管的走向不易确定，可以使用瘘管探针置于瘘管内探查。如果原手术是因为癌症而施行，应将 ECF 瘘管和相关肠管整体切除，以尽量减少切开肿瘤的风险。此外，最重要的是确定之前的肿瘤切除手术对肿瘤切除范围是恰当的，如切除范围不够，切除肿瘤应作为本次瘘修复手术的一部分来完成。手术医师还必须做好应对肠管慢性缺血（渗漏的潜在原因）和再次肠切除的准备，前提是再吻合肠管无张力，且吻合肠管切缘有足够的脉冲式血流。如果之前手术已建立侧对侧功能性端 - 端吻合，则此次应考虑顺蠕动的侧对侧吻合术。无论采用何种吻合方法，都应避免重复原来的手术术式。如果 ECF 来源于肠管损伤或吻合口以外的其他部位，则应实施单纯切除和重新吻合；如因部分或完全性肠梗阻而出现肠管扩张，优先考虑实施肠切除后一期吻合、肠切除后吻合并近端肠管造口分流，或仅行造口术。术后可根据医师的建议提前开始经口摄食，然而，停用 TPN 和过早开始进食可能会导致再喂养综合征（在长期饥饿后提供再喂养引起的与代谢异常相关的一组表现，包括严重水电解质紊乱、糖耐量下降和维生素缺乏——译者注）。

关于 ECF 的其他非手术治疗方法的研究报道甚少。这些方法包括使用瘘管塞 [一个作为新组织生长支架的结构，该支架可取自动物组织（例如猪）或合成的共聚物纤维，后续随瘘的愈合而降解——译者注] 和纤维蛋白胶。已有的相关报道结果各异，成功率均较低，尚无令人信服的数据支持这些方法可作为常规的一线治疗措施。这些非手术方法，可用于多发较长瘘管或因并发症而不能手术的患者。

六、盲袢综合征和肠道细菌过度繁殖

盲袢综合征是指一段肠管的连续性通道不畅致使肠内容物淤滞而引起的细菌过度繁殖的情况。肠道是一个寄生着多种多样微生物的具有动力性的器官，当它不能通过蠕动来清空内容物，就会有产生氢气和甲烷的细菌过度繁殖而产生过多的气体。盲袢病例常见于接受 roux-en-Y 胃旁路手术患者的残胃或接受过小肠旁路手术的恶性肠梗阻患者。

盲袢综合征的临床症状多种多样，通常报道的常见症状包括腹胀、胀气、腹痛、乏力、腹泻和便秘。有关查体所见的报道不多。而多样的临床症状对细菌过度生长的诊断几乎没有预测价值。

盲袢综合征诊断的金标准是内镜下抽吸小肠液进行培养和细菌计数。实际细菌数的标准尚未确定，内镜检查也可能无法到达病变区域。此外，上述诊断过程是侵入性检查且费用昂贵。氢气和甲烷气相色谱法——也就是"呼气试验"，因其无创性及成本效益，已成为接受度更高的诊断方法。嘱患者摄入葡萄糖或乳果糖，每隔 15 分钟采集一次患者呼出气体的样本，连续采样 3 小时。相对于周围环境空气，呼气样本中的氢气和甲烷含量明显增高为检测阳性。

治疗的主要手段是使用抗生素，利福昔明是研究最多的抗生素。抗生素治疗方案各不相同，治疗的终点也互有差异，但一般来说，大多数患者的治疗都会持续到症状消失。一项荟萃分析表明，呼气试验显示产生氢气和甲烷的细菌呈阳性的患者可以使用利福昔明和新霉素治疗 14 天，且即使获得临床疗效，仍需要监测症状是否复发，因为肠道细菌过度生长是一种容易复发和缓解的疾病。

七、术后营养不良和短肠综合征

广泛的肠切除后，患者的营养可能会受到影响（见表 17-1）。肠道的生理功能和解剖学基础知识有助于预判术后变化。在上消化道，胃切除术史可对机体的营养状况产生重大影响。随着 roux-en-Y 胃旁路手术和袖状胃切除术等肥胖症治疗手术的兴起，由胃被空置或切除所引起的多种营养状况改变随之出现。在这两种手术中，分泌内因子的胃壁细胞减少，因内因子缺乏而减少维生素 B_{12} 的吸收。这会导致恶性贫血，这类患者通常需要补充注射。特别是 roux-en-Y 胃旁路手术，绕过了十二指肠。十二指肠对铁、维生素 D 和锌的吸收起着至关重要的作用。这些患者可能需要定期输注铁剂以预防缺铁。此外，由于维生素 D 是钙重吸收的辅助因子，补充维生素 D 和监测低钙血症也很有必要。

在中肠（指消化道的中间部分，从小肠的起始部一直延续到结肠的中间点——译者注）中，小肠的功能主要与糖类和氨基酸的重吸收有关。因此，切除大段的小肠可导致蛋白质吸收不良。经典的观点是，为了避免补充营养，至少要有 100cm 的小肠。然而，由于不同身高和性别的患者的小肠长度不同，大多数专家认同失去 75% 的小肠可能导致短肠综合征。许多儿科文献都强调回盲瓣的状况在肠功能衰竭中的作用，因为它可以防止腹泻，可延缓肠内容物的转运时间，从而增加营养物质的重吸收。

短肠综合征的特征包括腹泻、吸收不良和体重减轻。在这种情况下，营养缺乏很难控制。许多患者可能需要居家肠外营养，随之而来的问题包括经常需要医疗用品和由肠外营养通路感染引起的败血症。专业化的中心为这类患者制订了肠道康复计划，利用专门的口服饮食、可溶性纤维、口服补液和营养因子等方面的先进技术来促进营养吸收。在极端情况下，也有患者接受小肠移植。然而，因其过高的排异和脓毒症发生率，这种手术仍有很高的难度。

八、肠梗阻

盆腔的手术，尤其是子宫切除术患者，可能会出现由于肠粘连、肠扭转和粘连带引起腹内疝而引发的肠梗阻。Montz 等发现，子宫切除术后小肠梗阻的发生率在既往无盆腔放射治疗史的患者中为 5%，而在术前或术后接受过盆腔放射治疗的患者为 20%～22%。术后粘连在接受经腹、经阴道或腹腔镜子宫切除术的患者中有相似的发生率。但是，一项大数据系统性回顾综述发现，使用纤维素膜确实有助于防止粘连。其他常见的漏诊的盆腔内肠梗阻的原因包括切口疝和腹股沟疝，进一步可进展为肠嵌顿或绞窄。肠梗阻部位缺血和绞窄是外科急症，及时诊断非常重要。

影像技术进步和临床经验的积累，促使 CT 成为诊断肠梗阻的最佳方法（图 18-6）。由于诊断技术的进步，使小肠梗阻这一以往必须急症手术疾病的治疗原则发生改变。古老的"在小肠梗阻时切勿让太阳升落两次"的格言已经受到挑战，只有那些发生腹膜炎或影像学检查提示有肠缺血或穿孔迹象的肠梗阻患者才需要手术。CT 扫描肠缺血的典型征象包括肠内壁增厚、肠内积气（肠壁内有气体）、小肠"粪便化"（小肠内容物呈粪便样外观）和游离液体。肠系膜血管的"漩涡状"外观和肠系膜水肿可能表明患者存在继发于粘连带周围肠内疝的肠扭转（图 18-7）。一项荟萃分析显示，影像学检查示肠壁增厚，患者术后肠壁缺血的发生率增加 11 倍；而影像学检查未显示肠系膜水肿的患者，发生肠绞窄的可能性减少 6 倍。

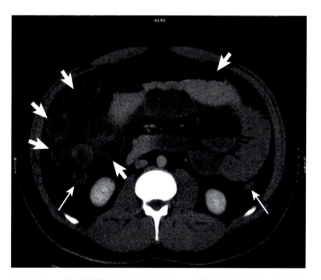

图 18-6　CT 扫描显示小肠梗阻：扩张的小肠袢内充满液体（粗箭头）及被减压的升结肠和降结肠（细箭头）
（摘录自 Harris JW，Evers BM. Small intestine. In：Townsend CM，Beauchamp RD，Evers BM，Mattox KL，eds. Sabiston Textbook of Surgery. 20th ed. Philadelphia：Elsevier；2017.）

没有腹膜炎症状的患者通常可以通过鼻饲管胃肠减压（NG 减压）、限制进食和静脉补液来治疗（图 18-8）。仅放置 NG 管而不带负压吸引管不太可能达到肠道减压的目的。因此，放置 NG 应施加吸引而非仅仅将其置于重力作用下。引流最初，胆汁引流量可能比较多，引流量可多达 2L。因为胃每天可产生 1～2L 的液体，除了排出气体，每天 NG 引流 200～500ml 的液体常被认为即达到 NG 减压的目的。大多数关于饮食进展方面的文献，较之非手术治疗，更加关注于术后患者。然而，大多数手术医师生倾向于从清流质饮食开始，如果患者耐受良好，于随后的 24～48 小时逐渐过渡到进全流质饮食和软性食物。若患者在术后72小时后仍未恢复排气，可能预示需要外科干预。对于这种情况，许多手术医师所采用的辅助诊断措施是口服泛影葡胺（水溶性）小肠显影，通过拍摄一系列腹部X线片记录造影剂进入结肠的全过程。虽然钡剂的影像更清晰而为放射科医师所乐意使用，但手术医师不建议使用，因为肠梗阻时，肠内残留的钡剂会导致肠腔内凝结物，如果需要肠切除和肠吻合，就可能是影响手术效果的潜在不利因素。而泛影葡胺进入小肠后，以其提高肠内渗透压的作用，亦有可能以非手术的方法快速解除肠梗阻。

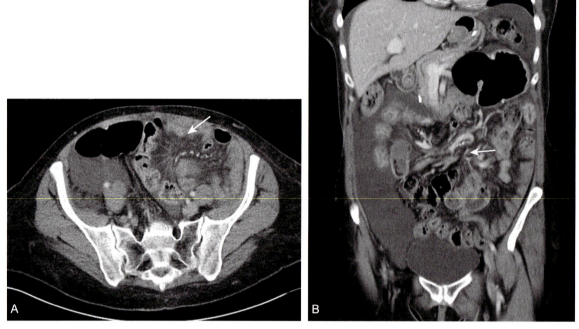

图 18-7　CT 扫描显示内疝的漩涡征

A. 内疝患者的漩涡征（箭头）；B. 同一患者直立位图像显示肠管和系膜的扭转点（箭头）

（摘录自 Dunbar KB，Jeyarajah DR. Abdominal hernias and gastric volvulus. In：Feldman M，Friedman LS，Brandt LJ，eds. Sleisenger and Fordtran's Gastrointestinal and Liver Disease. 10th ed. Philadelphia：Elsevier；2016.）

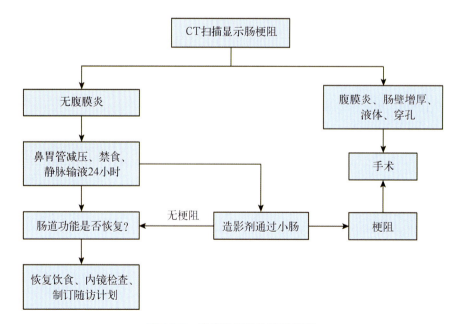

图 18-8　治疗肠梗阻的建议流程

CT. 计算机断层扫描

到目前为止，我们已经阐述了良性肠梗阻的处理。然而，22% 的肠梗阻可能继发于恶性疾病，如肿瘤脏器转移、癌变和肿瘤复发。小肠腔内梗阻很少见，但可继发于黑色素瘤、胃肠道间质瘤（gastrointestinal stromal tumor，GIST）和腺癌。在妇科患者中，文献报道的卵巢癌合并小肠和结肠梗阻的发生率分别为 44% 和 33%。对疑似恶性肿瘤合并肠梗阻的患者，应首先通过内镜检查排除胃和结肠的恶性肿瘤，因为这些部位易于检查。传统上，小肠内镜检查的主要局限性是难以到达病变的部位，因此小肠检查常采用小肠造影、CT 成像和剖腹探查。胶囊内镜和双气囊内镜是新的检查技术，它们为降低开腹手术概率带来了希望。但这些技术可能只能在较大的医学中心开展。在无论是部分还是完全性肠梗阻的情况下，作者均不建议使用胶囊内镜检查，因为这样检查可能会加重肠梗阻。

恶性肠梗阻的治疗取决于其原发疾病。对来源于黏膜的癌症，手术医师应对肿瘤切除的可能性和进行新辅助化学治疗和放射治疗的必要性进行评估。然而，妇科医师特别关注的是由弥漫性腹膜恶性肿瘤引起的肠梗阻，如转移性卵巢癌。对这些患者可以考虑进行肠道旁路或近端造口分流等姑息性干预。虽然这些手术不是治愈性的，但可以改善 75% ~ 85% 的患者的生活质量，如缓解肠梗阻症状、提高进食的耐受力和恢复排便功能。

第八篇 泌尿系统手术

第 19 章

妇科肿瘤手术泌尿系统并发症的处理

Kathryn G. Cunningham，Jose A. Karam

完成了全面专业培训的妇科肿瘤医师才能胜任与恶性肿瘤处置相关的胃肠道、泌尿道及血管外科手术的操作。众所周知，盆腔和腹膜后手术有泌尿系统损伤的风险，尤其是妇科手术。妇科手术中的泌尿系统损伤发病率非常高，如未能及时发现，可延缓患者恢复时间，并可能导致再次手术。目前已发表的报道，绝大多数聚焦于良性病变妇科手术对泌尿系统的损伤，很少有专门针对妇科恶性肿瘤手术引起泌尿系统损伤发生率的报道。在妇科肿瘤手术中，不仅大体积肿瘤及其病理浸润引起局部解剖结构改变，而且肿瘤也可直接累及泌尿系统。因此，了解如何诊断此类损伤，如何实施计划中的泌尿系统病变切除，如何及时发现潜在的术后并发症以便尽早诊断和处理是非常重要的。

一、输尿管损伤与处理

输尿管的走行使其成为妇科手术过程中最易受累和损伤的器官。虽然位于腹膜后，但输尿管非常靠近子宫和阴道上段及其血管（图 19-1）。输尿管损伤可引发严重的并发症，使住院时间延长，导致再次手术，甚至引起肾功能不全，患者生活质量下降，甚至可导致法律诉讼。事实上，"这是导致妇科医师面临非妊娠相关并发症诉讼中最常见的"。

一般而言，75% 的输尿管损伤是医源性的，其中 73% 由妇科手术造成，且大部分涉及输尿管下段。据报道，输尿管损伤的总发生率为 1.6/1000，其中只有 11.5% 于术中被发现。输尿管损伤最常见于经腹子宫切除术（0.04%～3.0%）、腹腔镜或机器人子宫切除术（0.19%～6.0%）和经阴道子宫切除术（0.02%～0.47%）。

即使在术中没有发现，术后如临床表现高度怀疑时则需要排除输尿管损伤的诊断。输尿管损伤没有特征性或显著症状。预防输卵管损伤的措施，如术中放置临时输尿管导管或支架，常规使用膀胱镜检查，或有时以近红外（near infrared，NIR）荧光成像识别输尿管走行，可以最大限度地降低输尿管损伤的风险。Gilmour 等的一项荟萃分析研究膀胱镜的应用价值，他们发现膀胱镜检查可发现高达 90% 的未被怀疑的输尿管意外损伤。这项研究主要针对妇科良性疾病，但仍说明了手术中膀胱镜检查的作用。吲哚菁绿（indocyanine green，ICG）可与尿路上皮蛋白结合，因此可被用于输尿管识别。吲哚菁绿已被证明，用于缺乏触觉反馈的机器人和腹腔镜手术及二维视觉的微创手术中可有效识别输尿管。在 Siddighi 等涉及 10 名患者的研究中，在以达芬奇手术机器人系统（Intuitive Surgical Sunnyvale，美国加州直觉外科公司）实施的手术中应用 ICG 和 NIR 荧光成像成功实现了输尿管走行的可视化。但他们也注意到在病态肥胖的患者以此技术识别输尿管很困难。对这些患者术后随访 2 个月，未发现静脉注射染料有任何后遗症。Korb 等使用 IRDye800CW——一种经肾排泄的荧光染料进行过一项实验，其吸收和发射光谱与 ICG 重叠，故可用于相同模式的成像。该染料已在成年雌猪的腹腔镜下进行测试，目前仍在临床试验阶段。实

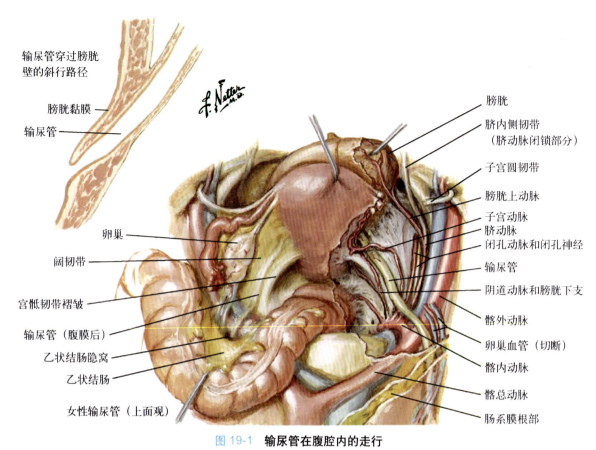

输尿管穿过膀胱壁的斜行路径

膀胱黏膜

输尿管

膀胱

脐内侧韧带
（脐动脉闭锁部分）

子宫圆韧带

膀胱上动脉

子宫动脉

脐动脉

闭孔动脉和闭孔神经

输尿管

阴道动脉和膀胱下支

髂外动脉

卵巢血管（切断）

髂内动脉

髂总动脉

肠系膜根部

卵巢

阔韧带

宫骶韧带褶皱

输尿管（腹膜后）

乙状结肠隐窝

乙状结肠

女性输尿管（上面观）

图 19-1　输尿管在腹腔内的走行

（摘录自 Netter F . Atlas of Human Anatomy. 6th ed. Philadelphia：Saunders；2014.）

验表明，这种染料的输尿管荧光效果取决于背景光和血液供应，其荧光信号在血浆中的峰值先于尿液峰值出现，然而，它在血浆中可保持很高浓度，并引起背景荧光，使术者有时不易看到输尿管。然而，Korb 等认为输尿管通常是可以识别的。在盆腹腔肿瘤环境下，肿瘤导致的血管改变，可能引起明显的背景干扰，从而使输尿管走行难以辨认。

预防输尿管损伤的技术还包括放置输尿管支架或发光支架，如同在无触觉反馈的腹腔镜或机器人外科手术中常用的那样。目前，关于术前放置输尿管支架究竟是否减少了术中输尿管损伤，以及会不会增加放置支架带来的并发症仍存在争议。Merritt 等在一项研究中评估 315 例接受妇科肿瘤手术的患者术前放置支架的围术期并发症发生率。在这项研究中，输尿管支架由妇科医师放置，平均耗时 5～8 分钟。仅一名患者发生输尿管损伤，此例为术后双侧输尿管阴道瘘。并不奇怪的

是，其出现输尿管并发症的原因为盆腔手术和既往曾有盆腔放射治疗史，而并非输尿管支架置入所致。其他潜在的并发症包括尿路感染（urinary tract infections，UTIs）占 1.48%，急性肾衰竭占 0.6%。Merritt 等得出结论，术前放置输尿管支架不会增加并发症发生率，且成本效益很好。

也有学者认为，放置输尿管导管会降低输尿管的蠕动和柔韧性，并使输尿管异位，使其更难被识别。Chou 等进行的一项涉及 3141 名接受重大妇科手术的女性的大型随机试验表明，预防性输尿管导管放置并无额外受益，但术前置入输尿管支架的患者发生严重输尿管损伤者亦少见。

有学者认为前瞻性输尿管剥离和显露可预防未来的伤害。这不仅可使妇科医师看清患者输尿管解剖位置，也可为诸如已出现解剖结构变化的妇科肿瘤手术等复杂手术带来益处。然而，有学者可能会争辩，对所有病例均采用常规前瞻性输尿管剥离会带来比单纯膀胱镜检查和放置输尿管

需要更多的手术时间延长，且可使输尿管暴露于潜在的损伤中。

　　输尿管损伤通常发生在子宫动静脉旁侧，但也可发生在子宫膀胱交界处、骨盆漏斗韧带和骨盆侧壁，或输尿管经过子宫动脉下方的地方（图 19-2）。损伤输尿管的原因包括挤压、缝线误结、横断、过度分离导致的缺血和电灼性损伤。如果术中未发现损伤，可导致肾功能不全、尿液渗漏所致化学性腹膜炎、肠梗阻、住院时间延长，以及需要再次手术。自初始手术到术后诊断输尿管损伤（如果术中未发现）的平均时间为 6 ～ 20 天。

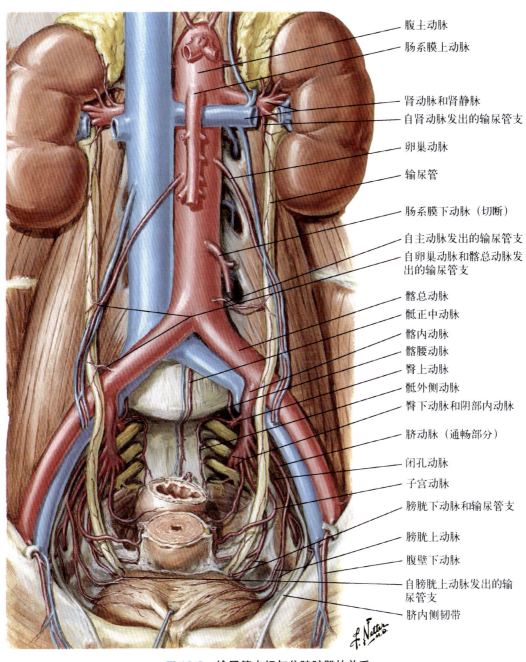

图 19-2　输尿管走行与盆腔脏器的关系

（摘录自 Netter F. Atlas of Human Anatomy. 6th ed. Philadelphia：Saunders；2014.）

输尿管损伤的危险因素包括既往腹部手术史、盆腔放射治疗史、子宫较大、肿瘤体积大、感染、子宫内膜异位症，以及腹腔镜手术，因为腹腔镜手术的学习曲线较高。Sun 等对 378 例晚期宫颈癌（ⅡB～ⅣA 期）患者进行研究，在这些患者中接受同步放化疗（concurrent chemoradiation therapy，CCRT）的患者 186 例，其他患者 CCRT 后 10～12 周接受手术治疗。在这些患者中，51.6% 的患者接受了筋膜外子宫切除术，42.2% 的患者接受了根治性子宫切除术。泌尿道或肠道并发症的总发生率为 19.8%，其中 5.3% 的患者出现输尿管狭窄。在这项研究中未发现术中有泌尿系统损伤。研究人员发现，根治性子宫切除术的术后并发症发生率高于筋膜外子宫切除术。因此，他们建议根治性子宫切除术仅适用于在 CCRT 后仍有肉眼可见残余肿瘤的患者。

其他几项研究发现，在一次手术合并完成多个部位的手术中泌尿道损伤的发生率增加，报道的输尿管损伤的发生率高达 11%。腹腔镜子宫切除术也与输尿管损伤风险的增加有关，尤其在医师学习曲线初期。一项研究预测，一位外科医师获取足够的腹腔镜手术技能至少需要完成 50 台腹腔镜子宫切除和淋巴结清扫术。另一项涉及 317 例因浸润性宫颈癌接受腹腔镜根治性子宫切除加淋巴结清扫术患者的研究发现，输尿管损伤的发生率为 1.1%，且所有这些损伤均未在术中发现。这个比率高于大多数关于良性肿瘤治疗的研究。因此，该研究的作者建议使用超声刀分离膀胱宫颈韧带，因为这样可使分离更精确，并减少侧向热损伤。"咔嗒手法"有助于识别输尿管，但由于此操作需要触诊，它只适用于术者可用手辅助操作的手术或开腹手术。做此操作时，术者用示指与一个直角器械或用另一手指抓住两侧的膀胱血管蒂并按压，直至感觉到"咔嗒"，即可确定是输尿管。

尽管输尿管损伤的症状和体征并不是部位特异性的，但只要可疑输尿管损伤，诊断则相对容易。术中，近端输尿管积水可能是输尿管被破坏或其远端被结扎或切断；术后，腹痛、恶心、呕吐、发热、肠梗阻和白细胞增多，可能与输尿管损伤和输尿管渗漏有关。输尿管损伤或渗漏的术中诊断方法包括：若放置输尿管支架，冲洗输尿管支架以评估可能的输尿管渗漏或阻塞；确定输尿管蠕动情况；如使用膀胱镜检查，注入靛蓝或亚甲

基蓝等染料观察有无输尿管外漏。术中还可行静脉肾盂造影（intravenous pyelogram，IVP）检查，方法是给患者静脉注射造影剂 1mg/kg，等待 15 分钟，摄 X 线片。如操作正确，该检测方法的灵敏度为 80%～100%。如无法进入尿道，可在膀胱做小切口，将输尿管导管沿输尿管向上插入，以评估是否有输尿管阻塞。当患者处于仰卧位而非截石位时，上述提到的方法可作为一个选择，可在膀胱镜下放置输尿管导管。术后，行计算机断层扫描（computer tomography，CT）检查，无论是否使用造影剂或延迟显像（CT 尿路造影），均可很好地诊断肾积水及阻塞的程度。如使用造影剂，延迟显像可用于寻找腹腔内的输尿管渗漏部位。逆行肾盂造影不仅对输尿管损伤的诊断非常敏感，还可以同时进行治疗。此操作过程患者需取截石位并结合透视检查。

输尿管损伤的处理取决于输尿管损伤的程度、输尿管是否完整，以及发现的时间早晚。处理原则是确保无张力吻合、保存有活力的组织、细致清创坏死组织，并建立低压引流系统。根据欧洲泌尿外科协会（European Association of Urology，EAU）和美国泌尿外科协会（American Urological Association，AUA）制定的指南，输尿管上段（骨盆入口缘以上）损伤，可通过输尿管输尿管端 - 端吻合术（同一条输尿管的两断端吻合——译者注）、经输尿管输尿管吻合术（又称经输尿管造口术——是在中线将一个输尿管连接到另一个输尿管的尿路重建手术——译者注）或输尿管肾盏造口术来处理。输尿管中段（盆腔范围内）2～3cm 的损伤，处置方法包括输尿管输尿管端 - 端吻合术、经输尿管输尿管吻合术或膀胱瓣（Boari 瓣）输尿管膀胱再植术。然而，对于 Boari 瓣再植术，膀胱必须要有足够的容量，因为该手术需要以一部分膀胱皮瓣管状化作为输尿管的远端部分。对于输尿管远端（骨盆下缘以下）的损伤，可选择输尿管膀胱再植术（输尿管膀胱吻合术），必要时需要腰大肌袢悬吊，以最大程度减少吻合口的张力。输尿管全部丧失或大段缺损，则需要回肠间置、自体肾移植或输尿管膀胱再植术；然而，这样的处置更适于二期修复输尿管损伤，术中可先放置肾造口管，并在术中结扎输尿管，以防止尿液渗漏。在极端的情况下，有可能需要进行肾切除术，但做此选择务必非常慎重（表 19-1）。如果发现输尿管损伤的时间较

晚，且输尿管已被完全横断，则逆行放置输尿管支架很可能是不成功的。这种情况下可放置肾造口管，如果尿液不能被充分引流，则需要放置输尿管周围引流管或立即行开放性修复手术，即使二期再行输尿管修复。损伤超过 1～2 周后就很难手术修复，但如果尿液不能被充分引流，手术可能是唯一可选的处置方法。如果输尿管损伤不完全，则可在膀胱镜下放置输尿管支架，或在介入放射引导下行肾造口术，顺行放置输尿管支架，若能成功就无须进行开放式手术修复。这样处置尤其适用于延迟诊断（发现较晚）的情况，即使损伤已超过 1 周。如果损伤在术后 1 周内被发现，则可以酌情进行一期修复。

（一）输尿管一期修复

当进行输尿管输尿管吻合术或输尿管端 - 端吻合术时，需在对所有坏死组织清创至组织可出血之后，再用 Potts 剪刀将输尿管一侧断端纵行剪开一个小口，另一断端在其对侧的部位纵行剪开同样的小口（图 19-3）。如果输尿管的两断端不能在无张力情况下对合到一起，则需要进一步分离以游离输尿管，如果输尿管长度依然不够甚至需要游离肾（将肾从肾上腺头侧开始分离，然后把肾从后方的腰大肌和侧方的腹壁移开），以便输尿管两断端能对在一起。吻合输尿管通常是采用 4-0 或 5-0 可吸收缝合线做连续或间断全层缝合，整个过程要注意无创性操作，避免损伤输尿管。如果需要直接处理输尿管，可使用 Gerald 钳来夹持输尿管，也可在输尿管两个断端分别置 Vicryl 线或聚对二氧环己酮（PDS）固定缝合线用于牵引。在关闭吻合口之前，需要根据输尿管长度沿吻合口放置一个双 J 支架，并在术后留置 4～6 周以避免输尿管阻塞和尿液外渗。如果可能的话，所有吻合口都应该用腹膜或大网膜覆盖以促进愈合。可在吻合口附近放置 Jackson-Pratt（JP）引流管，但不要直接接触吻合口，以便检查是否有漏尿。如果术后或拔除 JP 引流管前仍疑有漏尿，则可检测 JP 引流液的肌酐水平（并与血清肌酐水平比较）。

（二）输尿管膀胱吻合术

当输尿管远端损伤时，可施行输尿管膀胱吻合术（将输尿管移植到膀胱的新位置）或称输尿管再植入术。术者必须决定手术入路为膀胱内或是膀胱外，以及是否存在输尿管过短而需要额外的手术来弥补。如果膀胱未被切开，检查输尿管长度并创建无张力吻合的一个有用的途径是经导尿管用生理盐水充盈膀胱。如膀胱已被切开，则无论采用膀胱内还是膀胱外手术入路，均可以通过该切口轻松操作，除非手术区域有器官异位，也可以沿着穹顶切开膀胱，以充分显露膀胱三角区。我们建议先将膀胱充盈到最大容量，然后在拟做膀胱切口的两侧以 2-0 Vicryl 线缝合，最好做全层缝合，留置缝线。此留置线便于控制膀胱切口的打开和闭合。然后用电灼法切开膀胱。提起切口周围的膀胱壁，当排空膀胱时可观察膀胱黏膜的情况。在吻合过程中，将 4-0 Vicryl 线先穿过输尿管全层，然后穿过膀胱黏膜和逼尿肌层。覆盖吻合口处的浆膜层也要缝合关闭，以对吻合口提供进一步保护。关闭吻合口前应放置适当长度的输尿管支架，并根据手术医师的习惯将导管留置在膀胱内 10～14 天，以确保输尿管膀胱吻

表 19-1　根据输尿管损伤部位进行修补

部位	修补类型	注意要点
上段输尿管	输尿管输尿管端 - 端吻合术 输尿管袖状吻合术 经输尿管输尿管端 - 端吻合术	若距离较远，可能需肾移位
中段输尿管	输尿管输尿管端 - 端吻合术 经输尿管输尿管端 - 端吻合术 膀胱壁瓣（Boari 瓣）	吻合口张力 在进行 Boari 瓣手术前检查膀胱容量
远端输尿管	输尿管膀胱吻合伴或不伴腰大肌袢悬吊	吻合口张力 需要膀胱移位或可能需要结扎对侧膀胱血管蒂
输尿管全程或较长的损伤	回肠转位术（回肠代输尿管） 自体移植 经输尿管输尿管端 - 端吻合、肾切除术	使用回肠时产生黏液，需要缩窄肠腔 自体移植时可能需要血管外科协助

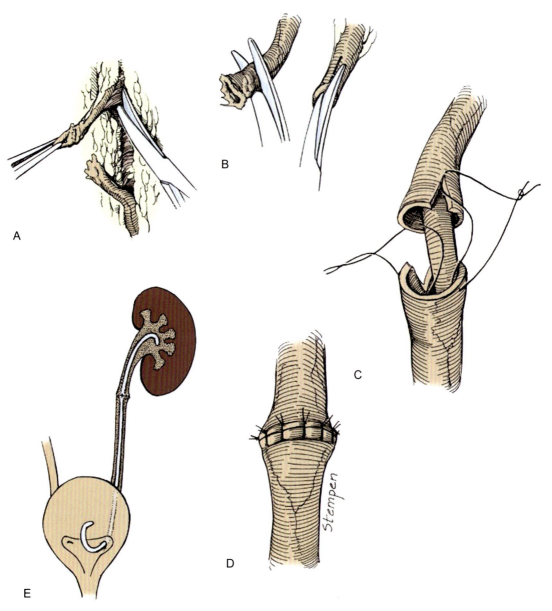

图 19-3   A ～ E. 输尿管端 - 端吻合术技巧

（摘录自 Wein AJ，et al. Campbell-Walsh Urology. 11th ed. Philadelphia：Elsevier；2016.）

合口和膀胱切口完全愈合。如果输尿管有足够的长度，则可以在膀胱壁内 3 ：1 的长宽比进行隧道式输尿管再植术，建立抗反流吻合（图 19-4）。

隧道式吻合需要膀胱壁有足够的厚度。如有可能的话，可以使用精细的 Sarot 剪或 Metzenbaum 剪，以钝性分离的方法从外膜穿入膀胱壁，沿逼尿肌向下分离并以一定的长度从膀

胱内穿出，在膀胱壁内形成隧道。使用 Overholt 钳夹住固定输尿管尾端的留置缝线，将其从上一手术步骤形成的膀胱隧道中拉出，在膀胱内进行吻合。然后，用 2 ～ 3 条延迟可吸收缝线将膀胱的浆膜层固定在输尿管壁，以减少张力。重要的是要确保输尿管没有发生扭结。另一种手术方法是直接切开膀胱壁，使用膀胱逼尿肌和浆膜层做

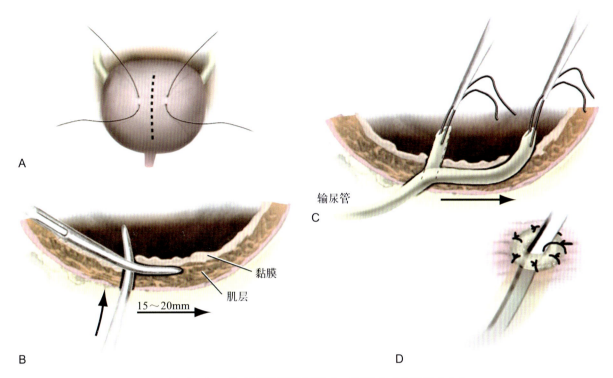

图 19-4　A ～ D. 输尿管膀胱再植术：隧道式或非隧道式吻合
箭头指示 15 ～ 20mm 长的输尿管隧道
（摘录自 Baggish MS, Karram MM. Atlas of Pelvic Anatomy and Gynecologic Surgery. 4th ed. Philadelphia: Elsevier; 2016.）

皱褶缝合以阻止尿液反流。如果输尿管长度不足，则施行非抗反流吻合术，直接将输尿管种植在膀胱穹顶，并如前所述，缝合浆膜层作为吻合口的保护层或第二层（图 19-4）。

非抗反流吻合术至今并未发现会增加肾功能不全或输尿管狭窄，这种吻合最有可能做到无张力吻合，故仍被作为输尿管膀胱吻合术的首选。输尿管应沿着膀胱穹顶的前壁或后壁重新植入。同样，无张力吻合是关键。应在新的吻合部位放置输尿管支架。对于输尿管长度不足的情况，手术医师可能需要游离对侧的膀胱，在这过程中要保护对侧的部分或全部膀胱血管蒂，以为膀胱保留大量的侧支血液供应。这一操作可使用血管闭合器或 0 号或 2-0 丝线缝合打结完成，注意不要损伤对侧输尿管。这种情况可能需要腰大肌襻悬吊，此术式由 Zimmerman 等最先报道。具体方法是，用一根 2-0 聚乙二醇缝线缝进膀胱最顶部的浆膜层和逼尿肌层，然后将缝线垂直缝到同侧腰大肌筋膜，在腰大肌筋膜缝合的位置至少要在髂总血管上方 2 ～ 3cm，以免损伤生殖股神经或股神经（图 19-5）。

如不能实施腰大肌襻悬吊，则需要采用膀胱壁瓣（Boari 瓣）术式，因为它可以用膀胱壁肌瓣来弥补 8 ～ 10cm 的输尿管缺损。在这种情况下，在用穹顶部膀胱肌瓣做成圆管形状之前，重要的是必须最大限度地游离健侧的膀胱并测试膀胱容量，以满足用膀胱肌瓣形成的管连接到输尿管断端以进行吻合。不推荐将这种术式用于有放射性膀胱炎病史、膀胱顺应性差或膀胱容量 < 250 ml 的患者。如果术者认为 Boari 瓣可行，应先充分充盈膀胱（图 19-6），测量膀胱壁至输尿管断端之间的长度，以实现无张力吻合。Boari 瓣的根部应定位于沿膀胱后壁、从膀胱至输尿管断端连线的正下方。用留置缝线或 Bovie 电灼在所选定用作膀胱瓣的部位做标记，膀胱瓣根部的宽度需要 3 ～ 4cm。因此，皮瓣的上缘将位于膀胱前壁，且其长度需要与测量到的输尿管缺损的长度相同，如有可能，最好再加长约 2cm 或更多，以确保无张力吻合。许多手术医师会设计制作菱形肌瓣，让其根部较宽，顶端较窄，以适应输尿管周长。随后，切开并游离除基底部以外的膀胱肌瓣，并将其管状化，并向上与输尿管断端对

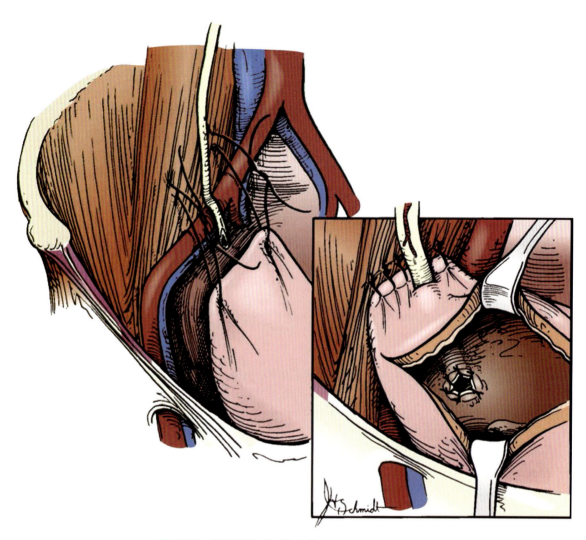

图 19-5　输尿管膀胱再植术伴腰大肌袢悬吊的技巧

（摘录自 Wein AJ et al. Campbell-Walsh Urology. 11th ed. Philadelphia：Elsevier；2016.）

合。输尿管的吻合和管状化一般使用 4-0 Vicryl 线或延迟可吸收缝线。吻合完成后，沿着吻合口放置输尿管支架，并在吻合部位附近放置引流管。输尿管支架在原位放置 4～6 周，Foley 导尿管放置 10～14 天，以便最大程度地引流和利于膀胱切口和吻合口愈合。术后在拔除所有引流管前，可根据手术医师的习惯行膀胱造影。以往许多手术医师习惯于推迟手术，以使受损伤的输尿管减轻炎症。然而，正如 Ahn 等的一项研究表明，在输尿管膀胱吻合术前无须等待。尽管这项队列研究只包括 24 名患者，但结果已表明在损伤的 6 周内修复与延迟修复之间没有差异。

（三）严重缺损的重建手术

针对输尿管严重缺损或完全缺失的更高级别的重建手术包括经输尿管输尿管吻合术（在中线将一个输尿管连接到另一个输尿管的尿路重建手术——译者注）、自体肾移植术和回肠间置术等。经输尿管输尿管吻合术的禁忌证包括供体输尿管长度不够、受体或供体输尿管病变（如尿路上皮癌、癌转移累及输尿管或输尿管纤维化）、患有肾结石或肾结石病史，以及无法实现无张力吻合者。

经输尿管输尿管吻合术中，对受体输尿管的游离应尽量保留血供，并采用端 - 侧吻合。该手术出现并发症的风险较高，应尽可能避免选择这

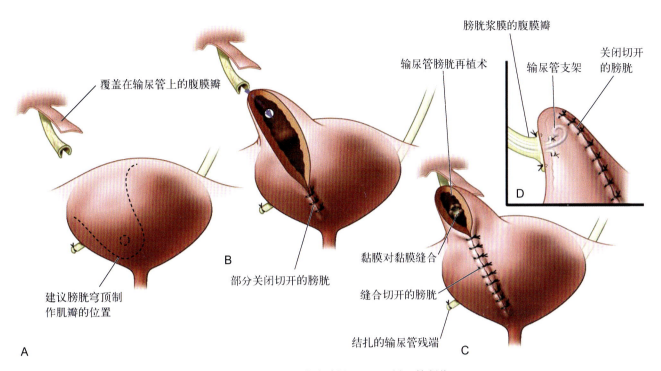

覆盖在输尿管上的腹膜瓣

建议膀胱穹顶制
作肌瓣的位置

A

部分关闭切开的膀胱

B

膀胱浆膜的腹膜瓣

输尿管膀胱再植术

输尿管支架

关闭切开
的膀胱

D

黏膜对黏膜缝合

缝合切开的膀胱

结扎的输尿管残端

C

图 19-6　A～D. 膀胱壁瓣（Boari 瓣）的制作

（摘录自 Baggish M，Karram MM. Atlas of Pelvic Anatomy and Gynecologic Surgery. 4th ed. Philadelphia：Elsevier；2016.)

一术式。一项针对 63 位患者的研究证实，这一手术术后并发症的发生率高达 24%。自体肾移植也较少用，需要由有经验的移植外科医师来摘取肾并及时吻合。回肠是迄今为止最常用的输尿管替代的器官，由 Goodwin 等在 20 世纪 50 年代首次使用并推广（图 19-7）。Armatys 等对 91 位因各种原因行回肠 - 输尿管替代术的患者进行了一项大型回顾性研究，结果显示短期并发症是持续性肠梗阻和尿路感染。长期并发症包括吻合口狭窄（3.3%）、瘘（6.6%）和肾功能恶化（25.3%），虽然后者不能直接归因于回肠 - 输尿管替代术。回肠还可用于回肠膀胱成形术、回肠尿流改道术（两侧输尿管吻合到一段孤立的回肠，后者再从前腹壁造口——译者注）或可控性尿流改道（用一段回肠代替膀胱，再通过一条细长的管道连接至腹壁皮肤——译者注）（见第 21 章）。威斯康星（Wiscobsin）大学的 Wilkin 等进行的一项小型回顾性研究，评价盆腔放射治疗对可控性尿流改道的影响。他们将 26 例因妇科恶性肿瘤接受大剂量盆腔放射治疗后再行膀胱切除术并可控性尿流改道（连接 Indiana 尿袋）术的患者与 14 例因女性泌尿系恶性肿瘤仅接受膀胱切除术加可控性尿流改道（连接 Indiana 尿袋）术、未接受盆

腔放射治疗的患者进行比较，并对这些患者平均随访 40 个月。放射治疗组比无放射治疗组的并发症发病率显著增高（83% vs 57%）。由于放射治疗组的输尿管狭窄发生率更高，故该组更多的患者需要二次手术，如经皮肾造口管置入术和输尿管再植术。因此，研究得出结论，认为这类患者需长期随访，以评估肾功能和排除术后输尿管梗阻。

在精心选择的病例中，应用内镜和其他微创手术都取得了成功。虽然经皮顺行扩张术治疗输尿管狭窄并未列入常规术式，但已报道其成功率达 60%。Liatsikos 等报道一项对 10 例妇科手术后因输尿管狭窄而导致肾单位阻塞患者的研究。这些患者的输尿管狭窄段的平均长度为 1.4cm，放置输尿管支架，保留 1 周后取出。6 例患者仅行一次扩张，缓解了输尿管狭窄。球囊扩张必须控制使用，因为它能适当扩大管腔，也可致输尿管破裂，且造影剂自破裂输尿管溢出至后腹膜引起刺激，可导致纤维化和狭窄形成。内镜下"输尿管汇合"是另一种可能的治疗方法，通常由放射科医师和泌尿科医师操作。具体方法为，首先插入输尿管导丝，随后在输尿管镜和腹腔镜引导下置入双 J 管，留置 3 个月，成

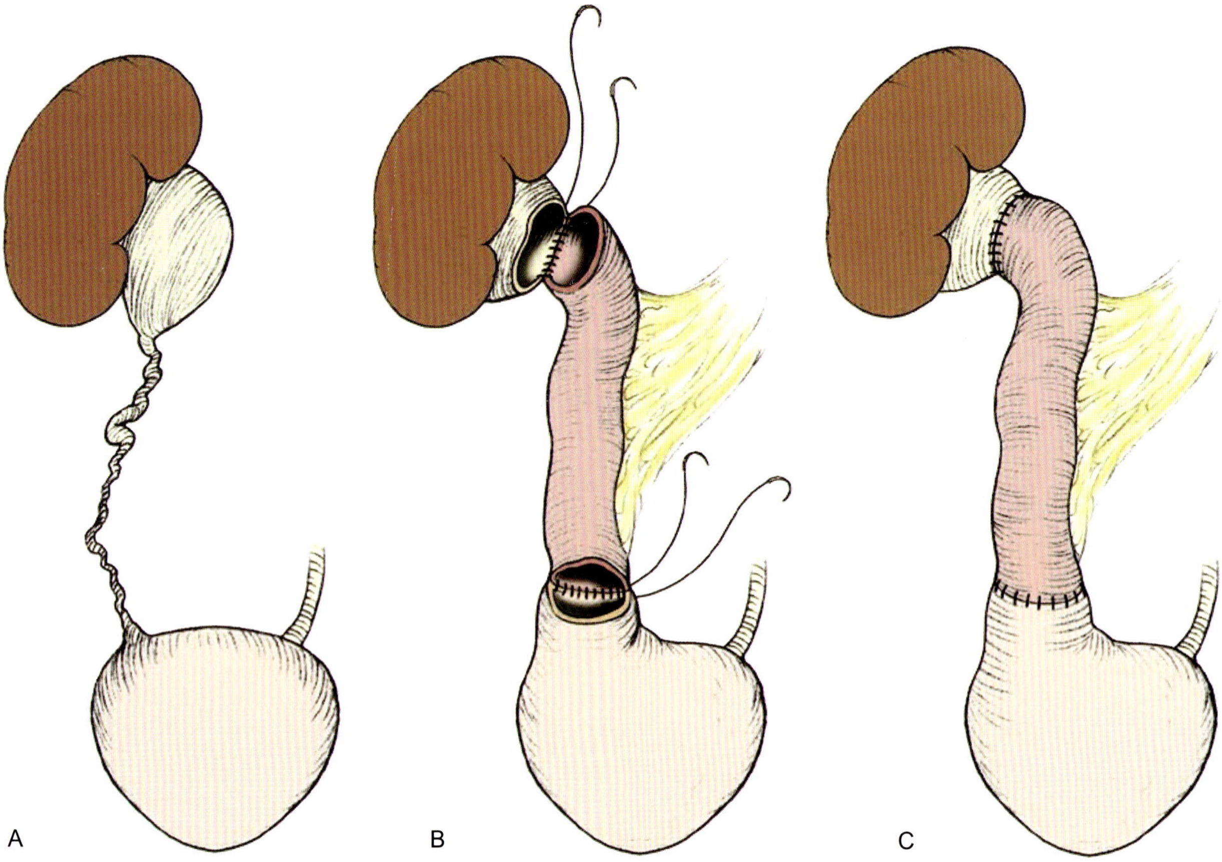

图 19-7 A ～ C. 回肠代输尿管技术

(摘录自 Wein AJ，et al. Campbell-Walsh Urology. 11th ed. Philadelphia：Elsevier；2016.)

功率＞ 60％。同样地，这类案例只有很少的病例数。

大多数人认为输尿管损伤后早期修复，效果最佳。Sakellariou 等对 76 例各种妇科手术导致的医源性输尿管损伤的研究表明，早期发现输尿管损伤是成功修复的关键。但是，有些事情是手术医师所无法掌控的，如外院转诊、初始手术的恢复期、肿瘤学原因，以及因症状缺少特异性或其他原因所致诊断延迟。

（四）膀胱损伤与处理

由于膀胱损伤可引发化学性腹膜炎、腹腔细菌污染、肠梗阻和长期留置导尿管和尿路感染的风险，可造成严重的并发症。膀胱损伤的发生率为（0.2 ～ 19.5）/1000，平均 50％于术中发现。目前，关于哪种术式损伤膀胱风险更大，依然存在争议，但最可能的因素是手术医师的技术和习惯于采用哪些术式。在机器人和腹腔镜手术中，膀胱损伤的发生率分别为 2.4％和 1.6％。肿瘤手术膀胱损伤的风险增加，因为肿瘤生长可直接累及膀胱，且可造成组织平面不易辨认。

膀胱损伤的诊断可通过术中直接观察或术后延期造影实现。术中，在放置导尿管的情况下，可用生理盐水或染色液体充盈膀胱来评估膀胱是否有损伤或渗漏；术后，可采用荧光膀胱显影或 CT 膀胱造影等影像学检查评估膀胱损伤。膀胱损伤的处理取决于损伤位置，如需要手术修复，则需要达到不渗漏（不透水）的修复。根据美国泌尿学会（AUA）指南，腹膜外膀胱损伤，如经阴道手术剥离时发生的膀胱损伤，可通过导管引流进行非手术治疗。但是，如果缺损较大或不能控制，则应考虑手术修复。在妇科手术中发生的腹腔内膀胱损伤，都需要手术修复，因为这种损伤通常在经腹部入路时发生，且通常会引起其他后遗症，延缓患者恢复。膀胱损伤的修复应使用延迟可吸收缝合线分两层修复。第 1 层缝合黏膜层和逼尿肌层，以连续缝合对合边缘；第 2 层缝合浆膜层，亦连续缝合。作者在缝合第 1 层多使用 3-0 Vicryl 线，而第 2 层的缝合使用 2-0 Vicryl 线。膀胱修复后，输尿管导管可留置 1 ～ 2 周，留置时间依外科医师的习惯和损伤修复的难易程度而定，但也可以留置更长时间，尤其是对有大而复杂的膀胱缺损或有盆腔放射治疗史的患者。理想情况下，在拔除 Foley 导尿管前应行膀胱造影以确认膀胱完全愈合。

（五）尿瘘并发症

尿瘘的确切诊断可在临床检查中也可在手术中做出。当患者在盆腔手术或放射治疗后持续出现阴道漏液或尿失禁，则要高度怀疑尿瘘。在临床上，较大的尿瘘仅通过盆腔检查简单触诊和适当光照下观察就可以做出诊断。对于瘘口较小的尿瘘或不是单纯来自膀胱的尿瘘，可以进一步通过"棉条试验"或"三棉纱试验"明确诊断。在这些试验中，棉条试验是通过 Foley 导尿管向膀胱内注入亚甲蓝（视阴道内棉条有无着色确定是否存在膀胱阴道瘘——译者注），棉条试验阴性则注射靛蓝胭脂红，使尿液进入膀胱之前在输尿管内即被染色（以此诊断输尿管阴道瘘——译者注），可予口服吡啶（苯并吡啶）（可减轻检查的操作对尿路黏膜刺激引起的不适——译者注）。在三棉纱试验是将 3 块折叠的纱布或海绵依次放入阴道中，每块都有一条单独的细线连接以便于取出。膀胱内注入染料后，如果靠近阴道顶端的纱布块或海绵着色证实有膀胱阴道瘘存在，单纯润湿而无染料着色则考虑输尿管阴道瘘。阴道 3 块纱布或海绵中最外面的着色，表明是尿液经尿道口逆流入阴道或尿道瘘。这些检测均不够灵敏，不能给出确切的瘘口位置，而且可能操作上很麻烦，尤其是在棉条试验中，需要等待输尿管排出染料来评估输尿管阴道瘘的存在。相比之下，大多数手术医师更多的是在麻醉下对患者进行彻底检查，如膀胱镜检查、阴道镜检查和逆行肾盂造影，这些检查不会引起患者不适，也不受时间限制。如果怀疑有恶性肿瘤浸润，可在瘘部位活检。

对于尿瘘修复的时机存在争议。传统上，大多数手术医师会等待 3 ～ 6 个月再行修复手术，以减轻组织水肿和炎症。然而，这种模式正在发生改变。手术所致尿瘘似乎有着与放射治疗所致尿瘘不同的时间进程和自然病史。手术所致尿瘘趋于较早出现临床症状，且随着时间推移组织变化较小。通常先尝试非手术治疗，如对瘘口较小的尿瘘进行导管引流，维持数周。其他微创手术，如将纤维蛋白胶注射到瘘管中，已经证明有效，但是相关病例数仍较少。大多数作者认为，对于放射治疗性膀胱阴道瘘，延迟修复更为理想。对于手术所致尿瘘，通常不需要延迟，可早期进行修复，效果良好。

与手术干预的时机类似，尿瘘修复的手术方法也存在诸多争议。尿瘘修复手术前要考虑的重要因素是瘘孔的大小和位置，以及手术医师的习惯和经验。很明显，第一次尿瘘修复手术，成功的机会最大。如果非手术治疗失败且不考虑内镜手术，则需做彻底性重建手术的规划。根据瘘孔的大小确定是否需要皮瓣修复。如果准备采用皮瓣，需要对取皮瓣的位置和游离皮瓣的难易程度进行仔细研究，并可能需要整形外科医师参与制订手术计划。另一方面，如果瘘孔缺损很大以至于不太可能原位修复，则需与患者讨论尿流改道的问题。对于瘘孔较小的尿瘘通常不需要使用带血管皮瓣，只要充分地游离周围组织即可达到好的效果。瘘孔的位置也很重要。输尿管阴道瘘必须经腹部入路实施手术，而膀胱阴道瘘则不同，可经阴道也可腹部入路进行修补。瘘孔在膀胱内的位置也和术式的选择有关。膀胱三角区上方的高位膀胱阴道瘘通常需要经腹部入路手术。腹腔镜、机器人或开放性手术等术式的选择，取决于尿瘘发生的原因、手术医师的技能、识别瘘的难易度和患者的偏好。

尿瘘修复的原则是切除所有瘢痕组织。经阴道手术，要游离阴道壁和膀胱层，用可吸收缝线以无重叠的缝合方法闭合瘘孔，尽可能使用组织瓣来帮助局部改善血供和利于愈合，以及关闭无效腔。如有可能，膀胱应分两层缝合；但由于周围组织纤维化，可能缺乏可用的组织。这种情况适合采用组织瓣。在切除瘘的过程中，如果遇到输尿管开口，出于谨慎考虑，应放置末端开放的输尿管导管，以免损伤输尿管，如有需要，可在手术结束时放置双 J 管，以防止因损伤或周围水肿造成输尿管阻塞。组织瓣，如 Martius 瓣和网膜瓣是最佳选择，它能提供足够体积的组织来关闭无效腔，为组织的愈合提供充足的血供，最重要的是可以将瘘孔部位和周围组织分隔。Martius 瓣由 Martius 于 1928 年报道。这种组织瓣可依靠上腹血管（腹侧）或阴部血管（背侧）的血供，这取决于组织瓣的采集方法，比如取大阴唇下的组织经分离的隧道置入阴道。网膜瓣最常用于经腹部的瘘修复手术，它依靠胃网膜左动脉及其分支血流供血，必要时网膜瓣可送至深达骨盆的部位。其他可能用作瓣的组织包括可用于填补盆腔大缺陷的腹直肌肌瓣和腹膜瓣。

盆腔放射治疗是膀胱阴道瘘延迟形成的最常见原因。大多数膀胱阴道瘘在放射治疗后 $1.5 \sim 2$ 年形成，其典型症状包括血尿及沿膀胱壁多发溃疡和坏死区域。适用的检查包括尿液分析、膀胱镜检查，用以评估瘘孔位置、大小，以及旨在排除肿瘤复发必要的活检。膀胱镜检查也可用于评估膀胱容量和顺应性。如需进一步确定，则需行尿动力学检查，以确保有足够的膀胱容量且无其他膀胱病理情况。这项检查对于有下尿路症状，如尿频、尿急、放射性膀胱炎或慢性盆腔痛的患者尤其重要。采用逆行肾盂造影或延迟成像来评估上尿道情况，确定瘘孔有无涉及输尿管也很重要的。Pushkar 等报道 216 例放射治疗性膀胱阴道瘘患者的治疗和预后，其瘘孔范围在 $1 \sim 2.5cm$，临床多表现为延迟诊治。这些患者平均在发现尿瘘后 14.8 个月进行延迟修复手术。重建手术方式包括 Latzko 阴道闭合术 (35.7%)（经阴道膀胱阴道瘘修复术——译者注）、Martius 瓣阴道修复术 (41%)（通过阴道壁切口切除一块肌肉性阴道组织和脂肪组织，插入阴道壁和膀胱受伤区域以修复膀胱阴道瘘的术式——译者注）、网膜瓣腹部入路修补术 (2.8%) 和无皮瓣的一期经阴道修补术 (20.5%)。这些方法的一次手术总成功率为 48.1%，二次手术后的总成功率为 66.6%。至随访结束时，80.4% 的患者治疗成功；然而，其中 35% 的女性至少需要 3 次手术才最终实现瘘孔的闭合。研究得出结论：由于瘘孔有随着时间而发生变化和纤维化加重的趋势，延迟重建是放射治疗性膀胱阴道瘘的最佳治疗方案，平均延时约为 12 个月，尽管该队列研究中只有 50% 的患者在第 1 次修复术后治愈，但第 2 次和第 3 次修复手术并没有减小瘘孔成功闭合的机会。

放射治疗不仅导致尿瘘形成，还可引起其他泌尿系统疾病，例如严重的下尿道不适症状、出血性膀胱炎和输尿管狭窄。Guo 等进行的一项大型回顾性研究，评估 621 名国际妇产科联盟 (International Federation of Gynecology and Obstetrics, FIGO) 标准分期为 II B 期宫颈癌的患者，这些患者接受新辅助化学治疗和根治性子宫切除术，或针对原发肿瘤的放射治疗和化学治疗联合治疗。研究人员发现，放射治疗和化学治疗联合治疗引发更多的泌尿系统并发症 (21.9% vs 8.5%)。这些并发症主要是放射性膀胱炎，也有部分患者尿失禁和输尿管阻塞。在放化疗组，9.1% 的患者因盆腔纤维化需要放置肾造口管。奥地利的一项大型回顾性研究对 10 709 名因原发性妇科恶性肿瘤而接受治愈性放射治疗的患者进行研究，发现 1.24% 的患者出现晚期泌尿系统并发症，其中放射性膀胱炎 (65 例，0.61%)、输尿管狭窄 (33 例，0.31%) 及尿瘘 (35 例，0.33%)。在这些患者中，88.7% 的患者需手术干预。放射治疗对于妇科恶性肿瘤患者可能是治愈性的治疗，但在与患者讨论治疗方案时必须考虑相关并发症的发生率，尤其是有其他有效治疗方案可供选择时。

（六）神经源性膀胱功能障碍

膀胱功能障碍在因肿瘤性疾病接受根治性子宫切除术的女性中的发病率可达 72%。一般认为是由于手术切断了支配膀胱的自主神经纤维所致。患者最常见症状是非阻塞性尿潴留，但也可有逼尿肌过度活动和膀胱顺应性降低。在手术进行组织分离的过程中，可遇到的自主神经系统结构包括位于子宫骶韧带处的腹下神经、沿髂内淋巴结链分布的盆内脏神经，以及位于膀胱子宫韧带、子宫骶韧带及直肠阴道韧带位置的盆腔神经丛的膀胱分支和其他相关分支（图 19-8）。盆腔神经丛及其分支是保留神经的广泛子宫切除术 (never-sparing radical hysterectomy, NSRH) 中需要保护的最重要的一组神经。NSRH 有几种手术技巧，但主要目的都是显露腹下神经和盆腔神经丛，在不影响肿瘤切除前提下避免这些神经的过分损伤。在一项大型随机临床试验中，92 名 I A2 期和 II A 期宫颈癌患者被随机分为两组，分别接受 NSRH 或常规根治性全子宫切除术 (conventional radical hysterectomy, CRH)。术前及术后第 1、第 3 和第 12 个月进行尿动力学分析。结果显示，CRH 组在 12 个月时残余尿量增加和膀胱顺应性差更为常见；而 NSRH 组患者在术后 3 个月时所有尿动力学分析参数均恢复正常。另外，两组的 10 年无病生存率没有差异，表明 NSRH 是一种安全的肿瘤治疗手术。另有一些回顾研究也得到了相同结果。

神经源性膀胱功能障碍患者的治疗取决于膀胱功能障碍的类型。用于全面评估病情的必要的检查包括膀胱镜检查、膀胱残余尿量评估、肾

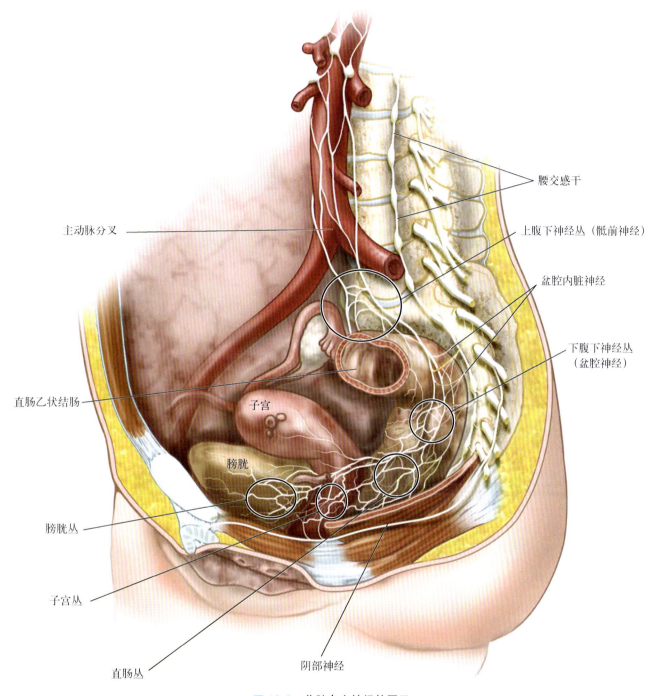

腰交感干

上腹下神经丛（骶前神经）

盆腔内脏神经

下腹下神经丛（盆腔神经）

主动脉分叉

直肠乙状结肠

子宫

膀胱

膀胱丛

子宫丛

直肠丛

阴部神经

图 19-8　盆腔自主神经丛图示

（摘录自 Baggish M，Karram MM. Atlas of Pelvic Anatomy and Gynecologic Surgery. 4th ed. Philadelphia：Elsevier；2016.)

造影和尿动力学检查。这些患者应转诊给泌尿外科医师做进一步治疗。如果不进行治疗，神经源性膀胱功能障碍的后果包括泌尿系统结石性疾病、复发性尿路感染、肾积水、膀胱输尿管反流、膀胱癌、性功能障碍，以至最终发展为肾衰竭。

二、小结

由于妇科肿瘤性疾病的性质、程度以及与泌尿器官比邻，妇科肿瘤患者具有较高的泌尿系统损伤和功能障碍的风险。因此，对具有泌尿系统损伤风险或受肿瘤累及风险的患者进行术前评估，并对术中损伤保持高度警惕非常重要。必要时，术前和术中应请泌尿外科医师会诊。

许多手术并发症如能尽早诊断，可在术中或术后得到早期修复。在适当的时候可采用内镜技术，但重大损伤可能需要手术干预（根据具体情况选择开放性、腹腔镜或机器人等手术方式）。放射治疗对泌尿道有延迟性影响，且这种影响会随着时间推移而进展。针对病情变化持续地再评估，包括瘘孔周围组织的评价及充分的准备，对于规划进行放射性尿瘘修复手术是非常重要的。总之，泌尿系统并发症会显著改变患者的身心健康，因此预防和及时、恰当地处理非常关键。

第九篇　盆腔重建手术

第 20 章

妇科肿瘤手术中的盆腔重建

David M. Adelman

> 我们复原、修复并组装各个部分……这些是先天赋予却被命运夺走的。
> ——Gaspar Tagliacozzi（1545—1599）

在妇科肿瘤手术中，盆腔和会阴重建的目的可总结如下：①完全闭合无效腔，最大限度地愈合伤口，促进放射治化疗和化学治疗前后的恢复。②保护功能，包括肠道和泌尿系统的完整性，以及性功能。③最大限度地减少身体及心理的畸形和并发症。

还需考虑切除手术的目的是出于治疗还是减轻痛苦，因为这可能会改变重建目标。重建可能包括会阴闭合、外阴阴道重建和腹壁重建。

一、适应证

术前评估与患者选择

所有接受盆腔切除术的患者均应进行术前重建评估。这不仅可以回答患者期望的相关问题，还可以根据每位患者的特殊需求定制重建。成功重建存在的挑战可包括：①新辅助疗法与辅助疗法（包括化学治疗和放射治疗）的不良反应。②患者存在的合并症，包括但不限于糖尿病、吸烟、肥胖、手术史和营养不良。③医源性损伤，包括水肿和淋巴水肿、手术切口张力以及组织灌注不良。

如有可能，术前规划有助于最大程度地减少重建相关并发症。规划重建时要考虑的因素可包括：①缺损的大小、体积和位置；②患者有无能力自愈；③潜在供体部位的可用性；④闭合供体部位（皮肤、筋膜水平）的容易程度；⑤带蒂皮瓣的活力；⑥穿支皮瓣在皮肤上的位置（用于皮瓣设计）。

二、手术步骤

（一）二期愈合和复杂一期缝合

作为愈合的机制，二期愈合和复杂一期缝合都是闭合会阴简单一点的方法。二期愈合允许患者接受局部伤口护理，以便更好地发挥固有愈合机制作用。复杂一期缝合涉及对剩余软组织的广泛破坏，以允许无张力分层缝合。这项技术可用于小型局部阴道切除术、外阴切除术或会阴切除术（图 20-1）。

手术细节 皮肤拉钩用于拉开软组织；电刀用于从深筋膜上分离皮下脂肪。应保留穿支血管，除非它们限制皮肤切开，因此必须结扎后再分开。软组织应逐层对齐缝合，并消除最后缝合时的张力。

（二）皮肤移植和皮肤替代品

植皮取材可以是刃厚皮片或全厚皮片。前者取材面积较大，而后者通常会随着时间的推移而收缩较少。在两种情况下，植皮都需良好血管化的伤口床才能生存。在移植后的最初几天，支持移植的皮肤会增加摄取量。然而，移植的皮肤在会阴区可能难以获得适当的支持，尤其是由于尿液和（或）粪便的流动。

皮肤替代品在重建手术中已是司空见惯。它们通常来自人或动物的真皮或其他器官系统衍生的无细胞基质，有助于覆盖植皮难以存活的具有挑战性的部位。

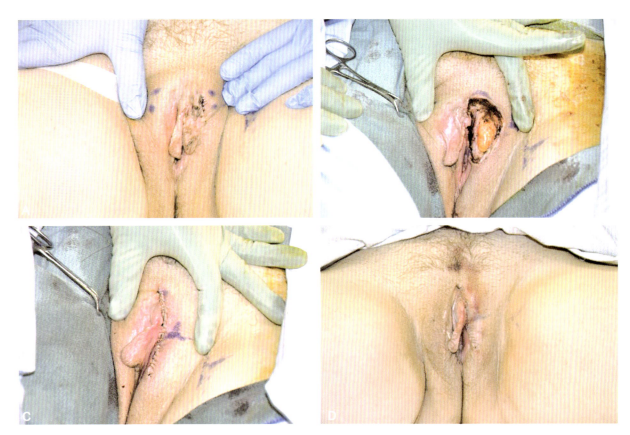

图 20-1　一位患有外阴黑色素瘤的 56 岁女性，接受了广泛的局部切除及复杂的闭合手术
A. 术前照片；B. 术中缺损面；C. 行广泛的切除和复杂的缝合，以减少张力；D. 术后愈合

手术细节　全厚皮片可从身体上任何可一期缝合的供皮区收集。标记出取皮范围，并用含有肾上腺素的麻醉药进行局部麻醉。使用 10 号刀片切取皮片。如需减少张力，则广泛挖空供皮区，并分层缝合。用弯曲的虹膜剪刀去除真皮侧的皮下脂肪来进一步制备皮片。用 15 号刀片操作"馅饼皮技术"（在移植皮片上开孔以允许积聚的液体流出）。将移植皮片的真皮面朝下放在伤口床上，并用缝合钉或可吸收线将其固定在适当的位置，最后盖上敷料。用电动切皮刀收集刃厚皮片（split-thickness skin graft，STSG），也类似地铺盖在伤口上。然而，STSG 的供皮部位可能不太美观。皮肤替代品没有供皮区，但在完全融合之前可能表现得像是异物。

（三）局部皮瓣

局部皮瓣是可以从原位前进或旋转的组织，同时保持血液供应。由于局部组织通常与切除的组织具有最大的相似性，因此最好遵循"如有可能，用相似的更好"的格言。局部皮瓣可利用附近组织固有的松弛性，故允许游离，并一期缝合供皮区。会阴区有各种形态规则的局部皮瓣。两种常用的皮瓣是 Singapore 皮瓣和 V-Y 推进皮瓣。

Singapore 皮瓣，也称阴部皮瓣，可位于前方或后方。分离全层组织（皮肤、皮下脂肪和筋膜）以使血供最大化。尽管可将它们设计成任意形态的皮瓣（即基于真皮的血液供应），但基于阴部血管（包括深筋膜）的轴向皮瓣往往具有更好的血供。这些皮瓣可单侧或双侧切取，可用于局部阴道和（或）外阴重建（图 20-2）。

手术细节　在大腿近端内侧的外阴外侧区域做好标记，可以使用局部麻醉，用手术刀和电刀做切口并贯穿筋膜层。分离瓣的基底部，旋转皮瓣并覆盖缺损范围。广泛挖空供皮区，减小一期分层缝合的张力。将皮瓣与受皮区分多层缝合。

V-Y 型推进皮瓣允许局部组织靠近，同时通过位于中心的穿支血管维持血供。切开全层皮肤、脂肪和筋膜实现最大的前进，但只有足够的挖空才能维持中央穿支血管血供。V-Y 的设计允许一期缝合供皮区。根据缺损的大小和位置，可以在截石位或折刀式俯卧位操作 V-Y 推进皮瓣（图 20-3）。

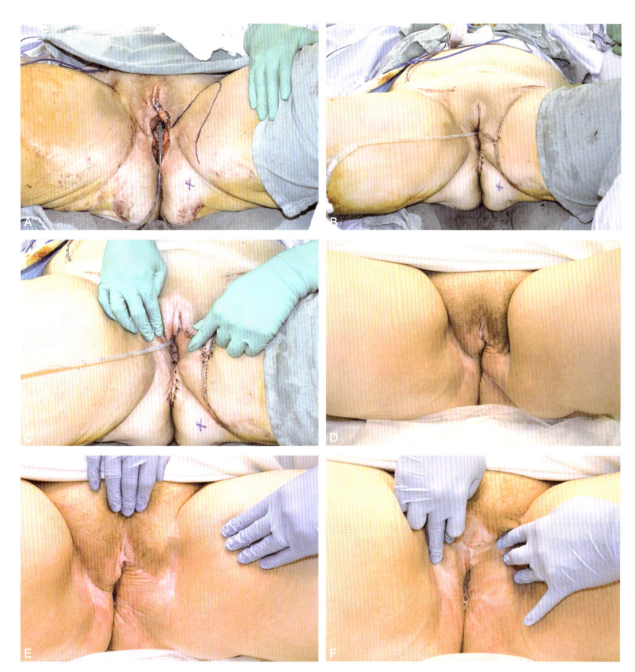

图 20-2　一位 55 岁患外阴癌的女性，接受了外阴广泛切除并左侧 Singapore 皮瓣重建，以及右侧复杂缝合
A. 术中缺损面及皮瓣设计；B 和 C. 植入皮瓣，缝合供皮区；D ～ F. 术后愈合

　　手术细节　标记出足够大的三角形皮瓣并延伸至整个伤口全长。用手术刀和电刀做切口并贯穿深筋膜。皮瓣在中线推进，电灼挖空达到必要前进长度所需的组织，而不会将皮瓣与深层组织完全分开。皮瓣在中线缝合在一起，然后一期缝合供皮区，最终形成的瘢痕就是 Y 而不是 V。

三、区域性皮瓣：腹部

（一）腹直肌肌皮瓣

　　腹壁最常见的皮瓣是腹直肌肌皮瓣（vertical rectus abdominis musculocutaneous flap，VRAM flap）。腹直肌具有Ⅲ型 Mathes 和 Nahai 血管供应，意味着有上腹壁血管和深下腹壁血管两套血管供应。结扎上腹部血管系统，肌皮瓣可单独由深下腹壁血管保持充分的灌注，这对盆腔重建至关重要。VRAM 皮瓣用于盆腔和会阴重建的优点包括综合了复合性组织（皮肤、脂肪、筋膜、肌肉、腹膜）的可能性，体积大、蒂长、灌注强，以及供皮区病变通常可接受。

　　使用 VRAM 皮瓣的缺点主要与供皮区潜在并

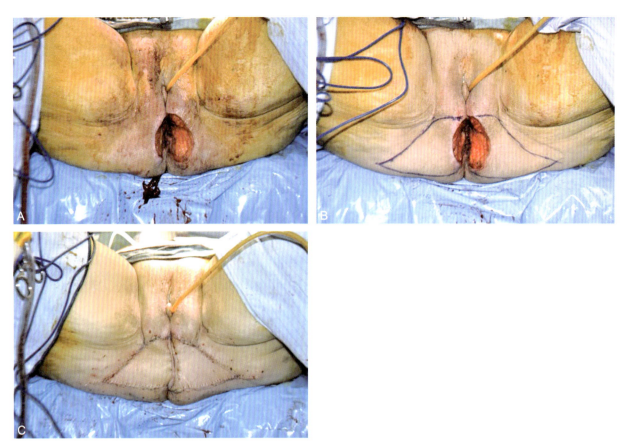

图 20-3 一位 84 岁女性，在先前放射野出现复发的外阴癌。该患者接受了经腹经会阴联合切除术，永久性结肠造口和带蒂的大网膜皮瓣填充盆腔无效腔，但仍有大面积会阴缺损。采用 V-Y 带皮筋膜前移皮瓣进行重建

A. 术中缺损面；B. V-Y 皮瓣设计；C. 皮瓣植入，供皮区一期缝合

发症有关，可包括腹壁无力、膨出或疝气和伤口愈合延迟。取肌肉保留皮瓣时保留腹直肌和腹外侧肋间神经可减少肌无力的发生。这种操作在取双侧 VRAM 皮瓣的患者中更为重要，但很少见 [但在双侧横行腹直肌肌皮瓣（transverse rectus abdominis myocutaneous，TRAM）进行乳房再造中很常见]。但是，腹直肌通常是皮瓣的重要组成部分，可用于骨盆重建的各个方面，因此通常是完全可取用的。然后可通过其他手术操作来减小腹壁并发症，包括成分分离和网片加固。

取 VRAM 皮瓣的唯一明确的禁忌证包括取皮瓣史。相对禁忌证可能包括造口术，既往已分离肌肉的皮下组织（破坏了穿支血管的解剖结构，因此血流灌注至皮下组织），存在大型腹疝或既往疝气修复史，曾取腹壁下深动脉穿支（deep inferior epigastric artery perforator，DIEP）皮瓣用于乳房重建，以及吸脂术史（可能会减少皮瓣体积或损伤穿支）。

缝合腹壁张力过大可发生于取皮瓣后，甚至继发于长时间手术或大量静脉输液引起的水肿。在腹壁紧张状态下关腹可导致严重的并发症，包括缺血和伤口愈合不良，延误给予辅助治疗，腹腔内容物疝出和生活质量下降，尽管治愈了癌症。医学合并症（如吸烟和糖尿病）、淋巴水肿、化学治疗、放射治疗、感染和营养不良都可能导致伤口愈合不良。另外，作为癌症手术的一部分，可能需要切除部分腹壁，由此导致一期缝合腹壁时产生额外的张力。如果无法进行一期无张力闭合腹壁，则可以考虑以下操作步骤。①在皮肤层面：二期愈合 [有或无伤口封闭负压引流技术（vacuum-assisted closure，VAC）]；延期一期闭合创面；局部或区域性皮瓣 [例如，大型邻近组织转移，带蒂股前外侧（anterolateral thigh，ALT）皮瓣]；游离皮瓣。②在肌筋膜层面：补片（合成或生物假体）加固或桥接修复；成分分离（图 20-4）。

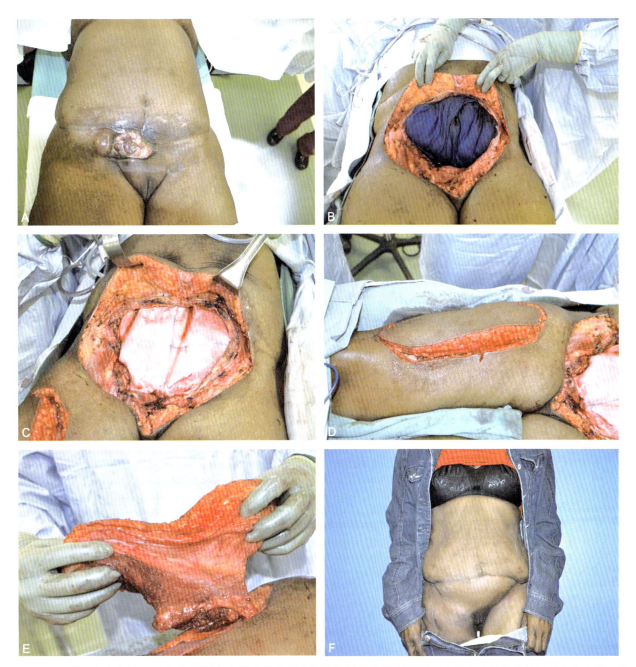

图 20-4　一位 69 岁女性，30 年前因子宫内膜癌接受子宫切除和辅助性放射治疗。该患者目前患有放射诱发的肉瘤，需要复合切除脐下腹壁。采用生物性网片（SurgiMend；Integra Life Sciences，Plainsboro，New Jersey）和右侧大腿 [带股外侧肌的大腿前外侧 （ALT）] 带蒂皮瓣进行重建
A. 术前腹壁；B. 术中腹壁复合性缺损；C. 使用生物性网片进行桥接修补；D 和 E. 获得右侧大腿带股外侧肌的前外侧带蒂皮瓣；F. 术后结果

　　理想情况下，VRAM 皮瓣的设计应根据供皮区的闭合情况进行调整，以最大程度地减少这些并发症。调整可能包括取皮时保留肌肉和（或）筋膜，微创取皮，成分分离最小化张力闭合，以及穿支保留性取皮。

　　1. 要点一：取腹直肌肌皮瓣保留筋膜的方法
近中切开筋膜至腹膜层，显露近中线排穿支而不穿过白线。持续分离皮瓣从外侧至内侧，并只取重要的穿支所需的最少量筋膜。根据需要可"之"字形切开筋膜。术前计算机断层扫描（computed tomography，CT）评估可有助于定位穿支血管（CT用于癌症监测通常就足够了，无须专门的 CT 血管造影）（图 20-5）。

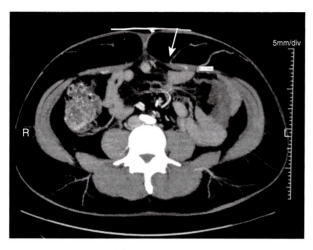

图 20-5　腹部 CT 血管造影（水平面）

箭头指示自腹壁下深血管分出的腹壁穿通支，穿行于腹直肌中。这些术前影像对设计皮瓣很有用，既能最大限度地增加灌注，又能将并发症降至最低

2. 要点二：提高腹直肌肌皮瓣　在与 VRAM 皮瓣同一侧的脐周做一个切口，保持脐部与腹部形态一致，并保持脐部有足够的血液供应。在整个腹直肌肌皮瓣上取皮岛，无须外用的近端（下部）去上皮化（这将切除更多的穿支，并增加封闭盆腔无效腔的体积）。如果需要额外的长度，只需要从骨盆上剥离肌肉，最小化嵌入皮瓣血管蒂的张力。组织太多（之后可将其减薄）总比太少要好。

3. 要点三：腹直肌肌皮瓣的变型

（1）腹直肌纯肌瓣：腹直肌肌瓣仅可用于部分阴道切除缺损或用于消除盆腔较小的无效腔（在男性骨盆中比在女性骨盆中更为常见）。该皮瓣可与网膜瓣联合使用（除非已经切除网膜）。它保留了完整的腹直肌筋膜，无论有无皮肤移植，有其他的厚皮岛有利于肥胖患者腹部的闭合。

（2）带腹膜的腹直肌瓣：腹膜内面可实现部分阴道切除缺损的黏膜样重建。如果皮瓣的脂肪成分太厚（如在肥胖患者中），这种变型尤其有用，因此最好避免重建。局限性包括皮瓣体积不足，因此不利于填补无效腔（图 20-6）。

（3）垂直延伸的腹直肌肌皮瓣：垂直延伸的腹直肌肌皮瓣（extended vertical rectus abdominis myocutaneous，eVRAM）可用于远端（上部）皮瓣获得更多的皮肤和脂肪，用于盆腔或会阴部重建。eVRAM 瓣需要腹壁足够松弛以关闭供皮区。它适用于管状皮瓣（如全阴道重建），需要额外皮肤覆盖的会阴部较大的缺陷和增大瘦弱患者体积（图 20-7）。

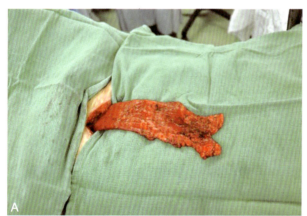

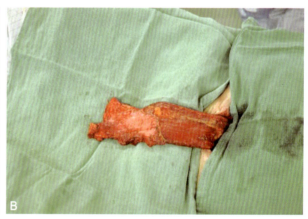

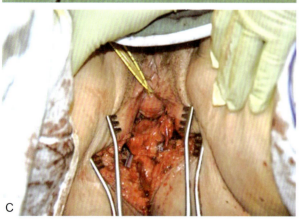

图 20-6　一位 57 岁患晚期结直肠癌的女性，需要行经腹经会阴切除并结肠造口。阴道切除的后部采用带蒂腹直肌肌瓣进行重建。其上附着的腹膜用于替代阴道后壁黏膜

A. 获得的腹直肌肌瓣前表面；B. 获得的腹直肌肌瓣后表面，其上附着腹膜；C. 在缝合会阴前，在阴道后壁切除缺损处植入皮瓣

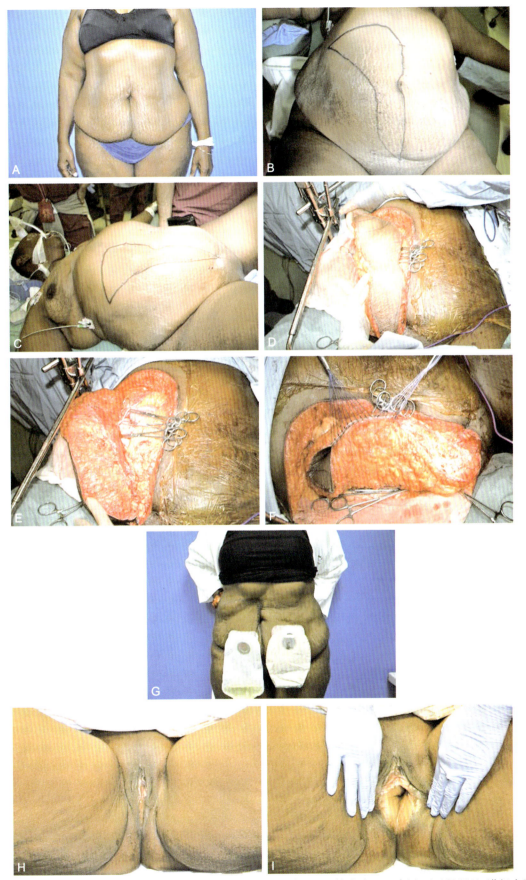

图 20-7　一位 61 岁复发性子宫癌的女性接受了盆腔廓清术。采用扩展的腹直肌肌皮瓣（eVRAM）进行全阴道重建和无效腔填塞

A ～ C. 术前腹部和 eVRAM 标记；D ～ F. 术中 eVRAM 的获取、形成管状及去上皮化；G. 术后腹壁有造口，但无疝及隆起；H 和 I. 术后阴道重建

（4）垂直腹直肌肌皮瓣供皮区的关闭：如果腹壁筋膜足够松弛，则可以进行一期闭合。应避免过大张力，最大程度地减少切口疝的风险。尤其是在无腹部中线手术瘢痕的情况下还可以进行保留筋膜 VRAM 皮瓣的取皮。如果筋膜闭合存在张力，则可在切除 VRAM 后进行成分分离，无论有无用补片（生物假体或合成）加固。还可以考虑在造口周围使用生物修复物以最大程度地减少造口旁疝的形成。

对于微创手术，如果使用腹腔镜或机器人系统进行切除，仍可切除直肌皮瓣。VRAM 皮瓣或 eVRAM 皮瓣可用常规方式切除。在耻骨上方做一个过中线筋膜的小切口，并将皮瓣插入到盆腔中。此外，机器人系统已成功用于切除腹直肌肌肉皮瓣，虽然这通常是无皮岛的一种变型，因此在妇科肿瘤重建中使用有限。

4. 手术细节　沿腹部中线切开，显露腹直肌内侧缘。切开时交替使用手术刀和电刀。沿腹直肌筋膜内侧切开，直至看到最内侧的穿支。可在穿支的外侧进行额外的筋膜切开术。将 Allis 钳置于筋膜的外侧缘，并用电刀提起鞘管中的肌肉。在肋缘处，用电刀将肌肉与肋骨分开，用血管钳夹住并结扎腹上血管。在肌鞘中从头到尾游离出皮瓣，同时结扎肋间神经血管束。在此过程中，注意观察并保护腹壁下深血管蒂。将肌肉插入耻骨，以减少血管蒂至皮瓣的张力。皮瓣可向下旋转进入骨盆，在完成所有必要的造口术后，关闭供皮区。

（二）大网膜瓣

网膜瓣可为盆腔无效腔闭塞提供血管丰富的组织和足够的体积。肥胖患者皮瓣的体积更大，在这些患者身上使用 vRAM 皮瓣可能会带来显著的并发症。大网膜蒂可以是胃网膜左血管或右血管。网膜瓣上成功移植皮片，是阴道部分切除重建的一种有效方法（图 20-8）。不幸的是，在许多妇科肿瘤患者中，大网膜在Ⅰ期手术中已切除，因此无法进一步用于重建。

手术细节　从内脏附着处游离出大网膜。一侧胃网膜血管束应予以保留，另一侧结扎并分开。一旦大网膜被充分游离，就可将其置入盆腔中。在最终插入之前，应切除任何灌注不良的部分。

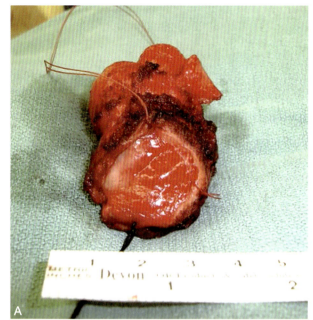

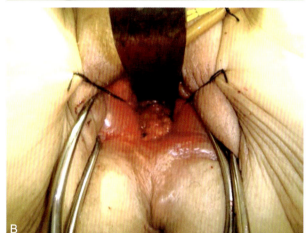

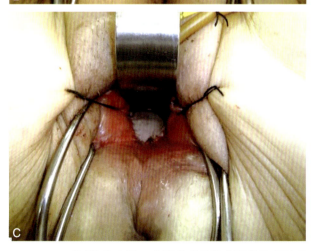

图 20-8　一位 72 岁女性，在阴道后壁近直肠处发现胃肠道间质瘤（gastrointestinal stromal tumor，GIST）。手术切除并置入带蒂的大网膜皮瓣，以最大限度地减少瘘管形成。阴道后壁重建采用全厚皮片移植至大网膜上

A. 阴道后壁切除标本；B. 植入大网膜皮瓣；C. 植入全层皮肤移植

四、区域性皮瓣：大腿和臀部

（一）股薄肌瓣

以阴部血管为基础，大腿内侧的股薄肌可切取纯肌瓣或肌皮瓣。它可用于部分阴道重建，如使用双侧皮瓣甚至完全阴道重建（图 20-9）。缺点包括肌肉体积小、皮蒂灌注的可靠性差（由于缺少直接穿支），以及蒂长度限制皮瓣移入盆腔。

手术细节　患者取截石位，沿着大腿内侧标记出股薄肌。它起源于耻骨联合、耻骨下支和坐骨，远端插入膝关节内侧髁。先触诊出长收肌，股薄肌应位于其后 2 ～ 3 指宽。确定近端及远端肌腱，沿其长轴做 1 ～ 2 个小切口。神经血管蒂位于坐骨下约 10 cm 处，这是带蒂皮瓣的枢纽点。

横向上段股薄肌（transverse upper gracilis, TUG）皮瓣是一种变型，其皮蒂位于近端，且肌

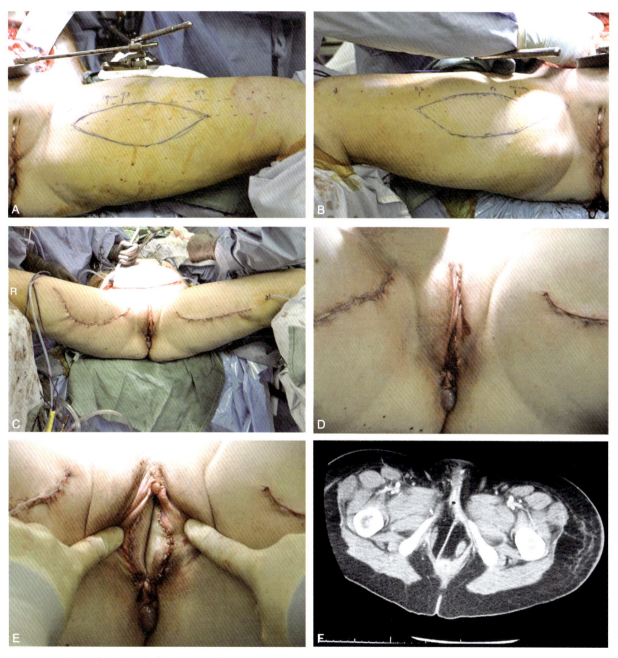

图 20-9　一位 36 岁女性，在先前放射野出现复发的阴道腺癌。患者接受了盆腔廓清术和双侧内侧骨盆切除术。作为后者的一部分，腹部下深血管蒂被结扎，导致腹直肌带皮肌瓣（VRAM）不可用。因此，采用双侧带蒂的股薄肌带皮肌瓣进行全阴道重建

A 和 B. 标记股薄肌肌瓣；C ～ E. 缝合供皮区，植入肌瓣；F. 术后 CT 水平面图像

肉横向走行而不是纵向的。主要用作乳房重建的游离皮瓣，也可用作盆腔或会阴重建的带蒂皮瓣。

股深动脉穿支（profunda artery perforator, PAP）皮瓣是一种来自大腿近端后内侧保留股薄肌的筋膜皮瓣。在盆腔重建中受到蒂长度的限制，但对于合适的患者可用于会阴覆盖。

（二）股前外侧皮瓣

由于股前外侧或股外侧肌皮瓣蒂部较长（旋股外侧血管降支）、穿支解剖结构固定、组织灌注好及供皮区并发症少，因此在重建手术中常规使用 ALT 或股外侧肌皮瓣。股前外侧皮瓣可切取

成为筋膜皮瓣、肌筋膜皮瓣或具有多种成分的嵌合皮瓣。这种皮瓣尤其适用于腹部皮瓣既不合适又不适用的情况，且在盆腔重建中它比股薄肌瓣具有更大的实用性和可靠性。在大多数情况下，供皮区 I 期闭合，但如果张力过大，则可进行植皮。作为带蒂的皮瓣，可将其旋转穿过腹股沟韧带或通过会阴入路进入骨盆。如果蒂长度受到限制，股前外侧皮瓣可以很容易地转换为游离皮瓣。这可以通过显微外科技术静脉插入移植或使用邻近受体血管（如腹壁深层血管，如未用于 VRAM 瓣）延长蒂部长度来完成（图 20-10）。

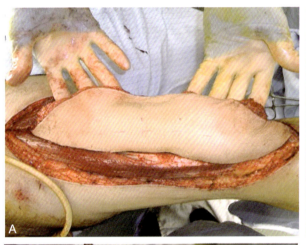

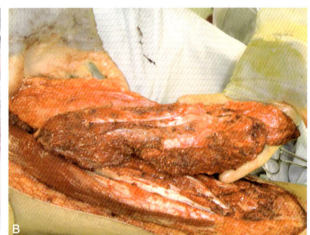

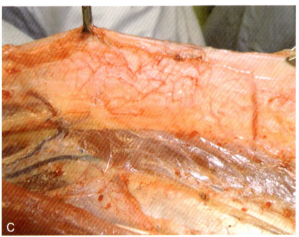

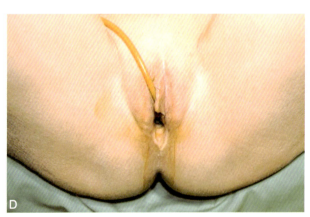

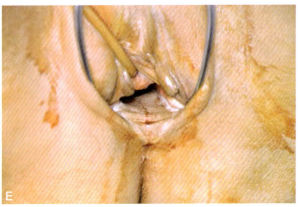

图 20-10　一位 56 岁女性，患复发性肛门鳞状细胞癌并局部广泛受累，接受了经腹经会阴切除及阴道后壁切除。腹直肌肌皮瓣（VRAM）体积过小；因此切取了带股外侧肌的大腿前外侧皮瓣（ALT）。由于血管蒂过短，不能使皮瓣到达盆腔，因而将该皮瓣改为游离皮瓣。该皮瓣用于阴道后壁重建，其余组织用于填塞无效腔

A ～ C. 获取带股外侧肌的大腿前外侧皮瓣，显示血管蒂和皮瓣的穿通支解剖；D 和 E. 皮岛植入，阴道后壁重建术后

手术细节　在大腿上画一条线，连接髂前上棘和髌骨上外侧。在该线的侧面 1.5cm 处标记出中点、距离近端和远端 5cm 处。在线内侧约 2cm 处做一前方切口，并沿股直肌上进行筋膜下分离。在股外侧肌的肌间隔内是旋股外侧血管的降支，该股血管就是皮瓣的血管蒂。皮瓣的穿支血管从此血管蒂发出，进入肌间隔或股外肌组织中。切开皮瓣的近端、远端及后部。把仅使用筋膜皮肤的皮瓣或股外肌一部分持续抬高就可获得穿支血管。将血管蒂向其起源处剥离，将完成带蒂皮瓣的收获，可根据各种因素轻松转化为游离皮瓣。

(三) 臀肌瓣

臀部最常见的皮瓣基于臀上动脉穿支（superior gluteal artery perforator，SGAP）或臀下动脉穿支（inferior gluteal artery perforator，IGAP）血管。这些皮瓣已被报道用于封闭盆腔无效腔、覆盖会阴和阴道部分切除重建。但是，使用这些皮瓣需要改变体位（俯卧或折刀式俯卧），降低它们在 I 期重建中的作用。

五、小结

骨盆重建是治疗妇科肿瘤患者的重要组成部分。应根据患者的短期和长期目标，以及可用的供皮区仔细计划和进行手术操作。随着切除更大或更复杂肿瘤的能力增加，手术医师的重建手术的能力也必须提高。

第21章

妇科肿瘤手术中的尿流改道术

Emery Salom，Anna Kuan-Celarier，Crystal Nhieu，Manuel Penalver

盆腔廓清术是最彻底的盆腔手术，用于原发性和复发性盆腔恶性肿瘤的根治性治疗或姑息性治疗。在接受全盆切除或前盆切除术的妇女中，尿流改道的选择对功能结局、术中和术后并发症以及整体生活质量产生重大影响。功能重建对妇女的心理健康的重要性怎么强调都不为过，因为它可以避免对永久性结肠造口术的依赖。自20世纪初首次完成输尿管乙状结肠吻合术以来，在60多年的时间里，已描述了各种用于尿流改道的技术。不可接受的逆行粪便污染率导致上行感染，引起复发性肾盂肾炎，继而肾功能丧失，必须另辟蹊径寻找替代形式的尿路重建。本章介绍了多年来发展起来的各种不可控性尿流改道术和可控性尿流改道术，以及常见的术后并发症的处理方法。

一、尿流改道的历史背景

1899年，富兰克林·马丁（Franklin H. Martin）博士首次报道了尿流改道的病例，他描述了输尿管乙状结肠吻合术或湿性结肠造口术。1948年，如亚历山大·布伦施维格（Alexander Brunschwig）博士所描述，湿性结肠造口术是早期盆腔廓清术中尿流改道的选择。从20世纪初到20世纪50年代，这种手术一直很流行，因为它在技术上很容易执行，并且无须切除额外和独立的肠段，如回肠。Bricker是第一个描述使用回肠膀胱术作为不可控性储尿囊以替代输尿管乙状结肠吻合术的人，事实证明，随着时间的推移，回肠膀胱术会增加电解质失衡、高氯代谢性酸中

毒、大小便失禁、复发性上尿路感染（urinany tract infections，UTI）、慢性肾功能不全和肾衰竭、肾积水和输尿管狭窄的发生率（图21-1）。他报道了一种简单且可靠的尿流改道方法，其并发症发生率可以接受，因此回肠膀胱术成为妇科肿瘤手术中最常用的尿流改道方法。直到20年后，Symmonds和Gibbs才报道乙状结肠膀胱术，该手术在技术上更容易，且无须进行额外的小肠切除和吻合。与回肠膀胱术相比，乙状结肠膀胱术具有类似的作用，缩短手术时间并改善术后并发症。当使用乙状结肠形成新膀胱时，妇科肿瘤手术面临挑战，因为该部位组织通常由于先前的盆腔放射治疗而受损。为了进一步降低膀胱渗漏、瘘管和输尿管狭窄的发生率，普遍使用横结肠进行结肠膀胱术。

1950年，Gilchrist等首次描述了一种可控尿流改道术；该手术使用盲肠段，由回盲瓣提供控尿机制。随后的报道强调盲肠蠕动亢进导致技术难度增加、并发症发生率增加和出现尿失禁。1978年，Kock等介绍一种可控性尿流改道术，其中采用套叠乳头瓣的回肠段作为控尿机制，并采用去管化技术来提供低压系统和高容量，而非简单的管状组件。纵行切断环形肌纤维，然后折叠肠管结构连接近端和远端，从而降低由环形肌收缩产生的压力梯度，这一原理已成为低压可控性尿流改道的基础。Kock可控回肠膀胱术的失败率为15%～20%，故探索了尿流改道的新方法。1986年，Thuroff等发表的一份报道，描述了使用回肠、盲肠和升结肠两个环路创建可控性

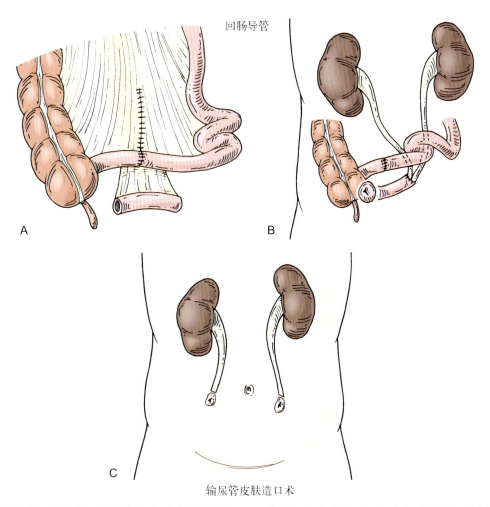

图 21-1　A. 分离出带有肠系膜的回肠节段；B. 回肠近端外置形成皮肤造口，双侧输尿管与远端的回肠袋末端吻合；C. 图示直接的输尿管造口术（来源：Ileal Conduit Urostomy Stock Vector Illustration.）

尿流改道或 Mainz 尿囊的方法。采用非反流的黏膜下隧道技术吻合输尿管，并以同向蠕动套叠回肠远端为控尿机制。1987 年，Rowland 等介绍了 Indiana 尿囊，该手术通过褶皱回肠末端加固回肠瓣来形成右结肠储尿囊。令人震惊的是，通过这种机制，白天的控尿率达到 93%。Lockhart 和 Bejany 通过使用回肠末端、盲肠、升结肠和近端横结肠折叠起来构造 Indiana 尿囊。由两行永久性缝合线褶皱叠合回肠形成控尿机制，允许储存更多尿液。作者报道，定向非隧道输尿管肠道植入术是套叠 Kock 尿囊乳头瓣的另一种选择，以实现输尿管抗反流机制。1989 年，Penalver 等将 Miami 尿囊引入妇科肿瘤手术并进行改良，比如将 3 个环形永久性缝合线固定在回盲瓣近端的荷包状缝合线上，并在 14F 导尿管上缩窄回肠段。这种外科手术技术已成为妇科肿瘤手术中最常见的可控性尿流改道方式。表 21-1 回顾了不同形式的尿流改道。

表 21-1　尿路改道的类型

	输尿管吻合术	皮肤吻合术
尿失禁的改道		
输尿管造口术	直接至皮肤	
输尿管乙状结肠吻合或输尿管结肠吻合	与结肠近端吻合	结肠远端皮肤出口
回肠导管	与回肠近端吻合	回肠远端与皮肤吻合

续表

	输尿管吻合术	皮肤吻合术
乙状结肠导管	与乙状结肠近端吻合	乙状结肠远端与皮肤吻合
横结肠导管	与横结肠近端吻合	横结肠远端与皮肤吻合
排尿可控的改道		
Kock 袋	与回肠近端传入乳头吻合	回肠远端传出乳头与皮肤吻合
Miami 袋	与自身折叠的管状的升结肠和降结肠近端吻合（非隧道化）	末端锥形的回肠，紧邻回盲瓣处有 3 条环形缝线
Indiana 袋	以非反流性浆肌瓣与升结肠近端吻合（不使用横结肠）	末端非锥形的回肠，以 Lembert 缝线加固回盲瓣
Florida 袋	与 Miami 袋类似	末端锥形的回肠，紧邻回盲瓣处有 2 条环形缝线
Rome 袋	与非管状的升结肠和横结肠吻合	有 2 条环形缝线的末端锥形回肠或阑尾
Orthotopic 膀胱	与去管状化的回肠吻合，缝合剩余的逼尿肌和浆膜	本身尿道完整

二、尿液转移指征

多年来，下尿路的重建一直是一个挑战。膀胱是中空的肌肉器官，可作为低压储尿囊，能通过尿道将尿液完全排空。在两次排空之间，适当的膀胱容量可保持尿的可控性。当膀胱因疾病而瘫痪并进行膀胱切除术时，需要进行尿流改道。理想的储尿囊是一个能够实现低压并存储功能量的尿液（约 500 ml）系统，不吸收尿液废物，并且能够维持完全的尿液控制和完全的自主排尿控制，由尿流改道而引起的代谢紊乱取决于所使用的肠段和该肠段的特异性吸收功能。因此，尚未发现理想的新膀胱，所以任何肠段都可以用来做功能性的尿流改道，但可因位置、长度、肠道疾病和特定的肠段放射治疗史而受影响。

妇科肿瘤患者选择可控性还是不可控性尿流改道需要评估许多不同且重要的因素。首先，手术医师需选择一种他或她理解的方法——不仅要理解手术技巧，还要理解各种并发症及其后续处理方法。接下来，对肿瘤的大小、范围和先前的治疗方法进行仔细的评估将有助于排除特定的选择。原发性或复发性肿瘤累及膀胱底部或尿道的患者不适合接受原位新膀胱术（使用患者自身的尿道和一段肠段来扩张或置换膀胱）。这种可控性尿流改道的方法通过允许患者通过尿道而不是造口来排尿，恢复了更为生理性的排尿模式，但需

要患者提供足够的 Valsalva 或耻骨上压力。由于肿瘤的病理生理学和妇科癌症常累及下尿路，原位新膀胱术在妇科肿瘤手术中并不常见。老年患者或患有多种合并症或有放射损伤的患者应接受手术时间短、肠吻合更少的改道手术，例如处于射线范围外的降结肠或近端乙状结肠膀胱术。如果广泛辐射损伤明显，手术医师应在确定任何尿流改道方式前评估既往放射治疗剂量和范围。

患者的意愿、自我形象和可控性尿流改道护理的处理能力是决定尿路重建的关键。年轻且身体缺陷少的患者可以体验可控性皮肤尿流改道的优势，即无须外置尿袋和能保持社会可接受性控尿方法（图 21-2）。接受可控性皮肤尿流改道的患者必须自理能力强，并终身致力于间歇性自我导尿。患者还需有足够的手灵活性来通过造口进行清洁的间歇导尿；因此，不愿自我导尿或手灵活性差的老年患者最好选择不可控尿流改道术。

严重的合并症是可控性尿流改道术和不可控性皮肤尿流改道术或原位新膀胱术的绝对禁忌证。肾功能很重要，因为患者必须能耐受术后并发症，例如输尿管狭窄或梗阻或复发性尿路感染和肾盂肾炎。双侧肾积水的患者在术前应使用输尿管支架或经皮肾造瘘管来减压并改善肾功能。如果持续存在肾功能损害（定义为肌酐清除率 < 50ml/min 或血清肌酐 > 2.0mg/dl），则应考虑仅行皮肤输尿管改道术。由于大多数皮肤尿流改道都涉及使用

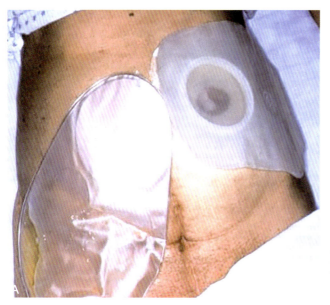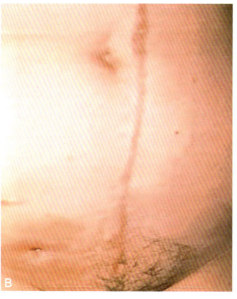

图 21-2　A. 患者行尿道和肠造口，依赖于外部的造口袋；B. 患者接受了使用 Miami 袋的排尿可控性的尿道改流和无须外部造口袋的直肠乙状结肠吻合

的特定肠段对尿液成分和代谢产物的重新吸收和再循环，因此正常的肝功能是保持适当的新陈代谢和消除这些副产物的最佳状态。

三、术前管理

对每位接受盆腔廓清术和尿流改道术的患者进行术前评估，对降低不切实际的期望、减少身体形象改变引起的焦虑、减少无法预料的意外，以及降低术后感染的发病率和死亡率至关重要。在过去的几十年中，由于术前护理、手术技术、术后护理和介入放射学技术的进步，盆腔廓清术和尿流改道术相关的发病率和死亡率有所下降。手术技术和外科重症监护的进步已转化为术后死亡率的改善，1948 年 Brunschwig 报道的死亡率曾高达 25%。随后有关妇科恶性肿瘤盆腔廓清术的文献总死亡率为 10%～12%。在最近的系列研究中，术后死亡率约为 5%，在过去十年中呈下降趋势，其死因通常与尿流改道没有直接关系，而是血栓栓塞性疾病、心肌梗死和败血症。

绝大多数接受盆腔廓清术并伴有尿流改道和重建的患者在手术当天入院，这种做法多年来已经发生了变化。此前，所有患者均需在术前10～14 天接受全肠外营养、肠道准备，以及咨询造口护士，"标记"出结肠造口和（或）泌尿造口。而现在，建议术前在门诊对患者进行术前评估，以帮助手术医师和患者提高手术效果。术前评估

包括术前肿瘤再转移、术前清除、回顾放射治疗史、评估患者的医学和营养状况、心理咨询、造口护士咨询、术前胃肠道准备和抗生素。

（一）肿瘤复发

磁共振成像（magnetic resonance imaging，MRI）和正电子发射计算机断层扫描（positron emission tomography-computed tomography，PET-CT）是评估原发性或复发性肿瘤的范围和位置或泌尿系统缺陷的理想选择。这个检查使手术医师能够就手术的根治性或姑息性目的向患者提供建议，并帮助确定用哪部分肠段制作新膀胱。例如，肿瘤浸润累及阴道穹隆或膀胱但不影响膀胱颈或肛提肌的患者可进行原位新膀胱术。影像学检查发现的可转移病灶，必须通过组织病理学评估的确认，这将是肿瘤患者术前咨询的一个基本要素，让患者了解如果这样的根治性手术不能治愈，是否选择放弃。

（二）医疗优化

盆腔廓清术加可控性尿流改道术和阴道及盆底重建术是根治性且广泛性手术，手术时间较长，体液转移和失血，对任何健康患者都将造成严重的生理负担，更不用说患有不稳定合并症的妇女了。因此，为了优化手术和术后护理，对心血管和呼吸系统进行详细的医学评估很重要。此外，还需要对血液、代谢、肝肾功能进行常规实验室检测，以帮助预测和治疗可能因尿流改道而引起

的代谢紊乱,例如低钾血症或低氯性代谢性酸中毒。术前营养不良可预示伤口愈合不良、感染和恢复延迟,应通过术前补充营养,甚至术后全肠外营养加以控制。

(三) 胃肠道评估

术前应考虑进行结肠镜检查,以帮助排除转移性疾病和其他病理变化,例如憩室、溃疡、大息肉或可能影响任何特定肠段重建的狭窄。

(四) 既往放射治疗剂量

回顾患者既往放射治疗、等剂量曲线和盆腔所受总剂量,可能有益于避免使用经过大剂量放射治疗的肠段作为储尿囊的供体部位。在治疗原发性或复发性癌症时,若使用接受额外射线 > 65Gy 且分次剂量 > 2Gy 的肠区,会导致更高的毒性发生率,应避免使用。手术医师对盆腔辐射剂量的了解将有助于在术前制订手术计划,以决定重建时使用哪部分肠管 (比如降结肠而不是乙状结肠远端)。

(五) 心理咨询

复发性或晚期盆腔恶性肿瘤的诊断很具有身心打击性,这种创伤由于全部或部分盆腔器官根治性且通常毁容性的切除而雪上加霜。这导致身体形象改变、性能力改变和大小便习惯巨大改变。心理咨询可以帮助患者理解、面对并开始接受术后将要发生的变化。在术后即刻和长期护理中,从接受并忍受这些身体变化过渡到护理新外置装备的过程是至关重要的。

(六) 造口护士或伤口护理咨询

术前确定尿便改道造口的位置很重要。造口的位置取决于要使用的肠段。上腹比下腹更容易产生横结肠膀胱。一般来说,应设法将可控性尿流改道造口放置在右下腹或脐部。脐部提供了更令人满意的美容效果,但确实需要进行一些术前计划,因此,手术医师知道要在脐根部外侧留有足够的筋膜,以确保安全的筋膜闭合,并评估脐周口径,预防并发疝气。护士将指导患者有关用具的类型、使用方法和使用频率,以及可能的并发症。对于可控性膀胱,将对患者进行有关引流管的正确保养和维护、导尿管插入的频率和新膀胱盐水冲洗的频率的教育。最后一点新膀胱盐水冲洗很重要,因为这种做法可清除流出的黏液以免发生阻塞,防止新膀胱过度膨胀和穿孔。

(七) 机械性肠道准备

机械性肠道准备不再普遍用于择期结肠切除术,因为许多随机试验表明,这对减少术后手术切口感染没有益处。然而,许多大型回顾性研究比较了机械性肠道准备与口服抗生素治疗,发现它可以减少手术部位感染和并发症总发生率,但梭状芽孢杆菌感染可能会增加。这项规模最大的研究是由美国外科医师学会国家手术质量改进计划 (American College of Surgeons National Surgical Quality Improvement Program, ACSNSQIP) 针对结肠切除术的数据进行的,该数据回顾了 8442 例患者,报道手术切口感染率从 12% 下降到 6%,术后肠梗阻从 12.3% 下降到 9.2%,吻合口瘘从 3.5% 下降至 2.1%。此外,2015 年对 7 项随机试验的荟萃分析还显示,与单纯机械性肠道准备相比,口服抗生素加机械性肠道准备的患者,手术切口感染整体减少了 50%,对深部感染没有影响。针对尿液改道,两项随机试验的荟萃分析未能显示出机械性肠道准备对肠梗阻、吻合口漏或死亡率有所改善。

基于现有的最佳数据,本章作者的做法是对接受盆腔廓清术并尿流改道术的患者同时进行机械性肠道准备和口服抗生素。肠道准备的首选方法包括在术前一天的下午 1 时,2 时和晚上 10 时以及手术当天上午 8 时口服硫酸新霉素 1000mg 和红霉素 1000mg,并从术前一天的下午 6 时开始每 10 分钟口服 1 次 250ml 的聚乙二醇溶液,共摄入 4L。

(八) 静脉血栓栓塞的预防

复发或晚期宫颈癌的患者,如需接受廓清术并尿流改道术,则其发生静脉血栓栓塞性疾病的风险最高,尤其是在使用 Caprini 评分等可用的预测模型进行评估时。两项回顾性研究发现,在接受廓清术和尿流改道术的妇科恶性肿瘤患者中,静脉血栓栓塞 (venous thromboembolism, VTE) 的发生率为 6%～9%。两项研究中的患者都接受皮下注射肝素,尽管给药时间和疗程尚未充分记载。本章作者的建议是,一旦发现血红蛋白水平稳定,所有术后患者应立即接受静脉血栓栓塞预防措施,包括气压治疗和普通肝素或低分子肝素,连续使用 30 天。对于某些临床上深静脉血栓形成高风险的患者,应进行术前静脉多普勒超声检查,如有发现深静脉血栓形成,则应放置腔静脉滤器。

(九) 术前抗生素

因为清洁 - 污染型的手术伤口感染的风险为

5%～ 12%，在有放射治疗史和营养状况较差的高危女性中可能更高，因此术前使用抗生素更安全。对于接受尿流改道的患者，预防性抗生素治疗的选择最好从结直肠病学文献的研究中推断出来。因此，有必要使用如头孢西丁或头孢替坦或头孢唑林等第二代头孢菌素加甲硝唑进行静脉抗菌治疗。对 β - 内酰胺类过敏的患者，静脉应用抗生素包括克林霉素加庆大霉素或环丙沙星或氨曲南。如果手术时间超过药物的两个半衰期或失血量＞ 1500ml，则应再次使用预防性抗生素。

（十）血制品

廓清术的平均失血量为 1000 ～ 1500ml，因此，术前准备血制品以避免心血管失代偿是明智的。所有接受廓清术并尿流改道术的患者均应查血型并交叉匹配至少 4 ～ 6 个单位的浓缩红细胞。同样重要的是，手术开始前留置如 16 ～ 18 号的大口径静脉导管和中央静脉导管，也可如中央或外周置入的中央导管 (peripherally inserted central catheter, PICC)，以进行紧急液体或血液制品复苏。

四、尿流改道的手术技术

尿流改道术的选择是复杂多变的问题。目前，与 Brunschwig 最初描述的输尿管乙状结肠吻合术或湿性结肠造口术相比，手术医师有了更多的选择（表 21-1）。此外，对于复发性或晚期妇科癌症患者，不可控性膀胱是重建膀胱更安全的选择，这一观点已被许多作者评价过。这些研究比较了各种形式的不可控性尿流改道和可控性尿流改道，发现它们术后的并发症发生率和死亡率差不多。下一节将介绍各种尿流改道技术，尤其着重于 Miami 尿囊或回结肠膀胱术。

（一）不可控性膀胱

20 世纪 40 年代以后，Bricker 首先描述的回肠膀胱术成为尿路重建的首选方法，以减少湿性结肠造口术的并发症，如复发性尿路感染和肾盂肾炎，从而减少肾单位的丢失。目前形成不可控尿流改道的 3 种技术是回肠膀胱术、横结肠膀胱术和乙状结肠膀胱术。一般来说，这些手术比可控性尿流改道术更快、更容易操作，适用于自我导尿困难或不愿自我导尿的患者。在妇科文献中，关于哪种形式的膀胱是理想的且术后并发症是最少的仍存在争议。大多数最大的病例分析，无论是描述或比较这些各种形式的膀胱，没有一种特定的形式有任何明显的优势。2014 年，Tabbaa 等

评估 129 例回肠膀胱术、横结肠膀胱术和乙状结肠膀胱术的短期疗效。他们报道在代膀胱相关并发症的总体发生率上没有统计学上的显著差异，但确实发现乙状结肠膀胱的介入和修复率有增加的趋势。30 天内代膀胱相关并发症总发生率为 15%（回肠 14.7%，横结肠 0，乙状结肠 20%），而 90 天内为 22%（回肠 22%，横结肠 0，乙状结肠 29%）。最常见的并发症包括膀胱瘘（回肠 11%，横结肠 0，乙状结肠 20%）、输尿管吻合口瘘（回肠 4%，横结肠 0，乙状结肠 0）和输尿管狭窄（回肠 3%，横结肠 0，乙状结肠 0）。这些研究人员比较了所有 3 种类型的膀胱，发现乙状结肠膀胱的并发症发生率最高，回肠膀胱的并发症发生率最低。

回肠膀胱术和乙状结肠膀胱术的短期和长期并发症的发生率较高，促使许多妇科肿瘤学专家建议使用横结肠，这样可以避免使用放射治疗区域内的肠段。另外，由于缺乏粘连，横结肠在解剖学上易于活动，有利于造口放置，尤其是在输尿管长度缩短的情况下允许高位输尿管吻合术。以下几节介绍 3 种最常见的非可控性尿流改道技术，包括回肠膀胱术、横结肠膀胱术和乙状结肠膀胱术。

（二）回肠膀胱的手术技巧（图 21-1）

手术步骤

（1）第一步：评估回肠末端 20 ～ 25cm 的部分是否存在辐射效应或粘连性疾病。该部分应距回盲瓣约 15cm，以便有足够的空间进行再吻合。如发现回肠受损，则可使用一段空肠来减少术后并发症。回肠的长度取决于从输尿管到皮肤所需的长度。

（2）第二步：接下来松解输尿管以便确定膀胱的长度，但要略微留出足够的长度以进行无张力的吻合。可将左输尿管穿过乙状结肠或降结肠系膜。将输尿管的末端修剪成健康的末端，然后用 Potts 剪刀将其剪成长 0.5 ～ 1cm 的楔形，这样就可以避免输尿管吻合口狭窄。

（3）第三步：用胃肠吻合 (gastrointestinal anastomosis，GIA) 55mm 吻合器经邻近肠浆膜的无血管肠系膜窗横行切开近端和远端，避免损伤肠系膜。小肠可用标准方法以端 - 端方式重新吻合。使肠系膜游离最小化，以使造口的皮肤处于无张力状态。

（4）第四步：在回肠膀胱的近端（与造口端相对的一侧），用 Metzenbaum 剪刀在肠系膜端回

肠壁的两侧开一个 5mm 的小口。远端在吻合钉线处打开，用碘伏和生理盐水冲洗，清除干净回肠膀胱内所有残留的粪便。

（5）第五步：导丝引导 7F 或 8F 导尿管通过输尿管并进入肾盂。然后将带有导丝的支架的远端穿过回肠膀胱中的开口，最终从远端或造口端出来。两侧输尿管均采用 4-0 可吸收或延迟吸收的缝合线全层缝合输尿管和回肠壁。许多报道比较了直接吻合术与抗反流吻合术，结果表明抗反流吻合术狭窄率最高，肾盂肾炎、肾积水、上尿路结石形成率无明显下降，故本章作者倾向于采用直接吻合术或 Wallace 吻合术。在输尿管和回肠的腹膜表面加强缝合，以降低吻合口的张力。

（6）第六步：然后将膀胱的远端（底端）穿过腹部的预先选定部位。在皮肤和脂肪组织上做一个约 3cm 的圆形切口，并切开至筋膜。作者倾向于在筋膜上做一个足以避免筋膜狭窄的十字形切口。然后用典型的"玫瑰花蕾"技术通过用 2-0 或 3-0 可吸收缝线穿过皮肤间断缝合而形成造口。部分回肠浆膜从造口边缘穿过 3～4 cm，然后穿过造口全层。侧面在皮肤上打结。

（7）第七步：回肠膀胱应在造口开口下方缝合到腹膜上，以免发生肠壁疝和膀胱扭曲。将带有气囊的 18F 导尿管放入膀胱以保持通畅。该导尿管和输尿管支架，可缝合固定在皮肤上。

（8）第八步：为确保膀胱或吻合口无渗漏，将 Foley 导尿管中注入带有蓝色染料的生理盐水。最后，将一个大的 19F 或 21F 封闭式球形负压引流导管放置在腹膜内膀胱附近，可吸收任何尿液渗漏。

（9）第九步：术后 2～4 周可拔除 Foley 导尿管，术后 6～8 周可取出输尿管支架。如果没有尿液渗漏的迹象，可以在 2 周后取下腹腔内封闭的球形负压引流管。

（三）乙状结肠膀胱和横结肠膀胱的手术技巧
手术步骤

（1）第一步：选择横结肠膀胱术还是乙状结肠膀胱术，取决于射线对乙状结肠的缺血性损伤、瘢痕形成和粘连的程度，以及造口所需系膜的长度。横结肠膀胱或乙状结肠膀胱的建立始于结肠脾曲的游离，这是无张力结肠造口术的基础。然后用机械性 GIA 75mm 吻合器切开乙状结肠远端（或横结肠或降结肠），再采用通常的侧 - 侧吻合技术恢复肠管的连续性。末端可用延迟的可吸收 0 号缝合线重叠缝合加固。

（2）第二步至第九步：第二步至第九步与回肠膀胱的建立相同。注意，由于结肠较大，筋膜十字形切口应足够大，以防止结肠段狭窄和局部缺血。

（四）可控性膀胱与非可控性尿流改道

可控性尿流改道包括皮肤储尿囊和直接与尿道相连的储尿囊（原位新膀胱）。在可控性尿流改道术中，肠段通过腹壁或脐上的造口与皮肤相连。在这些尿流改道中，患者必须定期自我导尿才能排空尿液。与可控性皮肤尿流改道术相反，原位新膀胱使用的肠段随后与完整的尿道或膀胱部分吻合，这允许患者通过尿道而非造口排尿，保留了更为生理性的排尿模式。

可控性皮肤尿流改道的手术技术在过去的 65 年中已经有了长足的发展。可控性皮肤尿流改道的手术技术的不同类型包括 Miami 尿囊、Indiana 尿囊、Kock 膀胱、 Florida 尿囊和 Rome 尿囊。每一种手术方式在创建储尿器用的肠段方面的技巧都不同，且并发症发生率也不同。

1988 年，Penalver 等首次描述了可控性回结肠储尿囊或 Miami 尿囊在复发性妇科恶性肿瘤中的使用。这是妇科肿瘤医师使用的最常见的可控性尿流改道形式。在这项技术中，在回盲瓣周围使用一个带有锥形回肠和荷包缝线的低压去管化的结肠储尿囊作为控尿机制。这个操作简单而有效。它经历了许多技术上的改进和趋向于非手术治疗并发症，有望改善功能结局和降低手术后并发症发病率。

在妇科肿瘤患者中，从未有随机的前瞻性研究证实代膀胱比可控性尿流改道更安全的说法。许多大型回顾性单一机构比较研究的报道表明，总死亡率、肾单位保留和总并发症发生率似乎是相等的。MD 安德森肿瘤中心的 Urh 等报道一项规模最大的研究，133 例患者接受盆腔廓清并尿流改道术，其中 33% 的患者（n=46）进行了可控性尿流改道，而 65% 的患者（n=87）进行了非可控性尿流改道。这些研究人员发现，除结石形成外，术后 60 天的术后总体并发症发生率无显著差异。结石形成在可控性尿流改道患者中较为常见（占 34%），而非可控性尿流改道患者则为 2.3%。Salom 等在妇科肿瘤协会年度会议上发表的一项比较研究中比较不可控性膀胱与 Miami 尿囊时，发现 126 例接受盆腔廓清术并尿流改道的患者在术后 30 天及 60 天的总体术后并发症发生率、肾功能不全或死亡率方面无差异。与不可控性膀胱组相比，Miami 尿囊组的确需要更多的手术操作来矫正新膀胱渗漏，并且在使用自动钛钉制作 Miami 尿囊的患者中，新膀胱结石的发生率增加。2003 年，Houvenaeghel 等对 124 例患者进行比较，包括 14 例双侧输尿管切开术，62 例经肠道非可控性尿流改道术和 48 例回结肠尿流改道，报道与尿流改道直接相关的并发症的总发生率为 37%，其中可控性尿流改道为 6.25%，与其他两种类型相比（经肠改道，占 27%；双侧输尿管切开术，占 21.4%），发生率显著降低。Goldberg 等还报道了他们在 Albert Einstein 医学院的经历，103 例接受盆腔廓清术的患者，且其中 65 例接受回肠尿流改道术，38 例接受 Indiana 或 Miami 尿囊术，发现两组患者的肾功能均得以保留，且无疾病复发。但没有报道总体并发症发生率。

（五）手术技巧：Miami 尿囊

Miami 尿囊是美国妇科肿瘤医师采用的最常见的可控性尿流改道形式之一，因此在此介绍一下。1988 年，Penalver 等首次描述 Miami 尿囊

的手术技术。在此手术中，升结肠和近端横结肠用作低压储尿器。这项技术特别适用于接受放射治疗的患者，由于升结肠和近端横结肠通常不受影响，从而降低了术后漏尿和小肠并发症的风险。为了优化控尿性并降低输尿管狭窄率和总并发症率，该技术已做多次修改。在一项最大的对 Miami 尿囊的 15 年回顾中，评估妇科肿瘤中单一可控性尿流改道方法长期的结果，Salom 等报道的控尿率为 93%，而输尿管狭窄率为 20%，其中 83% 的患者接受了非手术治疗。

手术步骤

（1）第一步：在这项技术中，完全沿着 Toldt 线游离右结肠（图 21-3A）。用 GIA 5mm 吻合器横行切开回肠末端 12cm 处、升结肠和横结肠至结肠中动脉远端（图 21-3B）。

（2）第二步：用吻合钉分离出平均长度为 30cm 的肠段，用碘伏和生理盐水冲洗干净，清除残留粪便并消毒。切口用 Bovie 导管沿着系膜带延伸，从而去管化（图 21-3C）。开放升结肠的横

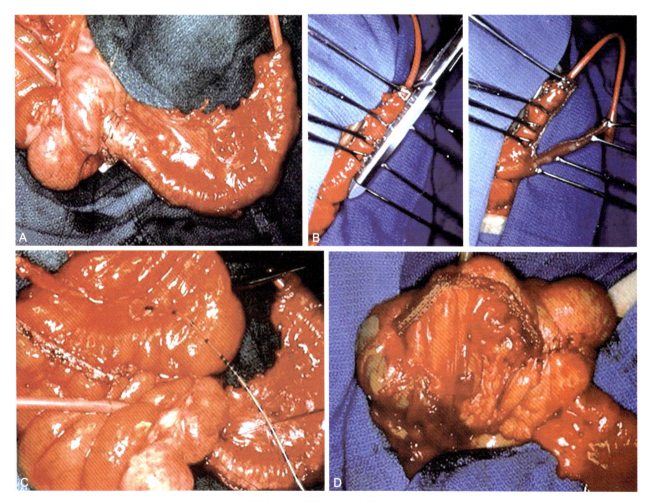

图 21-3 缝制 Miami 袋（一）

结肠部分沿内侧边缘以 U 形吻合，以形成低压系统（图 21-3D）。

（3）第三步：在回肠远端插入 14F 硅橡胶 Foley 导尿管，并使用 GIA 75mm 吻合器在 Foley 导尿管上逐渐变细至该直径（图 21-4A）。然后用相距 0.5cm 的 3 排 2-0 丝线或 Ethibond 缝线加固回盲瓣（图 21-4B）。由此，锥形的回肠和回盲瓣膜提供了一个高压出口来实现控尿。

（4）第四步：松解双侧输尿管；左输尿管必须在接近骶岬水平的乙状结肠系膜的无血管区穿过。

（5）第五步：将输尿管末端剪成 5～10mm 的楔形，并与无辐射部分的远端升结肠或横结肠吻合，以避免狭窄和吻合失败（图 21-4C）。此时，利用导丝将 7F 或 8F 双 J 导尿管支架逆行插入肾盂，经结肠后壁穿到新输尿管口，然后顺行通过回盲肠瓣膜和锥形回肠或新尿道，最终将离开皮肤。用 3-0 铬合金缝线将支架缝合到黏膜壁上，以免移位。输尿管采用 3-0 延迟可吸收缝合线进行全层间断吻合，每个支架均起引导作用。本章作者不再使用黏膜下隧道吻合输尿管，因为增加狭窄形成的可能性。

（6）第六步：尿囊（升结肠和横结肠）的前壁用 2-0 延迟可吸收缝合线闭合（图 21-4D）。此时，新膀胱以逆行方式充盈，加固所有明显的渗漏点。在输尿管和结肠的浆膜表面用 3 根 3-0 延迟可吸收缝合线进行缝合来加固两个吻合的输尿管，并最大程度地减小吻合口的张力。

（7）第七步：最后，在右腹部预先选定的部位或脐处做圆形皮肤切口。切除多余的脂肪组织，并做一适当的筋膜切口容纳回肠或新尿道。用 Babcock 钳抓取回肠并将其带出皮肤。筋膜开口要足够大，以免新尿道狭窄，用 4～6 个 0 号永久缝线间断缝合，将尿囊锚固在前腹壁上，以避免扭转、造口周围疝气，尤其是囊状新尿道的弯折，以避免在自我导尿时 Foley 导尿管弯曲。

（8）第八步：将大的引流管（至少 19F Jackson-Pratt 或 Bard Channel 引流管）放置在

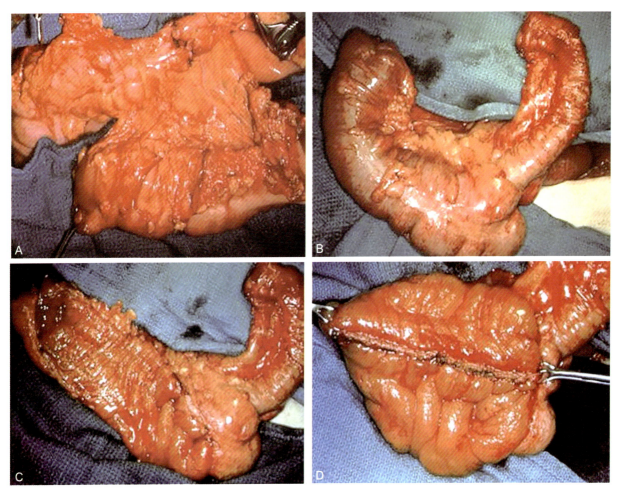

图 21-4　缝制 Miami 袋（二）

Miami 尿囊附近，以排除任何尿囊或输尿管吻合的尿液渗漏。由于术后浆液和血性积液过多，作者通常在进行盆腔廓清术的同时放置额外的引流管，如 16F Malecot 引流管。

（9）第九步：Foley 导管留置 14 天，每 4 小时用 100 ～ 200ml 生理盐水冲洗一次，直到清除黏液为止。在对储尿器进行对比研究后，在第 14 ～ 21 天检查输尿管，确保没有任何尿液渗漏、反流或上尿路梗阻之后，将肾输尿管支架连同 Foley 导尿管一起取出。

五、微创尿流改道术

机器人或腹腔镜尿流改道在泌尿外科文献中被描述已有一段时间，从腹腔镜人工辅助回肠膀胱的形成到完全腹腔镜尿流改道术。2004 年，Pomel 和 Castaigne 描述了首例对膀胱受累的宫颈腺癌患者进行腹腔镜前盆腔廓清术并腹腔镜辅助 Miami 尿囊成形术。作者描述了在脐附近中线做一 4cm 的小切口开腹术，并像开腹手术一样通过该切口将整个右半结肠和两侧输尿管拉到切口外来吻合 Miami 尿囊。估计失血量为 200ml，远低于开腹手术。手术时间共 6 小时，包括切除和重建，患者在术后第 2 天即可行走，无术后并发症。

2009 年，Lim 首次描述了达芬奇机器人系统（达芬奇手术系统；加利福尼亚州桑尼维尔直觉外科）可用于全盆腔廓清术并回肠环路形成尿流改道术。他描述了使用达芬奇系统的优势：包括向下解剖并进入狭窄的盆腔底部的能力；通过双目光学镜产生三维立体视觉，获得更高的可视化能力；使用超声刀控制盆腔侧壁血管的能力，并切断要切除组织结构周围韧带；由于机器人腕部关节化设置，输尿管回肠吻合术的缝合更精细，操作时间更短，患者的失血更少。全盆腔廓清术的总时间为 225 分钟，而回肠环路形成尿流改道术的总时间为 120 分钟，估计失血量为 375ml。

2011 年，Martínez 等首先报道一个回顾性队列研究，比较一个机构在 2000—2008 年妇科恶性肿瘤患者接受不同术式的结果，其中 14 例接受腹腔镜盆腔廓清术，29 例接受开腹盆腔廓清术。所有患者均有放射治疗史。所有的腹腔镜手术都没有转为开腹手术。Martínez 等报道腹腔镜盆腔廓清术和开腹盆腔廓清术在手术时间、住院时间、术后并发症或死亡率方面均没有差异，但开腹手术组的输血率明显更高。随着微创外科（minimally invasive surgery，MIS）手术经验的增加，MIS 盆腔廓清术和重建术的数量也将增多。

原位膀胱术

通过将用于储尿的肠段连接至尿道来形成原位新膀胱，这项技术已应用于膀胱癌患者膀胱切除术中。从历史上看，这种手术在放射治疗后的妇科肿瘤患者中较少使用，因为射线会损伤盆腔组织，增加尿道 - 膀胱吻合口漏和尿瘘形成的风险，且由于妇科恶性肿瘤在膀胱三角区或尿道中复发风险高，因此限制了尿道保留手术的选择。然而，对于可能采用这种手术的患者，获得控尿性和避免使用外置尿液引流装置的机会将有助于患者在术后获得更好的生活质量。为了确定手术适应证，需对患者进行彻底检查并进行 PET-CT 和盆腔 MRI 成像，确定尿道和阴道下段无可见肿瘤。

1984 年，Lilien 和 Camey 描述 Y 形膀胱形成术。2004 年，Fontana 等改良 Camey 术式。2009 年，Chiva 等发表了 2005—2008 年 6 例接受盆腔廓清术并回肠原位新膀胱重建的结果（图 21-5）。6 例患者均有放射治疗史。术中无并发症。3 例患者术后出现新膀胱吻合口漏，其中 1 例需再次手术。患者对新膀胱的控尿性感到满意，且所有患者都对他们进行手术的决定感受满意。

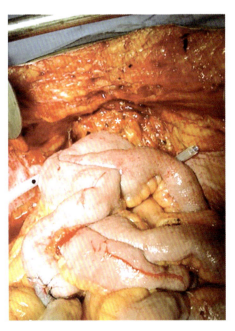

图 21-5　尿路吻合后 Y 形的回肠新膀胱。注意这一区域的网膜包裹（星号）

[摘录自 Chiva LM, Lapuente F, Nunez C, Ramirez PT. Ileal orthotopic neobladder after pelvic exenteration for cervical cancer. Gynecol Oncol. 2009；113（1）；47-51.]

六、术后护理和术后并发症的治疗

术后即刻护理

与术中手术技术和知识同样重要的是，术后的即刻护理对于最大程度地减少术后并发症和死亡率至关重要。接受根治性手术如盆腔廓清术和阴道及泌尿系重建的患者，由于手术的根治性和患者的合并症，发生术后并发症的风险很高。据报道，大多数病例中，改道相关的并发症的平均风险为30%～50%。最常见的早期和晚期并发症包括尿路感染、肾盂肾炎、新膀胱漏尿、输尿管漏尿、自我导尿困难、输尿管狭窄、尿失禁、尿路结石、瘘管形成。本节介绍围术期的手术即刻护理以及术后并发症的评估和处理。

1. 转入重症监护室　所有廓清术和尿路改道患者均被转入重症监护病房，密切监测生命体征、呼吸和心脏状况。由于体液丢失、1500～2000ml的平均失血量和其他合并症，在这些患者中有许多患者仍需气管插管和输注血制品。在一项研究中，术中输血量的中位数为4个单位的浓缩红细胞（75%的患者）。在迈阿密大学进行的另一项前瞻性试验中，77例患者（91%的患者有放射治疗史）的平均失血量为2048ml（350～12 000ml），平均输注7个单位的浓缩红细胞。

2. Foley导尿管　将Foley导管留置14天，并在最初几周内每隔6小时用100～200 ml生理盐水冲洗直至清除黏液，防止结肠黏膜产生的黏液积聚导致阻塞、新膀胱肿胀和疼痛，甚至穿孔。在计划出院时，应教会患者每天如何自行导尿、冲洗新膀胱2～3次，以便在门诊获准后就可以开始这么做。

3. 引流管　Jackson-Pratt或Bard Channel引流管留置10～14天，排空腹腔内所有的血液和液体，尤其是渗出的尿液，这可能导致腹膜刺激。如果发生严重漏尿，引流管则可能需要留置更长的时间。

4. 电解质　肠段的选择，例如回结肠新膀胱可能会导致特定的代谢异常，例如HCO_3^-的生理性排泄和通过结肠黏膜丢失导致的高氯代谢性酸中毒。在进行尿流改道的患者中，30%～50%的患者会发展成高氯代谢性酸中毒。大多数报道的代谢异常在临床上无症状，除非存在潜在肾功能不全的患者，否则不会造成问题。本章作者建议在最初几天每天进行一次电解质检查，然后每周进行一次，直到结果稳定为止。术后即刻常规补充钾和HCO_3^-等电解质。尿流改道的另一种代谢紊乱是维生素B_{12}缺乏症。维生素B_{12}在回肠末端被吸收，因此，任何以回肠末端为储尿器的手术都会导致维生素B_{12}缺乏，因为可能会因放射性纤维化而影响吸收，通常是无症状的，建议术后长期监测维生素B_{12}的水平。

5. 术后抗生素使用　为了降低术后感染的发生率，常在盆腔廓清术和尿流改道术后使用抗生素。虽然这是一种常见的做法，但没有研究证明这种做法的有效性，因此抗生素的使用应限制在术后的第1天，以避免感染选择耐药菌或梭状芽孢杆菌。

6. 静脉血栓栓塞　这些患者属于VTE发生风险最高的人群，因为存在复发性晚期癌症、根治性盆腔手术及血管内皮损伤、手术时间长（4～8小时）、失血过多、插管时间长、体液丢失过多和医学合并症。所有患者均应按照预防VTE章节中的规定进行预防。

7. 肾输尿管支架　检查储器和确保输尿管无漏尿、反流或下尿路梗阻后，第14～21天拔除肾输尿管支架和导尿管。此时，需教患者适当的冲洗和自我导尿技术。刚开始时，患者每2～4小时自我导尿一次，每天冲洗4次清除所有黏液以避免阻塞。当可控尿时，患者可逐渐减少导尿的频率，但应注意需排空膀胱的体征，如腹痛和腹胀。肾积水的随访超声检查对于识别和避免因输尿管狭窄而导致的肾单位损失至关重要，输尿管狭窄可在数月或数年后发生。

七、术后并发症的处理

目前可获得的回顾性比较研究已经打破了关于不可控尿流改道对患者更安全的神话，尽管在技术上更容易实施，而且实际上可能由于在放射治疗区中选择的肠段而导致更大的发病率。2014年，针对该主题进行最大规模的不可控性尿流改道文献回顾，Tabbaa等回顾166例发生不可控尿流改道的患者，仅比较术后30天和90天内与改道显著相关的并发症，包括输尿管狭窄、新膀胱漏尿、导管阻塞、新膀胱缺血、输尿管吻合口瘘、需要通过介入手术或再次手术进行干预的支架阻塞和肾衰竭。与尿流改道相关的手术并发症的总发生率在30天时为15.1%，在90天时为20.5%。回肠膀胱术、乙状结肠膀胱术或横结肠膀胱术的患者之间无显著差异，然而，在等剂量曲线内，乙状结肠尿流改道术更经常导致新膀胱相关并发症，需要进行干预，而横结肠导管的并发症较少，但转归数低，难以进行统计分析。大型队列研究报道，进行非可控性尿流改道或可控性尿流改道的患者的并发症总发生率为 40%～59%，两者之间无显著差异。2004 年，Houvenaeghel 等研究 124 例患者发现，进行可控性尿流改道的患者的主要术后并发症发生率明显低于进行非可控性尿流改道和输尿管造口术的患者（分别为 6.25%、27.4% 和 21.4%；$P=0.004$）。他们还发现，接受非可控性尿流改道的放射治疗患者的手术并发症发生率显著高于可控性尿流改道的放射治疗患者（分别为 20.5% 和 4.8%；$P=0.031$）。术后并发症的重要预测要点包括切除类型、前盆与全盆（$P < 0.014$），放射治疗史（$P=0.002$），以及尿流改道的类型（双侧输尿管造口术对比可控性结肠尿流改道；$P=0.001$）。Karsenty 等报道回肠膀胱与 Miami 尿囊组的输尿管扩张率（24% vs 21%）和总再手术率（17% vs 13%）相似。许多研究比较了非可控性尿流改道与可控性尿流改道的围术期特定并发症的发生率，见表 21-2。

（一）尿路感染或肾盂肾炎（发生率 13%～42%）（表 21-2）

在所有术后并发症中，最常见的是泌尿道感染和肾盂肾炎，在术后晚期（通常定义为超过 60 天），其发生率为 10%～59% 或更高。1998 年，Angioli 等研究发现 77 例患者中有 13 例（16.9%）发现与输尿管狭窄或梗阻无关的肾盂肾炎。所有病例均经过抗生素治疗。Salom 等对前 90 个接受 Miami 尿囊成形术进行的回顾报道中指出，尿路感染和肾盂肾炎的风险均为 40%。最常见分离的病原体是真菌，白念珠菌。在评估和处理可控性结肠储尿器的机械功能障碍时，Ordorica 等指出，有 38% 接受可控性尿流改道的患者存在尿路感染。他们建议，与输尿管梗阻或反流无关的复发性尿路感染患者应接受透视检查，对尿囊和外固定支架进行透视检查，以检测异常脱管和尿液积聚部位。应通过肾超声检查或 CT 断层扫描来评估复发性尿路感染或肾盂肾炎的患者输尿管梗阻或肿瘤复发情况，并处理任何解剖学异常。如无诊断出阻塞，每年发作 > 4 次，则可以考虑每天应用抗生素进行长期抑制治疗。

（二）导尿插管困难（可控性尿流改道术）（发生率 12%～54%）（表 21-2）

在接受可控性尿流改道的患者中一个独特并发症是自我导尿插管困难。最常见原因是新尿道在回盲瓣水平上成锐角，随后结石形成，并在一定程度上导致外部皮肤狭窄。在涉及 Miami 尿囊的最大系列的可控性尿流改道中，Salom 等报道 90 例患者中只有 3 例出现造口皮肤狭窄，并且都在门诊进行了处理。导管插入困难定义为患者无法插入 Foley 导尿管而没有皮肤水平上的造口狭窄的证据。90 例患者中有 14 例患过此病，大多

表 21-2　与尿流改道相关的术后并发症

并发症	Salom 等（2005）		Goldberg 等（2005）		Urh 等（2013）	
	导管（$n=37$）	Miami 袋（$n=90$）	导管（$n=65$）	Miami 袋（$n=39$）	导管（$n=87$）	Miami 袋（$n=46$）
泌尿系感染或肾盂肾炎	22%	42%	M	M	33%	15%
尿道狭窄	18%	14%	3%	8%	18%	13%
新膀胱瘘	14%	9%			M	M
尿路结石	0%	7%	0%	5%	2.3%	35%
插管困难	0%	7%	3%	10%	0%	13%
新膀胱漏	14%	14%	9%	5%	7%	4%
开口狭窄	0%	4%			1%	13%
尿失禁	100%	9%	100%	10%	100%	14%

M. 数据缺失

摘录自 Salom E. A comparison of continent and incontinent urinary diversion after pelvic exenteration：a study of long-term morbidity and renal function. Abstract presented at the Society of Gynecologic Oncologist Annual Meeting in San Diego，CA，Feb. 7-11，2004. Goldberg GL，Sukumvanich P，Einstein MH，Smith HO，Anderson PS，Fields AL. Total pelvic exenteration：the Albert Einstein College of Medicine/Montefiore Medical Center experience（1987 to 2003）. Gynecol Oncol. 2006；101（2）：261-268. Urh A，Soliman PT，Schmeler KM，et al. Postoperative outcomes after continent versus incontinent urinary diversion at the time of pelvic exenteration for gynecologic malignancies. Gynecol Oncol. 2013；129（3）：580-585.

数患者（64%）在前 60 天内被诊断出来。术后早期导管插入困难的患者多，发现回肠段因过度扩张的储尿器而偏离，从而形成从皮肤到储尿器的锐角，77% 的患者需在透视下插入 Foley 导尿管。在术后后期自我导尿困难的 5 例患者中，2 例结石阻塞尿囊，1 例回肠造口偏斜，需手术矫正。Ramirez 等在他们的系列报道中指出，25% 的患者经历了自我导管插入困难。绝大多数（80%）患者可非手术治疗，只有 20% 的患者需要手术修补。

为了防止导尿管插入困难，应将新尿道的回肠段做得足够长，以允许适当的无张力皮肤吻合，并将尿囊的底部四周用 5 ~ 6 针间断缝合固定在前腹壁。

（三）输尿管吻合口狭窄（发生率 4% ~ 22%）

非可控性尿流改道术和可控性尿流改道术最令人关注的术后并发症之一是输尿管吻合口狭窄，这可能导致肾积水、肾梗阻和最终肾单位损失而导致肾衰竭。输尿管狭窄的患者可能会产生胁腹痛，可能是绞痛，也可能不是，这取决于病变发展速度和狭窄程度。许多患者还出现肾盂肾炎，可表现为背痛、发热、恶心、呕吐、肋椎角压痛甚至败血症。

在评估非可控尿流改道的最大病例报道中，Tabbaa 等在 2014 年报道 166 例患者的输尿管狭窄发生率为 4%，其中包括一名回肠膀胱患者，但无横结肠膀胱及乙状结肠膀胱患者。2005 年，Salom 等在最大的可控性回结肠储尿膀胱病例中报道，90 例患者术后出现 10 例早期和 8 例晚期，共有 18 名即 20% 的患者发展为输尿管狭窄。所有患者均接受经皮肾造口术的非手术治疗，随后放置肾盂支架。如梗阻持续存在，则使用球囊血管成形导管进行腔内输尿管球囊扩张术，可成功纠正所有早期输尿管梗阻。只有 25% 的患者需要接受输尿管结肠再植手术。Ramirez 等报道输尿管总狭窄率为 8%，其中 30% 的患者需要手术干预来矫正。在最大的回顾性病例研究中比较非可控性尿流改道和可控性尿流改道，研究人员发现，两种方法的输尿管阻塞率均无显著差异，狭窄率为 8% ~ 21%。大多数输尿管狭窄患者可非手术治疗，无须手术矫正或再植入。在 Einstein 系列中，Goldberg 等报道最高的非手术治疗率：代膀胱组和 Miami 尿囊组为 100%。Salom 等报道两组的狭窄率均为 20%，其中 83% 的 Miami 尿囊组和

100% 的代膀胱组接受了非手术治疗。Karsenty 等还发现可控性尿流改道和非可控性尿流改道患者的输尿管狭窄率均为 20%；100% 的 Miami 尿囊患者和 75% 的代膀胱患者接受非手术治疗（表 21-2）。

输尿管梗阻是盆腔廓清术后的严重并发症，可导致肾功能丧失，因此本章的作者建议每 4 ~ 6 个月，通过基础的代谢检查和双侧肾超声检查定期评估肾功能。如果诊断出轻度肾盂积水，可要求进行三维肾超声扫描以评估血流和功能。只有中度至严重的血流减少才需要干预，包括经皮肾造口术和放置肾内输尿管支架。随后，如果输尿管持续明显狭窄，可行球囊扩张术。对于已经接受放射治疗和多次手术的患者，最后的手段是再次探查和再植。在本章作者的 Miami 尿囊患者系列中，以及在许多其他作者的报道中，如果将输尿管端 - 侧吻合，放弃黏膜隧道进入结肠囊，则降低输尿管结肠吻合的风险。其流程见图 21-6。

（四）尿失禁（发生率 7% ~ 13.3%）

可控性尿流改道术式是患者为了避免使用外部装置所做决定，可保持其身体形象，并避免干扰自己积极的生活方式。控尿失败则会导致依赖造口尿囊，通常无法实现这些目标。

1993 年，Penalver 等最早报道 Miami 尿囊的功能结局，报道称他们最初的 66 例病例的控尿率为 87%。多年来的控尿率有所提高。2005 年，Salom 等报道的最大的 Miami 尿囊系列中，90 例接受 Miami 尿囊手术的患者的控尿率为 92%。其他机构将 Miami 尿囊作为尿流改道技术，其尿失禁的发生率相当，为 80% ~ 90%。Wilson 等在一系列使用 Indiana 尿囊进行的尿流改道中发现，尿失禁的发生率与既往放射治疗直接相关。如果患者曾接受过放射治疗，则接受 Indiana 尿囊患者的尿失禁率是 15%，而无放射治疗史的患者则为 0。

对于 8% ~ 20% 的尿失禁患者，妇科肿瘤手术医师必须获得有关漏尿细节的特定病史，并考虑让患者完成一次排尿。如果尿失禁是间歇性的，且发生在长时间间隔自我导尿，尤其是在漫长的睡眠后的早晨，根据这次排尿的情况，要求患者每 4 ~ 6 小时或更频繁地进行一次自我导尿。如果尿失禁发生在早晨，则教育患者应于睡前 2 ~ 3 小时减少口服液体摄入量。如果经调整后仍有尿液渗漏，则本章作者建议进行尿路造影来评估新

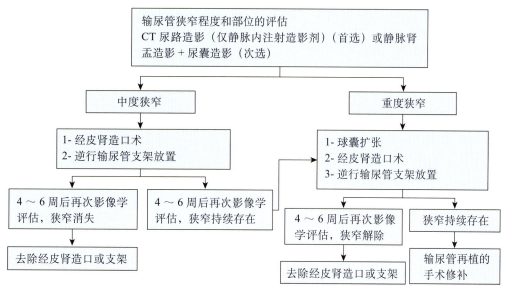

图 21-6　输尿管结肠吻合口狭窄的处理流程

膀胱和新尿道是否因辐射引起的纤维化或大量尿结石占位或黏液积聚而导致容量下降。如发现黏液堆积，重新开始新膀胱冲洗，清除黏液；并给予黏液溶解剂（如乙酰半胱氨酸）（将 5 ～ 10ml 的 20% 溶液与 50ml 生理盐水混合，滴注 20 分钟，然后用 100ml 生理盐水用力冲洗直至黏液变清，尽管研究未能始终如一地证明乙酰半胱氨酸有减少黏液堆积的功效）。如遇到结石，可以通过碎石术治疗；如结石较大，则可能需要进行手术切除，但这很少见，发生概率约为 2%。如出现新尿道假性憩室或纤维化挛缩等异常，可能需要重建新尿道并扩大结肠。对于不愿手术的患者，替代方法是放置尿道造口囊以收集尿液。一项新颖的技术可能有助于尿失禁患者，其尿路造影、尿动力学、膀胱容量（400 ～ 600ml）均正常而回肠段扩张，这就是在回结肠交界处黏膜下进行的经新尿道膀胱镜下注射胶原。

（五）尿五结石形成（发生率 7% ～ 18%）

　　涉及新膀胱或新尿道的尿路结石可导致严重的并发症。结石累及储尿囊可导致输尿管结肠吻合口阻塞、肾积水、膀胱顺应性下降、自我导尿插管困难和泌尿道感染。结石的形成几乎全是术后 60 天后发生的晚期并发症，据报道仅发生在可控性尿流改道中。2013 年，来自 MD 安德森肿瘤中心的 Urh 等报道，18%（40 人中有 7 人）的患者在通过吻合器械建立的可控性尿流改道中出现尿路结石；体征和症状包括腹压增加、尿囊扩张、血尿、尿路感染和导尿管插入困难。值得注意的是，

与非可控性尿流改道相比之下，结石形成是唯一显著增加的并发症。在该系列中，所有可控性尿流改道术也都使用了订书钉装置，因此改道的类型可能并不是造成发病率增加的原因。可能的因素是产生低压环境所需的更大储尿囊，这就需要更多的订书钉，以及结肠膀胱排泄更多钙、磷酸盐、镁和黏液。2006 年，Goldberg 等报道，在可控性膀胱的患者中结石形成的比例为 8%。同样，在迈阿密大学的 90 例 Miami 尿囊的病例系列中，迈阿密大学的研究人员报道称尿囊相关性的结石发生率为 5% ～ 7%；使用订书钉技术构造尿囊时，最常发生结石。为了减少尿道内结石的发病率，我们建议使用手工缝合方法，而不要使用自动缝合技术。如 2006 年 Salom 等和 Goldberg 等所报道的，在比较可控性尿流改道与非可控性尿流改道术时，结石形成最常与可控性尿流改道有关。Urh 等是唯一一报道代膀胱组结石形成者，发病率为 2.3%（87 人中有 2 人）。

　　在大多数情况下（70% ～ 100%），可保守地处理尿流改道的结石形成。对腹部不适或尿囊压力、复发性尿路感染或导尿管插入困难的患者，则应进行肾超声检查以评估包括肾盏、输尿管或储尿囊的所有感兴趣区域中结石的存在和大小。需向放射科和超声技术人员传达有关患者独特的手术史和解剖特征信息。在一般人群中，大多数肾结石如 < 5mm 可得到预期的治疗；不到 20% 的患者需要其他干预措施。相反，> 10mm 的结石将需要手术干预。必须认识到，已接受尿流改

道手术的妇科肿瘤患者的解剖学改变可能需要修改先前所述的指导原则，因为新创建的输尿管结肠吻合术是柔韧的，因此甚至可能无法容纳 5mm 的结石，故应经常进行评估。如果结石持续存在或引起中度或严重的肾积水，最好的选择则是碎石术并放置临时肾输尿管支架。膀胱镜或输尿管镜引导的激光碎石术和临时肾输尿管支架置入可更积极地处理 6～10mm 的结石。如果患者的储尿囊内结石多且大（2～5cm），高达 29% 的患者需要手术探查并行膀胱切开术，以去除所有结石并重建新膀胱容量。

（六）新膀胱相关的吻合口漏和皮肤瘘

输尿管和新膀胱漏尿是术后并发症，最常出现在术后早期，即术后 60 天内。妇科肿瘤手术中的泌尿道重建首选术式仍然是不可控性膀胱术，这与人们认为其并发症发病率较低有关。最大的不可控性膀胱系列显示，漏尿率为 11%～19%，这与可控性尿流改道的一系列案例报道相当，漏尿率约为 15%。实际上，比较研究已表明，两种方法之间没有统计学上的显著差异。危险因素已变得很明显，那就是晚期原发性癌症放射治疗史。

临床上怀疑存在新膀胱 - 皮肤瘘管，可通过逆行向储尿囊内注入蓝色染料来证实。如无发现蓝色染料从皮肤渗出，增加了对输尿管皮肤瘘的怀疑，则应行静脉肾盂造影或 CT 尿路造影（仅进行静脉造影）。CT 尿路造影是首选的方法，因为它还有助于评估瘘的原因是否癌症复发。一旦确认有新膀胱皮肤瘘管存在，尤其是小的瘘管，就可用导尿管持续引流来处理。如果单纯持续的新膀胱引流术在 4～6 周后失败或诊断为较大的新膀胱 - 皮肤瘘，那么除了持续的 Foley 导尿管引流外，患者还应行双侧经皮肾造口术，而不是置入肾输尿管支架来转移所有的尿液。在考虑手术矫正前应给予充足的时间（最多 4～6 个月），以便瘘管愈合。

对输尿管或肠复合体尿漏最合适的治疗方法是非手术治疗，因为这些患者的再次手术会增加死亡率。主要的治疗策略是尝试转移所有尿液，从而优化愈合过程。怀疑有尿液渗漏的患者应接受静脉肾盂造影或 CT 尿路造影（无口服造影剂）以定位受损区域。如果渗漏局限于储尿囊内的缺损处，则应进行双侧经皮肾穿刺术，然后开始持续进行新膀胱引流。值得注意的是，应避免使用输尿管支架，以免尿液转移到储尿囊中。如果诊断出输尿管结肠吻合（输尿管与储尿囊吻合）口漏，则行经皮肾造口术，并用双侧肾输尿管支架和持续的新膀胱引流。如不存在，则放置一个腹腔引流管引流尿液并防止尿液在腹部积聚。在没有引流的 4～6 周后，复查影像学；如无漏尿，则将导管拔除。如漏尿持续存在或遇到严重漏尿，则必须进行手术干预。图 21-7 概述了尿液外渗的处理流程。

（七）胃肠道及尿囊相关性瘘管（发生率 2%～5%）

在所有涉及盆腔廓清术并尿流改道的术后并

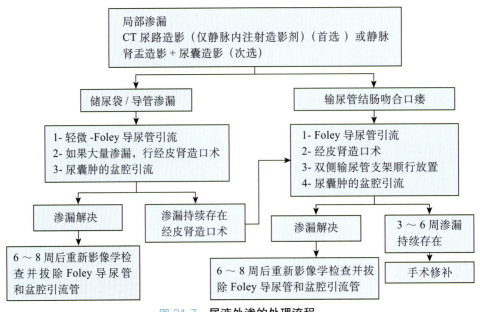

图 21-7　尿液外渗的处理流程

发症中，瘘管，尤其是涉及胃肠道和血管系统的瘘管最令人关注且发病率最高。瘘管形成的两个最重要的危险因素，尤其是涉及胃肠道的疾病，包括放射治疗史和后盆腔清除术并低位结直肠吻合术。2005 年，Salom 等对 126 例患者进行了不可控性膀胱与 Miami 尿囊手术的评估。膀胱组在术后晚期发生新膀胱瘘的发生率为 14%（22 例中有 3 例），而 Miami 尿囊组为 8%，但这种差异没有统计学意义（P = 0.189）。涉及胃肠道的膀胱和新膀胱部位的总瘘管率为 22%。

2004 年，Houvenaeghel 等对 124 例患者的两种尿流改道进行评估，发现不可控性膀胱患者比 Miami 尿囊患者中新膀胱瘘形成率更高（分别为 10% 和 2%）。2013 年，Urh 等对 133 例患者的比较研究发现（胃肠道或泌尿道）总瘘管发生率为 20%，这与可控性尿流改道和非可控性尿流改道均相似，但未提及有多少是新膀胱特异性。Goldberg 等对 Albert Einstein 医学院的一系列研究的回顾综述中，报道其他研究人员中瘘管形成率最低为 7%，但没有具体说明哪一种尿路转移最常受到影响。

术后应尽可能保守地处理新膀胱 - 皮肤瘘，以免因内脏去除患者二次手术而导致的高死亡率。许多比较两种尿流改道形式的最大病例对照研究报道称非手术治疗成功率高。2004 年，Salom 等报道非手术治疗 Miami 尿囊瘘的成功率为 67%（9 例有 6 例），而不可控膀胱组非手术治疗成功率为 100%。Berek 等回顾 75 例内脏切除术的患者，其中 92% 的患者伴有尿流改道，100% 的新膀胱特异性瘘可经非手术治疗痊愈，并且发现与复发相关的新膀胱瘘的患者均需长时间肾造口术以缓解症状。1995 年，Hartenbach 等报道 25 例接受可控性膀胱术的患者中有 2 例发展为储尿囊瘘（1 例储尿囊 - 腹膜瘘和 1 例储尿囊 - 阴道瘘，渗漏很小）。二者均在 22 天后自然消退，而另一个则在非手术治疗 6 个月后痊愈，无须手术干预。涉及胃肠道任何部分的新膀胱肠瘘，采用非手术治疗的治愈率低，通常需要手术干预。2005 年，据 Miami 大学的 Salom 报道，使用 Miami 尿囊进行可控性尿流改道的患者在手术后的 3、5 个月和 14 个月时，肠囊瘘的发生率为 3%（90 例中有 3 例）。这 3 名患者都有放射治疗史。其中两位患者接受经皮肾造口术非手术治疗失败，长时间的完全肠外营养或两者结合，最终需要再次手

术。在 Miami 大学的早期一系列 Miami 尿囊手术中，Mirhashemi 专门报道了 Miami 尿囊的胃肠道并发症，瘘管发生的总率为 26%，但在 77 例患者中只有 5 例（6.5%）发生与 Miami 尿囊相关的瘘管。其中 3 例结肠 -Miami 尿囊漏，2 例肠外瘘。所有患者初次非手术治疗均失败，需要再次手术，其发病率和死亡率较高。2005 年，Karsenty 等报道一名使用 Miami 尿囊进行可控性尿流改道的患者，在术后 92 个月时，在尿囊的输出支和回肠之间出现晚期肠囊瘘管，于突然难以自我导尿后确诊。她接受了 Miami 尿囊的修补、小肠切除和再吻合术的治疗，并在术后 4 个月因复发性小肠瘘和短肠营养不良而死亡。

如果临床怀疑有新膀胱肠瘘，则应先用口服造影剂进行 CT 检查，然后进行静脉造影，以评估瘘管的存在、位置和范围。尽管瘘管非手术治疗的成功率只有 20%～ 30%，但是妇科肿瘤手术医师应避免对这些患者进行手术干预，因为在这些复杂情况下已证明其发病率和死亡率很高。本章作者建议采用长期全肠外营养、持续新膀胱引流、经皮肾造口术（不使用输尿管内部支架）和生长抑素，以减少胃肠道积液的产生。这种治疗方案与高感染率相关，例如静脉导管感染、败血症、脓肿形成、电解质异常、营养和蛋白质损失，因此严密的临床观察至关重要。图 21-8 概述了尿囊相关的瘘管处理流程。

八、生活质量

多个大型病例系列比较了非可控性尿流改道和可控性尿流改道的术式，发现二者似乎都安全有效，但大多数研究缺乏长期随访或患者满意度数据。妇科肿瘤学文献尚无经过有效的研究来比较避免使用外置装备对生活质量和身体形象改善的情况。Goldberg 等是第一个报道此问题者，他们发现，由于自我导尿管插入术的问题，如果再次给予选择，54% 接受可控性尿流改道的患者会"毫无疑问"地选择一种不可控性膀胱。2007 年，世界卫生组织（World Health Organization，WHO）召开了一次共识会议，审查所有涉及与尿流改道相关的生活质量问题，并已发表文章。他们发现，在生活质量方面，没有证据支持一种重建方式优于另一种重建方式。泌尿科文献显示，没有令人信服的证据表明，与其他类型的尿流改道相比，可控性尿流改道的生活质量更高。

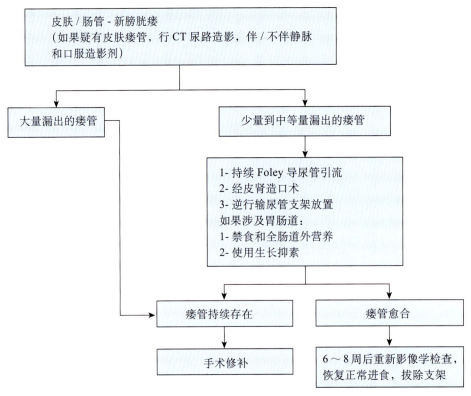

图 21-8　瘘的处理流程

九、要点

1. 妇科肿瘤手术中尿流改道的选择必须考虑患者的意愿、活动水平、手的灵巧度、医学合并症和肿瘤学特征。

2. 妇科肿瘤手术中最常见的可控性尿流改道的形式是 Miami 尿囊。

3. 原位技术（用肠段增强患者的尿道括约肌复合体）是肿瘤未累及远端阴道和尿道的妇科肿瘤患者的可行选择。

4. 多个大型单一机构的回顾性研究表明，不可控性膀胱和可控性膀胱的近期和远期并发症发生率相似，从而消除了不可控性膀胱更安全的观念。

5. 最大的系列研究表明，非可控性尿流改道和可控性尿流改道相关并发症的平均风险为

30% ～ 50%。

6. 最常见的早期和晚期并发症包括尿路感染、肾盂肾炎、新膀胱渗漏、输尿管渗漏、自我导尿困难、输尿管狭窄、尿失禁、尿结石和瘘管形成。

7. 放射治疗史，尤其是涉及尿流改道中使用的特定肠道段的放射治疗，术后并发症的风险最大。

8. 尿路感染和肾盂肾炎是尿流改道患者最常见的医学并发症（25% ～ 40%）。

9. 术后最常见的与尿流改道相关的并发症是输尿管狭窄，75% ～ 100% 的患者可非手术治疗。

10. 胃肠道瘘发生率要低得多（2% ～ 20%），但在大多数情况（70% ～ 100%）中，非手术治疗失败，需要手术干预，围术期发病率和死亡率较高。

第 22 章

血管并发症的处理

Tam T.T. Huyah，George T.Pisimisis，Mara B. Antonoff，Reza J. Mehran

妇科恶性肿瘤仍然是女性癌症死亡的主要原因。在美国，妇科恶性肿瘤（包括卵巢癌、输卵管癌、子宫癌、子宫颈癌、阴道癌和外阴癌）的每年新发病例约为 98 000 例，死亡病例为 30 000 例。妇科肿瘤的治疗方式已趋于多模式化且日益复杂。妇科恶性肿瘤很少侵犯大血管，但在接受妇科肿瘤治疗的患者中，血管并发症并不少见。在女性盆腔内施行手术切除具有挑战性，尤其是肿瘤体积较大时。幸运的是，盆腔大血管损伤很少见，一旦发生即可能危及生命。术前影像学全面检查有助于在妇科肿瘤手术中规划适当的血管切除和重建，避免严重的血管损伤。此外，妇科癌症治疗中实施盆腔放射治疗后，有可能发生迟发的血管并发症。目前已有较新的血管内介入治疗手段，可有效地治疗假性动脉瘤、髂股静脉血栓形成和动脉闭塞性疾病等血管并发症。本章将回顾妇科恶性肿瘤治疗中常见血管并发症的最新治疗方案，介绍妇科肿瘤外科血管重建的手术技术及最新的血管内介入治疗技术。

一、妇科肿瘤术中的血管解剖学

妇科肿瘤手术医师通过培训和经验积累，对女性盆腔的血管解剖结构有了深入的了解。在探查盆腔和腹腔时，通常会先识别主要的血管结构。在盆腔内，动脉和静脉伴行，通常按照惯例统一命名（图 22-1）。左、右卵巢动脉多起源于腹主动脉下段，位于肠系膜下动脉（inferior mesenteric artery，IMA）的起点上方，该处在主动脉旁淋巴结清扫术中常作为一个标志。腹主动

脉下段在分叉至左、右髂总动脉时终止。各自的髂总动脉外侧分支为髂外动脉，内侧分支为髂内动脉（又称腹下动脉）。髂外动、静脉形成骨盆外侧壁边界，分别作为下肢的主要血液供应和静脉引流。髂内血管的位置通常是在妇科手术中确定的。子宫动脉起源于髂内动脉的前干分支。子宫和卵巢的静脉沿着各自的动脉走行（与各自动脉伴行）。左卵巢静脉流入左肾静脉，右肾静脉直接流入下腔静脉（inferior vena cava，IVC）。左肾静脉通常在主动脉前方穿过中线，汇入 IVC。左肾静脉位于主动脉后和主动脉周围的发生率约为 7%，在主动脉瓣窗内进行淋巴结清扫时应认识到这一点，以避免损伤。子宫静脉一般流入各自侧的髂内静脉，再与各自侧的髂外静脉汇合形成髂总静脉。

盆腔手术过程中出现大出血的可能性是公认的。这种出血的发生，部分原因是大血管和复杂交错静脉丛的集中。结扎（或夹持）及离断盆腔内交叉的静脉分支有助于避免血管撕裂和防止过度出血。左、右髂内动脉和静脉之间有丰富的侧支网。直肠上动脉是肠系膜下动脉的终末支，直肠中动脉是髂内动脉前干分支，两者之间有一个天然的吻合网络。肠系膜下静脉（通常汇入脾门静脉系统）和直肠中静脉（流入髂内静脉）之间也存在类似的吻合关系。因此，结扎髂内动脉或髂内静脉或其各自的分支和支流，通常患者能很好耐受，没有不良临床后果。然而，在可能的情况下，作者建议至少保留一条髂内动脉的血流，以避免盆腔缺血这种罕见但可能发生致残的情况

出现。IMA 血流通常可被切断而不产生任何后果，除非在罕见的情况下，它被认为是左结肠的主要血液供应或两侧髂内动脉被栓塞（或手术结扎）的情况下。术中发现的大的 IMA（剥离时有不良的回血现象），可以确定该血管是肠道的重要血液供应。切断的 IMA 可以直接移植到主动脉上，也可以通过反向插入大隐静脉移植。

髂总动脉、髂外动脉、股骨总动脉和股浅动脉的严重损伤需要通过血管修复或重建以维持下肢灌注。只要保留股浅动脉，通常可以牺牲股深动脉而不引起肢体缺血。偶尔，当不能直接重建解剖大动脉时，可以考虑采用解剖学以外的分流方式。股总静脉和髂总静脉是下肢的主要静脉引流，这些血管的急性结扎通常会导致严重的同侧肢体肿胀。偶尔，如果髂外静脉长期阻塞，但通过侧支循环维持静脉引流，结扎后可能不会引起

严重的术后肢体肿胀。髂外静脉最一致的两条支流是腹壁下静脉和旋髂深静脉（图 22-1）。在存在涉及髂外静脉或髂总静脉的中心静脉阻塞时，这些分支可作为下肢和腹壁静脉丛之间的侧支循环。以防止严重的肢体肿胀，建议保留髂外静脉和股总静脉。然而，（当在困难的手术解剖中遇到大量出血时，可以结扎这些静脉，作为一种挽救生命的措施）。同样，结扎髂总静脉或 IVC 以阻止危及生命的出血也是可以接受的。

二、累及主要血管的妇科恶性肿瘤

有时，妇科恶性肿瘤可以比邻、侵袭或包裹住大血管。为了达到治疗的目的，可能需要对受累的大血管进行整块切除，并切除肿瘤（图 22-2）。关于手术治疗方案的决定必须考虑到与肿瘤和所涉及的特定血管有关的几个关键因素。需要考虑

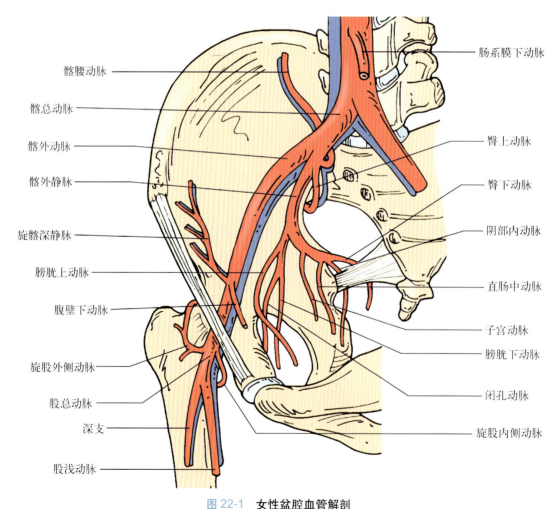

图 22-1　女性盆腔血管解剖
如图所示，盆腔动脉和静脉并行，通常被冠以相同名字

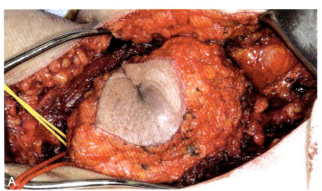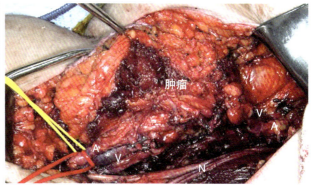

图 22-2 **转移性外阴癌**

术中照片显示左侧腹股沟转移癌，累及股静脉和股动脉。前面观（A）和深部视图（B）显示肿瘤肿块和股动脉（A）和股静脉（V）被广泛切除。可以看到股神经（N）在外侧的分支

的相关因素包括疾病的范围、任何辅助治疗计划，以及肿瘤对其他治疗方式的生物反应性。除此之外，还必须考虑患者是否有其他已知的残留疾病部位。在这些复杂的病例中，谨慎周密的术前计划、妇科肿瘤手术医师和血管外科医师的通力合作对患者的成功治疗至关重要。治疗决策应根据所治疗的恶性肿瘤的病理类型、病变范围和所涉及血管结构的重要性进行个体化设计。

术前血管成像

全面的肿瘤分期对于最佳肿瘤治疗决策至关重要。影像成像技术的发展促进了肿瘤分期准确性和治疗结果的进步。目前，多层多平面成像计算机断层扫描（CT）提供了无与伦比的空间分辨率和诊断准确性。CT 扫描的快速采集时间和广泛适用性使其成为胸腔、腹腔和盆腔内肿瘤分期的首选影像学检测方法。静脉注射（intravenous，IV）碘化造影剂的使用使 CT 成像中的组织和实体器官的清晰度更高。主要动脉和静脉的通畅性可以通过常规身体 CT 成像来确定（当检测方案是为软组织和实体器官成像而设计的）。然而，为详细评估动脉硬化斑块或主要血管的内部情况，需在静脉注射造影剂后通过计算机断层血管摄影（computed tomography angiography，CTA）与早期图像采集获取信息。静脉造影剂注射后延迟相位图像采集将显示主要静脉的通畅性或腹腔内血栓的存在（图 22-3）。CTA 在诊断血管并发症及疾病方面已取代选择性导管血管造影术。选择性导管血管造影目前主要用于计划的（择期的）血管内介入治疗。碘化造影剂输注的禁忌证包括严重肾功能不全和碘化造影剂过敏史（过敏反应）。

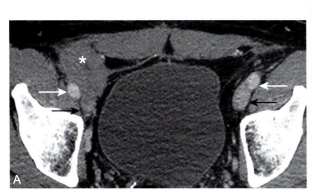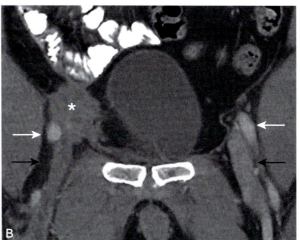

图 22-3 **断层计算机扫描（CT）**

图像 CT 扫描轴位（A）和冠状位（B）图像显示右腹股沟肿瘤组织（白色星号），压迫同侧股总静脉（慢性血栓形成）；白色箭头指向股总动脉，黑色箭头指向股总静脉

对于肾小球滤过率（glomerular filtration rate，GFR）＜45ml/h 的患者，推荐的针对造影剂肾病的肾保护措施包括水化、输注碳酸氢盐和口服 N-乙酰半胱氨酸。对碘过敏的患者，在静脉注射造影剂前可使用类固醇和抗组胺药物。

磁共振成像（MRI）因其多维成像能力和对组织特征的敏感性，已被证明在评估女性盆腔方面是有用的。尤其是在判断宫颈癌局部及区域侵及范围方面起着重要作用。磁共振血管造影（magnetic resonance angiography，MRA）是通过使用静脉注射钆基造影剂进行的，可以作为 CTA 的替代方式来评估盆腹腔的主要血管，尤其是对碘油造影剂过敏的患者。MRI 的另一个优点是没有电离辐射。然而，与 CT 相比，MRI 的空间图像分辨率较低，检测采集时间较长。置入性心脏设备（起搏器和除颤器）或金属关节的存在是 MRI 的禁忌证。慢性肾病的患者不可使用静脉注射钆，因为有肾源性全身纤维化的风险。一般来

说，MRI 期间的飞行时间（time-of-flight，TOF）可采集足够的主要血管图像，而不需要静脉注射钆。

超声常被用于评估上下肢的深静脉血栓(deep venous thrombosis，DVT)。超声是无创的，不涉及辐射。B- 型血管超声心动图提供了血管壁和管腔的二维图像。彩色血流成像和脉冲多普勒波形分析可实时评估血流特征。所见静脉不能完全压缩、存在回声伴征、彩色血流减少或消失可诊断静脉血栓形成（图 22-4）。此外，静脉超声可用于术前绘制潜在静脉导管（如大隐静脉、股静脉或颈内静脉），并获得有关位置、质量、直径、长度和深度的信息。同样，动脉超声可以为评估动脉通畅性和下肢动脉是否存在疾病及其位置提供宝贵建议。血管超声是一种实用的成像方式，可在门诊或床边进行检测。此外，超声在检测早期再狭窄的方面很有用，可以改善血管干预的长期结局（图 22-5）。

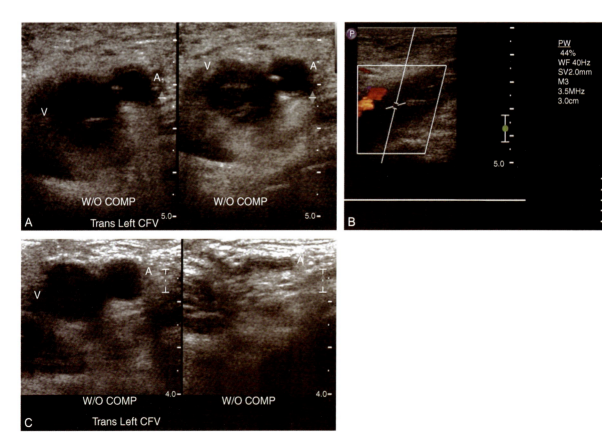

图 22-4　静脉多普勒超声

静脉多普勒超声图像显示左股总静脉（common femoral vein，CFV）急性深静脉血栓（deep venous thrombosis，DVT）形成。A. 横切面上可以看到由于栓子阻塞扩张股总静脉（V）不可压缩，也可见到正常的不可压缩的动脉（A_1）；B. 左股总静脉纵向切面彩色血流缺失；C. 显示 1 周前同一静脉通畅并可压缩

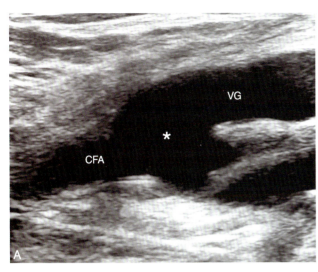
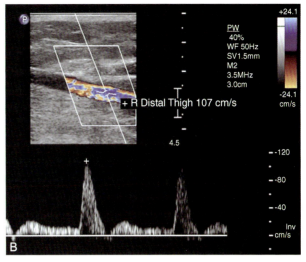

图 22-5　**动脉多普勒超声**

动脉多普勒超声成像显示，在近端吻合口处（A）（白色星号）和静脉移植的远端（B），股总动脉至腘动脉的旁路移植（隐静脉移植）通畅

三、术中急性大血管损伤

使用腹腔镜、机器人或开放式手术技术进行妇科手术时发生并发症的情况并不常见。然而，腹部和盆腔大血管的损伤可能会危及生命。幸运的是，意外的腹腔内大血管损伤发生率 < 1/1000，盆腔恶性肿瘤患者发生血管损伤的风险增加，部分原因是巨大的肿瘤块会破坏周围的解剖结构，使手术切除更加困难。此外，新疗法尤其是放射治疗能导致血管周围组织平面的损伤。下文将介绍妇科肿瘤手术医师实用的预防或控制大出血的手术操作。

（一）预防血管损伤

在腹腔镜、机器人或开放手术中，血管损伤可能发生在腹腔镜、机器人手术放置腹部套管（戳卡）时，也可能发生在切除血管周围淋巴组织或靠近大血管的肿瘤手术操作中。处理血管损伤的最佳方法是要意识到这些损伤可能随时发生，并且永远不要认为对它们有免疫力。最好的结局通常是对患者的解剖结构和体型进行细致的评估，以及在肿瘤治疗过程中对肿瘤的解剖结构及其与周围组织关系的研究。高体重指数（body mass index，BMI）患者更经常发生套管针损伤。在肿瘤手术中，肿瘤越大或淋巴结越肿大，血管损伤的风险就越高。妇科肿瘤手术医师必须能阅读患者的影像学资料和将其作为一个路线图，而不是单纯依赖放射科医师的报告。如果发现肿瘤接近大血管，尤其是患者术前接受过手术区的放射治疗，最好请熟悉大血管解剖的血管或心胸外科医师协助发现、修复或更换大血管。可能需要血管介入的高风险手术最好安排在当天上午进行，此时医师的精力和状态都最好。

引起尿路梗阻（如输尿管积水或肾盂积水）的盆腔巨大包块必须怀疑是否侵及其他盆腔壁结构。事先栓塞血管可以减少肿瘤本身的出血，但不排除血管损伤的可能性。假设，如果影像学显示肿瘤非常靠近大动脉，组织平面在影像学上模糊不清，那么肿瘤切除前在该受影响的血管内放置血管内支架，可防止意外损伤血管情况下发生大量出血（图 22-6）。然而，在肿瘤切除前预先置入血管内支架看似有道理，但需要更多的研究来证明这项技术的合理性。

（二）血管修复原理

大血管损伤是一种紧急情况，控制出血的最佳措施是立即直接压迫出血点并毫不犹豫地寻求帮助。在微创手术中，这意味着立即转为开放式手术，除非损伤是一个可以进行腹腔镜或机器人修复的小撕裂。在没有适当帮助的情况下，坚持不懈地试图控制出血或修复裂伤会导致失血过多。小血管缺损通常可以通过手指直接按压小孔来控制出血来修复。大静脉或大动脉缺损的基本修复技术相似，包括近端控制、远端控制和损伤部位修复 3 个步骤。手指间（最好是在示指和环指之间）按压受伤部位的血管可以暂时控制出血。在损伤部位的近端和远端应用非损伤性血管钳可以更明确地控制出血。诸如腔静脉或主动脉等大血管裂口的出血有时可通过直接在撕裂伤正下方（穿过）使用 Satinsky 钳来控制。Satinsky 钳通常用于主动脉或腔静脉的部分夹闭（图 22-7）。

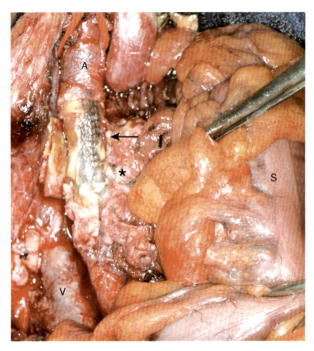

图 22-6　覆膜支架

切除左侧盆腔肿瘤(星号)时切除了部分髂总动脉(A)前壁。该患者由于动脉内有覆膜支架（箭头）而无出血。内侧可见未受累的髂静脉（V）。乙状结肠（S）随后与肿瘤被整块切除

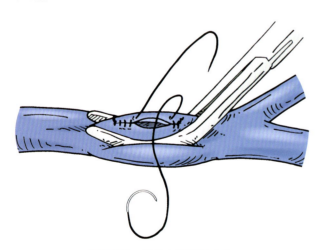

图 22-7　部分血管夹闭止血

图示 Satinsky 钳在裂口正下方（横跨）。Satinsky 钳通常用于主动脉或腔静脉部分夹闭

　　一般情况下，小而尖锐的撕裂伤或撕脱伤可以直接修复。挤压和电灼损伤可能需要将失去活力(破坏)的组织清除，一直清除到健康组织。有时，这需要将侧壁缺陷转换为两个分开的端部（末端）。

重新缝合被破坏的血管组织会导致随后的修复破裂和假性动脉瘤或血管破裂的形成。如后面所述，细单丝聚丙烯缝合线通常用于血管吻合。当缺陷周围的血管壁出现脆性时，作者经常使用安装在聚丙烯缝合线上的脱脂棉来加强修复（图 22-8）。缝合血管时，重要的是要避免血管腔狭窄，这可能是由于抓住后壁或钳夹血管范围太大（咬合范围过大)所致。管腔缩窄不超过 50% 是可以接受的，但如果超过，就必须进行补片式（人工补片缝合）血管成形术或人工血管置换术。后面将详细介绍补片血管成形术和血管置换术。任何复杂的修复手术都建议使用抗凝剂。血管内血栓的形成在急性血管损伤中更为常见，因为有更多的创伤性夹层形成。

　　大静脉的管壁比相应的动脉要薄得多，严重的静脉损伤比动脉裂口更难修复。值得注意的是，在大块肿瘤的手术中，存在静脉损伤危险的解剖区域。主动脉分叉和髂腹腔汇合处的主动脉腔静脉窗的清扫术是严重静脉损伤的危险区域之一。通常情况下，左侧髂总静脉在主动脉分叉后和右侧髂总动脉后面穿过，与右侧髂总静脉汇合，形成下腔静脉的下端（图 22-9）。右髂总静脉或左髂总静脉在髂腹腔合并处的修复，通常需要动到覆盖于上方的右髂总动脉。偶尔，右髂总动脉的临时离断可能是必要的，以充分显露其后方的髂静脉汇合处。腰静脉在腹膜后清扫术中也有损伤的危险，这些静脉短但口径可能很大，尤其是当腰静脉被肿瘤压迫、腔内肿瘤血栓或内在静脉疾病阻塞时。腰静脉损伤常发生在腹膜后淋巴结清扫或试图清扫环绕腔静脉的淋巴结时。如果手术医师缺乏经验，腰静脉撕裂造成的出血可能会很严重。腰静脉出血通常可以直接用丝线或聚丙烯线直接缝合结扎，用或不用脱脂棉。另一组需要注意的静脉是位于闭孔周围的深静脉丛。在切除闭孔窝内或周围的淋巴结时或在切除盆腔大块肿瘤时会遇到这些静脉。这些部位的出血最好通过结扎来处理，要记住闭孔神经离得很近，以免受伤。如前所述，如果患者情况允许，术者可以修复包括下腔静脉、髂总静脉、髂外静脉和股总静脉在内的大静脉损伤。然而，如果面临失血过多的情况，作为挽救生命的措施，允许结扎这些静脉。可用 2-0（或更大）针和丝线或聚丙烯缝线有效地结扎撕裂的静脉。在聚丙烯缝合线上安装脱脂棉可以为血管组织提供额外的加固。

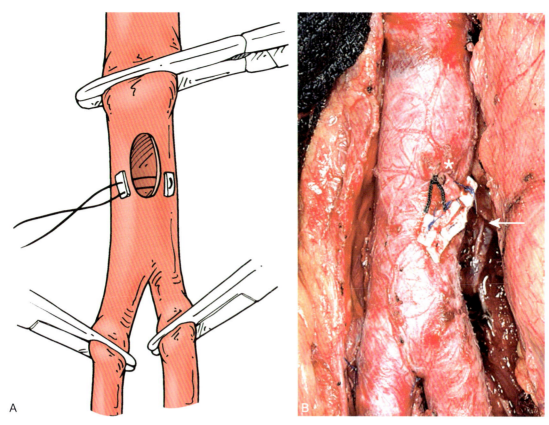

图 22-8　填压式血管修补术

A. 采用近端和远端钳夹并填压缝合来控制血管；B. 术中照片显示采用聚丙烯线（箭头）缝合和结扎肠系膜下动脉根部（星号）修补远端主动脉损伤

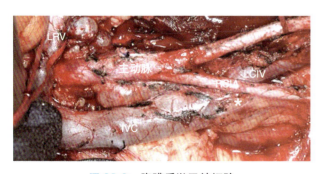

图 22-9　腹膜后淋巴结切除

术中照片显示骨骼化的主动脉、下腔静脉（IVC）和髂动脉、髂静脉。注意右髂总动脉（RCIA）横跨过左髂总静脉（LCIV）和右髂总静脉（星号）前方。手术时分离髂腹腔交汇处可能很困难，可能需要清晰辨认和游离各条血管。左肾静脉（LRV）被视作一个标记，图中显示它横跨主动脉前方

在处理血管损伤时，速度和精确度是关键。在肿瘤切除过程中遇到严重的血管损伤后，首先要做的就是直接按压出血部位并寻求帮助。与麻醉师的精确沟通也是至关重要的。事实上，手术医师如果预计有可能发生出血，就应与麻醉师讨论，麻醉师则要为患者和团队做好准备，以

防万一。这包括置入大静脉导管，并确保手术前已做好交叉配血。偶尔发生大出血时，可能需要通过对出血部位进行简单的、直接和持续的压迫来暂时控制出血，直到输入足量的血液制品和液体使患者复苏稳定后，再进行血管夹闭和修复。松开手指看血管破裂口，只会导致更多的出血。持续的严重出血也可能发生在肿瘤表面，如果忽视，就会导致显著的血容量减少，而这不是大血管损失导致的。使用圆形双极电凝装置，如Aquamantys 电凝设备（美敦力公司，明尼阿波利斯，明尼苏达州），对于控制肿瘤表面的出血非常有帮助。

四、大血管重建的手术技术

任何血管修复或重建的首要考虑是控制相关血管的近端和远端。沿着受累血管的侧面（而不是圆周表面）进行解剖，通常就足以放置闭塞性非损伤性血管夹。识别、分离和控制动脉分支和静脉分支将最大限度地减少出血。特别是，当主动脉被打开时，腰动脉的回血可能会很急，除非

主动脉被一个环绕环暂时夹住或堵塞。同样，在打开腔静脉之前，应控制腰静脉，以防止支流急剧出血。为了避免对腰动脉和静脉的意外牵拉损伤，作者经常在用 2-0 或 3-0 丝线结扎后将其分开。在盆腔内，主动脉分叉和髂腹腔汇合处的操作应谨慎再谨慎，并清楚地了解这些血管之间的密切关系。作者使用沿着主要血管的锐性切割来避免血管本身或其分支或支流的撕裂或拉伸损伤。有意结扎和离断盆腔内交叉的静脉分支可以防止意外的撕裂。

（一）血管一期修补（初次修复）与血管补片成形术

目前没有妇科肿瘤手术切除过程中进行血管重建的大量报道。此处介绍作者在妇科肿瘤外科手术中重建大血管的技术。

大血管的小裂口（如主动脉或下腔静脉）可以Ⅰ期修复。为了避免管腔狭窄，首选以横向方式对大血管进行Ⅰ期修复（图 22-10）。然而，血管壁裂口往往太长，不能横向闭合血管，需要纵向修复。主动脉或腔静脉小裂口的Ⅰ期纵向修复可导致可接受的血管狭窄。由于主动脉和腔静脉口径较大，轻度狭窄通常不会明显影响血流。较大的裂口（占血管直径的 20% ～ 50%）需要补片以限制管腔的狭窄。血管补片成形术经常被使用，术前计划应包括准备腹股沟或颈部的材料，或确保在手术室中可以随时获得所需材料、尺寸和形状的商业产品（表 22-1）。与腔静脉和主动脉相比，髂静脉或动脉的大多数裂口都需要进行血管补片成形术，以避免这些相对较小的血管出现明显的血管狭窄（图 22-11）。作者倾向于使用市售的牛心包片（光滑的一面面向管腔）用于所有血管的补片血管成形术。这些牛心包膜贴片有不同的宽

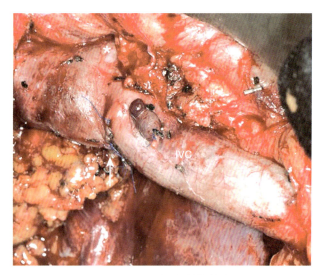

图 22-10 ｜Ⅰ期血管修补术

术中照片显示在切除的右肾静脉交汇处（右肾切除术后），下腔静脉（IVC）的一个小缺损的横向Ⅰ期修补（箭头），白色星号标记左肾静脉

度和长度。其他市售材料包括聚四氟乙烯（PTFE）和涤纶（Dacron 聚酯）补片。与人工合成补片相比，生物牛补片更符合要求，更容易缝合。

（二）动脉重建

主动脉、髂总动脉、髂外动脉和股动脉的大血管壁缺损，超过血管直径的 50% 者，最好采用置换旁路移植术重建。作者倾向于使用涤纶（针织涤纶）合成移植物重建主动脉、髂动脉和股总动脉以便于缝合（图 22-12）。作者优先使用 PTFE 移植物替代较小的股浅动脉。一般来说，PTFE 被认为比聚酯更适合小口径动脉，血栓形成更少且更耐感染，部分原因是 PTFE 移植物比聚酯移植物有更多孔。合成移植物有不同的标准直径和长度。大隐静脉直径一般为 3 ～ 6mm，太

表 22-1　常用的移植物和补片

自体的	纺织或合成的 [a]	生物的
大隐静脉	PTFE 补片	牛心包补片
股静脉	PTFE 补片（6 ～ 10mm）	牛颈动脉
颈内静脉	（聚酯纤维）补片	牛肠系膜静脉
髂内动脉	（聚酯纤维）补片（6 ～ 10mm）	人体尸体冻存的股动脉
—	—	人体尸体冻存的股静脉和大隐静脉

[a] 合成移植物有标准的直径和长度，可以从商业途径购买（合成移植物在市场上有标准直径和长度的产品）。表中显示了用于替代髂动脉和股动脉的常见直径。大直径的移植物（18 ～ 24 mm）可用于重建下腔静脉和主动脉，分叉结构可用于主动脉 - 双侧髂动脉或主动脉 - 双侧股动脉搭桥。PTFE. 聚四氟乙烯

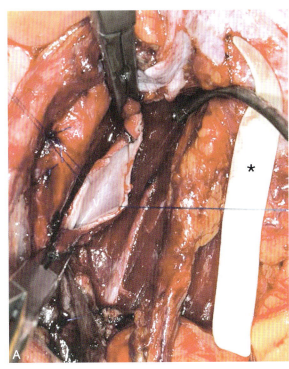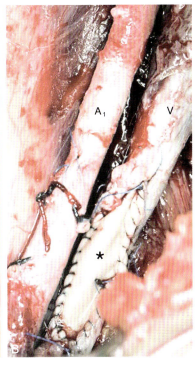

图 22-11 补片血管成形术

A. 术中照片显示切除盆腔肿瘤后（未显示肿瘤）的右髂总静脉（V）的缺损；静脉壁被临时留置的缝线牵拉。未受累的右髂总动脉（A₁）位于髂总静脉的外侧，左侧显示将要使用的心包补片（星号）。B. 另一位患者的术中照片显示，盆腔肿瘤被切除后（未显示肿瘤），完成了右髂外静脉（V）远端补片血管成形术（星号）和髂外动脉（A₁）远端的 I 期修补术

小而不能用于大血管重建，但对于较小的股浅动脉中、远端重建，大隐静脉是首选的移植物。大动脉重建远期效果良好，5 年通畅率达 80% 以上。有时，髂外动脉可能存在冗余，可节段切除后以端 - 端吻合重建髂外动脉（图 22-13）。结扎同侧髂内动脉，沿盆腔壁分离松解髂外动脉，可延长髂内动脉的长度。有时，邻近的髂内动脉也可作为管状移植物重建同侧髂外动脉。

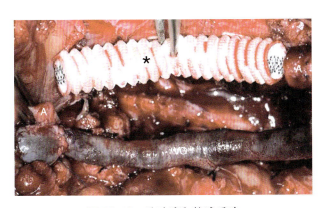

图 22-12 髂动脉和静脉重建

术中照片显示一条聚酯管移植物（星号）被缝到右髂外动脉（A）横断面的末端。在动脉重建前，髂外静脉采用同侧股静脉移植（VG）进行重建。该病例中的肿瘤与远端髂外动脉和髂外静脉被一起整块切除（未显示）

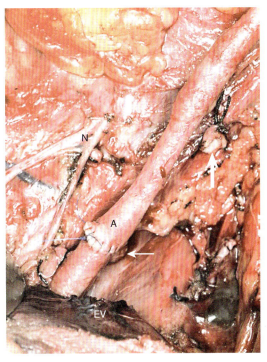

图 22-13 I 期端 - 端吻合

术中照片显示肿瘤切除术后，右髂外动脉（A）I 期端 - 端吻合（细箭头）。肿瘤（未显示）被整块切除，包括右髂总动脉分叉和髂外静脉；右髂内动脉残端被结扎（粗箭头）。右髂外静脉长期闭塞，显示结扎的远端残端（EV）。可以看到生殖股神经（N）在动脉外侧的分支

（三）静脉重建

大静脉重建长期通畅性在文献中没有很好地报道。采用自体静脉导管进行大静脉重建的中期通畅性可能优于人造血管。下腔静脉的重建通常采用环形 PTFE 管移植，较少采用涤纶移植，因为没有类似大小的大型自体静脉导管。同样地，髂静脉和股静脉也常用 PTFE 管移植来代替。然而，本章作者在有计划性切除并重建髂总静脉、髂外静脉和股总静脉时，用同侧股静脉（以前被称为股浅静脉）作为导管，获得了较好结果（图 22-14）。其他人使用股静脉重建腹主动脉与髂动脉，特别是在人造主动脉移植物感染情况下，取得了良好持久的效果。颈内静脉是另一种替代较大静脉的潜在静脉导管，但其长度可能是一个制约因素。有时，本章作者还使用市面上可买到的牛心包补片来制作一种定制的管状移植物，作为重建髂静脉或腔静脉的替代管道。急性结扎股总静脉、髂总静脉、髂外静脉和下腔静脉而不重建，必然会导致严重的静脉淤血，从而导致下肢肿胀致残。因此，如果患者的情况允许，本章作者赞成在可能的情况下对大静脉进行重建，而不是急性结扎。另一方面，假定大静脉移植物置换的慢性闭塞是逐渐发生的，随着时间的推移，静脉侧支循环的建立，患者可能保持无症状。有报道显示，在合成（人工）大静脉重建的同时，建立一个临时动静脉瘘，可以提高静脉移植的通畅性。总的来说，与更广泛的移植物置换相比，大静脉 I 期修复和补片血管成形术的效果更好。当需要同时进行大静脉和动脉重建时，本章作者首先进行静脉重建，在恢复动脉血流之前重建静脉引流，以减少静脉充血。

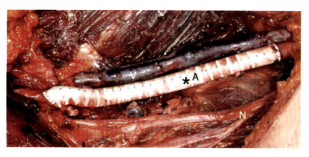

图 22-14　股动脉和静脉重建

术中照片显示，在包括股总动脉和静脉在内的肿瘤根治性整块切除术后，采用同侧股静脉移植（V）重建左股总静脉，采用聚四氟乙烯（PTFE）移植（A）重建左股总动脉。患者肿瘤如图 22-2 所示

（四）血管吻合和抗凝

血管吻合术通常采用不可吸收聚丙烯缝线进行。这些在市场上可以买到，要么在一端用一根针，要么作为"双臂"型，即在缝合的两端各有一根针。一般来说，作者在缝合主动脉和腔静脉时使用 4-0 聚丙烯缝线。另外，较大的 3-0 聚丙烯缝线适用于修复动脉壁较厚的主动脉缺损，较小的 5-0 缝线适用于壁薄的腔静脉小缺损。一般来说，作者会对小缺陷或薄壁小口径血管使用更细的缝合线，并推荐使用 6-0 聚丙烯缝合线缝合 PTFE 移植物，尽管在硬的 PTFE 材料中穿 6-0 小针更困难。6-0 针留下更小的针孔，限制了 PTFE 移植物缝合材料周围的出血。作者采用两种连续缝线进行血管吻合，特别是端对端吻合。在这种技术中，先用第一个双臂缝合形成后壁，然后在前壁放置第 2 个双臂缝合（图 22-15）。这种方法可以更好地显示开放的血管，减少对解剖学的荷包缝合影响，这种技术可以更好地接近不匹配的血管端。在完成血管吻合之前，暂时松开近端和远端钳夹，以冲走任何潜在的血块或碎片。如果怀疑有血管内血栓，用球囊 Fogarty 导管穿过吻合口。球囊血栓清除术是在球囊放气的情况下先将导管推进到超过疑似血栓的位置，然后用生理盐水或水给球囊充气，其量为制造商建议的 0.3 ～ 1.5ml，以达到所需的体积。然后慢慢地、轻轻地把充气的球囊拉回来，把前面的血块拖过容器的开口。通常，胫动脉使用 3F 导管，股浅动脉和腘动脉使用 4F 导管，髂动脉和主动脉使用 5F 导管。6F 球囊导管适用于大血管，2F 适用于小血管。球囊血栓清除术可采用顺行和逆行两种方式，分别从切开的动脉的远端和近端清除血栓。

血管重建过程中的全身抗凝通常适用于大静脉或动脉血流被长时间阻断（> 30 分钟）的情况。作者建议在阻断血流前 2 ～ 3 分钟静脉注射 1mg/kg 普通肝素，使凝血时间达到 200 ～ 300 秒。在获得性凝血障碍或严重出血时，可不进行全身抗凝，静脉注射硫酸鱼精蛋白可有效逆转抗凝，但可能没有必要，因为普通肝素的临床半衰期约为 90 分钟。

（五）血管和移植物的软组织覆盖

使用合成移植物进行血管重建的主要缺点是担心感染，特别是在潜在的肠道或泌尿生殖系统污染的情况下。一般情况下，移植物感染率较低，但这种可能性存在于患者的整个余生。在有肠道

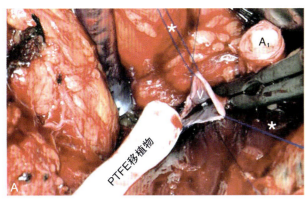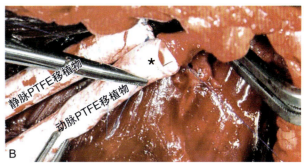

图 22-15　双缝合吻合技术

A. 图片显示左髂总静脉（V）上断端采用 PTFE 行端 - 端吻合，后壁采用第一道聚丙烯线连续缝合成形。外侧可见股动脉近端（A₁）残端。B. 开始第 2 条缝合线连续缝合，将移植物前壁与动脉近端行端 - 端吻合

或泌尿生殖系统并发症的情况下，如同时进行涉及子宫或子宫颈、膀胱或输尿管以及大小肠的手术，作者建议在可能的情况下，软组织覆盖所有重建大血管，包括自体移植和人工移植。如果原发性妇科恶性肿瘤没有累及网膜，网膜则是覆盖腹部和盆腔血管移植的首选组织，因为它易于使用（图 22-16）。另外，也可以制作带蒂肌瓣覆盖腹部、盆腔或腹股沟（如缝匠肌、股直肌、股薄肌、股外侧肌或腹直肌）的大血管和血管移植物（图 22-17）。当需要广泛的血管和软组织覆盖时，作者建议咨询整形外科。

五、术后护理及观察

作者建议所有行血管修复或重建的患者，长期服用阿司匹林（81mg/d 或 325mg/d）。抗血小板治疗已被证明可以减少术后急性血栓形成的风险，并改善大血管重建后的长期通畅性。小剂量全身抗凝已用于静脉旁路移植术重建患者，但效果不一。对于癌症患者，主张术后 6 个月使用小剂量低分子肝素（LMWH）以降低静脉血栓形成的风险。术后下肢肿胀在盆腔手术后很常见，尤其是涉及大静脉修复的手术。腿部抬高和压迫疗法有助于减少下肢肿胀。所有患者都建议早期活动。血管门诊，对接受过大血管重建的患者进行超声密切监测，已被证明可以改善长期预后。

六、其他大血管并发症

（一）静脉血栓栓塞

静脉血栓栓塞，包括深静脉血栓（DVT）和肺栓塞（pulmonary embolism，PE），可危及手

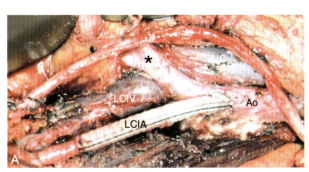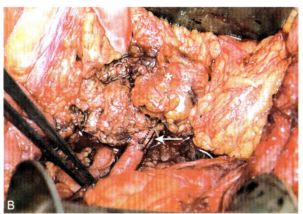

图 22-16　大网膜瓣

A. 术中照片显示采用涤纶织物（聚酯纤维）移植进行左髂总动脉（LCIA）重建术，近端与主动脉（Ao）远端行端 - 侧吻合，远端与髂外动脉行端 - 端吻合。肿瘤（未显示）与左股总动脉被整块切除。注意左髂总静脉（LCIV）穿过右髂总动脉（黑星号）后方，与右髂总静脉（未显示）汇合后形成下腔静脉（IVC）。左输尿管（白星号）被肿瘤组织拉伸，但未直接受累。B. 制作网膜瓣（星号）并向下覆盖血管移植处（箭头）

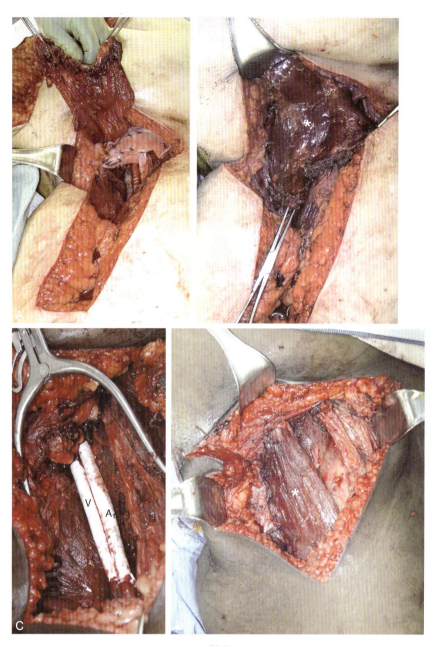

图 22-17　带蒂肌瓣

术中照片显示腹直肌瓣（A）被提起覆盖（B）（星号）左腹股沟区股血管移植物。患者的肿瘤和血管重建分别如图 22-2 和 22-14 所示。在另一例患者中，切除肿瘤后可见左股动脉（A_1）和静脉合成移植物（V）（显示在图 C），并被带蒂缝匠肌（星号）瓣（D）覆盖

术患者的生命。接受妇科恶性肿瘤大型手术的妇女发生静脉血栓栓塞（venous thromboembolism，VTE）的风险为 3%～6%，并在手术后持续数周。美国胸科医师学会目前的循证指南建议，使用低分子肝素（每天 40mg 皮下注射）延长术后药物预防 4 周。Schmeler 及其合作者证明，在得克萨斯大学 MD 安德森癌症中心，接受妇科恶性肿瘤切除术的患者术后注射低分子肝素 28 天，VTE 的发生率显著降低。对于术后出现 VTE 的肿瘤患者，目前（最新）推荐的治疗方法是使用低分子肝素（每 12 小时 1mg/kg）进行治疗性抗凝，疗程至少 3 个月。

广泛的髂股深静脉血栓可导致受影响腿部肿胀。经皮药物机械性血栓切除术和导管溶栓术已被证明可以更快地减轻肢体肿胀，并有可能降低广泛髂股深静脉血栓形成后综合征的风险。不幸的是，由于出血风险过大，在大的腹部和盆腔手术后 4～6 周禁止溶栓。在极少数情况下，由于

髂股静脉血栓形成引起的严重的腿部肿胀会导致筋膜室综合征，因此需要紧急进行筋膜切开术来挽救肢体。罕见情况下，术后患者可能需要开放性的静脉血栓切除术，以缓解疼痛性股白肿或股青肿。对于发生静脉血栓栓塞并伴有术后出血并发症或出血风险过高的患者，建议放置静脉血栓栓塞过滤器以预防肺栓塞。然而，接受静脉过滤器的患者复发 DVT 和腔静脉血栓形成的风险增加。应尽一切努力在 3～6 个月拆除可回收的下腔静脉过滤器。与永久性过滤器相比，可回收的下腔静脉过滤器在长期留置期间的并发症发生率更高。

（二）假性动脉瘤

术后重建血管部位很少会形成假性动脉瘤。发生假性动脉瘤的危险因素包括感染、组织放射和免疫抑制。假性动脉瘤的临床表现从慢性进行性局部肿胀和疼痛到急性出血不等。假性动脉瘤的血管修复取决于其表现、位置和病因。血管内支架治疗假性动脉瘤已被广泛接受。只要有足够的近端和远端着陆区，覆膜支架对清除主动脉、髂动脉和股动脉假性动脉瘤非常有效（图 22-18）。当血管内治疗失败时，传统的直接开腹手术治疗假性动脉瘤仍然是金标准，在局部感染的情况下

可能是首选方法。组织清创和健康的软组织覆盖是感染假性动脉瘤手术治疗的其他关键因素。假性动脉瘤也可能在最初治疗几个月或几年之后发展。髂内动脉分支出现的活动性出血或假性动脉瘤可使用可吸收凝胶海绵或纱布、不可吸收线圈、血管栓或聚合剂等栓塞材料予以阻断。

（三）放射治疗诱发的血管病变

作为妇科恶性肿瘤治疗的一部分，接受过盆腔放射治疗的女性，几年后可能会发展成放射诱发的血管病变。放射治疗可损伤血管及其内皮细胞，加速动脉硬化，导致受照射的血管形成阻塞性斑块。放射性血管病变似乎更多地累及动脉而不是静脉。可以想象，进行性慢性静脉阻塞性疾病可能与代偿性侧支循环形成有关，因此受影响的患者可以无症状。在接受宫颈癌和外阴癌放射治疗的妇女中，髂外动脉似乎是最常受影响的盆腔血管。没有关于放射治疗诱发的髂动脉闭塞性疾病治疗的大样本研究报道。本章作者建议对有非关键性缺血的放射性血管病变患者采用期待疗法，包括运动疗法、阿司匹林和他汀类药物治疗。血管介入治疗是为了挽救有严重肢体缺血妇女的肢体而准备的。血管内介入治疗包括导管直接溶栓和髂动脉支架置入术（图 22-19）已经产生了

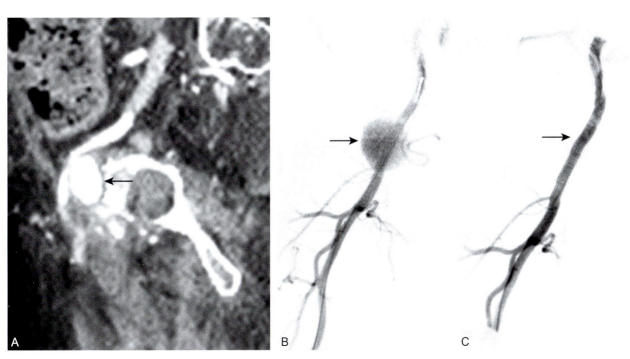

图 22-18　假性动脉瘤

CT 矢状面（A）和选择性增强血管造影图像（B）显示，一个累及右髂外动脉远端的假性动脉瘤（箭头），穿过腹股沟韧带下方。C. 通过在血管内放置一个可自行扩张的覆膜支架，成功地去除了假性动脉瘤

令人满意的结果，但与高的再介入率相关。手术旁路移植术似乎能使移植体长期通畅，并降低再介入率。一般来说，本章作者在供体动脉正常的情况下，创建了一种从对侧股总动脉到同侧股总动脉的解剖外交叉旁路移植术，避免了在以前照射过的区域内手术的风险。对于严重的双侧主动脉髂动脉闭塞导致肢体缺血而无法进行血管内介

入治疗的患者，主动脉股动脉旁路手术仍然是一种选择。另一方面，腋窝-股动脉旁路手术也被用于保肢，取得了理想的结局。表 22-2 总结了 2011—2015 年在得克萨斯大学 MD 安德森癌症中心接受放射治疗的 7 例女性髂动脉闭塞性疾病的治疗情况。

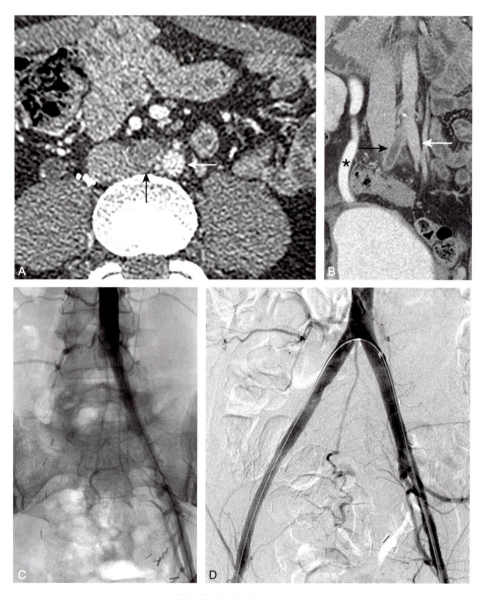

图 22-19   放射治疗诱发的血管病变血管内治疗

这位 40 岁的女性因低分化宫颈鳞状细胞癌ⅠB 期接受了根治性子宫切除术、双侧盆腔淋巴结切除，以及术后化学治疗和外照射（50Gy）治疗。2 年后，因右侧盆壁复发，该患者再次接受手术切除，并在术中近距离放射治疗（10Gy）。随后，患者在最后一次肿瘤治疗的 4 年后出现隐匿性起病的右腿跛行、缺血性休息疼痛和麻木。轴位（A）和冠状面（B）的 CT 扫描显示右髂总动脉（黑色箭头）血栓形成，左髂总动脉通畅（白色箭头）；可见右输尿管（星号）。选择性增强血管造影（C）显示右髂总动脉和髂外动脉的完全闭塞。经过血管内介入治疗，包括机械取栓、导管定向溶栓和右髂总动脉（D）血管内支架放置术，成功恢复了右腿的正常血流

表 22-2   曾接受盆腔放射治疗的妇科恶性肿瘤患者的血管介入治疗 [a]

患者序号	年龄（岁）	肿瘤类型	间隔时间（年）	左/右侧	病程	血管介入	手术旁路移植	血管介入总次数	随访（月）	保肢
1	40	宫颈	5	右侧	亚急性	CDT 和髂支架 ×2	-	2	20	是
2	57	宫颈	8	双侧	慢性	-	主动脉 - 股动脉和股动脉 - 股动脉旁路移植	2	48	是
3	52	宫颈	5	左侧	亚急性	CDT 和髂支架	股动脉 - 股动脉旁路移植	2	35	是
4	40	宫颈	6	右侧	亚急性	CDT 和髂支架 ×2	股动脉 - 股动脉旁路移植	3	28	是
5	56	宫颈	3	双侧	慢性	髂支架 ×2	股动脉 - 股动脉旁路移植	3	27	是
6	65	外阴	9	左侧	急性缺血	CDT 和髂支架 ×2	-	2	26	是
7	51	外阴	6	左侧	慢性	—	股动脉 - 股动脉旁路移植	1	9	是

[a] 2011—2015 年，连续 7 名曾经因宫颈癌或外阴癌接受高剂量盆腔放射治疗的女性，因严重的血管阻塞而引起的严重下肢缺血，在得克萨斯大学 MD 安德森癌症中心接受了血管介入治疗。平均年龄为 51.5 岁（40 ~ 65 岁），从完成放射治疗至出现下肢缺血的平均间隔时间为 6 年（范围 3 ~ 9 年）。所有患者在第一次血管介入时都没有肿瘤复发的证据。血管再通后总随访时间为 27.5 个月（9 ~ 48 个月）。在随访结束时，所有患者的下肢都得到了挽救，但有一名患者（患者 1）在第 18 个月时死于尿毒症和盆腔脓肿。每位患者的平均血管介入次数是 2.1 次。血管介入术后的支架平均初次通畅率为 16.2 个月（10 ~ 25 个月），开放性手术后血管移植通畅时间为 17.8 个月（7 ~ 48 个月）。4 例髂支架需要再次手术，平均初次辅助通畅率和二次通畅率分别为 5 个月和 8.5 个月。间隔时间是指从完成放射治疗到下肢缺血发生的时间。CDT. 导管定向溶栓

七、小结

接受妇科恶性肿瘤治疗的妇女可能会遇到潜在的危及生命或肢体的血管并发症，但幸运的是这些并发症很少发生。本章回顾了血管重建的基本技术和当前的血管内干预措施。对大血管附近的巨大妇科肿瘤进行复杂的切除手术时，特别是治疗区域接受了放射治疗，建议早期咨询血管外科医师，以免血管并发症发生。

感谢

作者要感谢 Karen C. Broadbent 和 George T. Pisimisis 在这一章中提供的巨大帮助。

第 23 章

肿瘤放射治疗并发症

Anuja Jhingran

自从居里夫人发现镭以来，放射治疗一直是宫颈癌的主要治疗选择。放射治疗是局部晚期宫颈癌、外阴癌和阴道癌的主要治疗方法，并被用于具有高危因素的子宫内膜癌、外阴癌、宫颈癌患者术后，以降低术后局部复发率。根据所采用的放射治疗的病变位置，可采用不同的外照射疗法和近距离照射疗法的组合。根据患者的分期和淋巴结状态，局部晚期宫颈癌放射治疗的治愈率为 50% ～ 90%。

在一项对 3489 名接受过外照射和近距离放射治疗的 I 期或 II 期子宫颈癌患者的回顾性研究中，Eifel 等发现，10 年内出现 3 级或 3 级以上并发症的总风险为 11.2%，直肠并发症占 3.3%，小肠并发症占 4.2%，膀胱并发症占 3.0%。研究人员发现，吸烟与膀胱及直肠并发症之间存在相关性。体重指数 (body mass index，BMI) < 22kg/m² 的妇女发生直肠和小肠并发症的风险增加，体重指数 > 31kg/m² 的妇女发生膀胱并发症的风险增加。在两项针对子宫内膜癌患者术后放射治疗的随机研究中，与单纯接受观察或阴道近距离放射治疗的患者相比，接受外照射放射治疗的患者尿失禁、腹泻和粪漏的发生率更高，导致日常活动受到更大的限制。

本章旨在为妇科肿瘤医师提供关于放射疗法治疗妇科恶性肿瘤引起的最常见的并发症，以及如何处理这些并发症的指南，包括根据并发症和情况选择手术治疗和非手术治疗。

一、放射肿瘤学

放射治疗的并发症通常与器官接受到的放射治疗的剂量有关。有许多针对剂量和并发症的研究。放射肿瘤医师也有一个指南，根据所给予的放射治疗的类型（如外照射治疗、近距离放射治疗或联合治疗）和正在治疗的癌症类型，以及其他因素，包括炎症病史、年龄和以前的手术，给每个器官推荐照射剂量。

近年来，放射肿瘤学领域发展了一些新技术，可以减少对正常组织的照射剂量，因此有希望减少放射治疗的急性和晚期毒性。调强适形放射治疗 (intensity-modulated radiotherapy，IMRT) 和图像引导放射治疗 (image-guided radiotherapy，IGRT) 可以进行剂量绘图和线束优化（据器官位置变化调整治疗体位，使射线照射紧"追随"靶区），从而使靶区周围的剂量更加一致（肿瘤内部的放射治疗剂量均匀一致），同时限制对正常器官和组织的剂量，特别是膀胱、直肠、乙状结肠和小肠（图 23-1）。早期回顾性研究和 II 期研究表明，使用 IMRT 可降低急性和慢性胃肠道的毒副作用。近期报道了一项 III 期研究的早期结果，该研究随机选择宫颈癌或子宫内膜癌术后患者接受 IMRT 或标准盆腔放射治疗。结果表明，接受 IMRT 治疗的患者在治疗期间急性胃肠道和生殖器毒性比接受标准放射治疗的患者更低，生活质量也更好，但需要更长时间的随访来观察 IMRT 是否能减少慢性毒性。

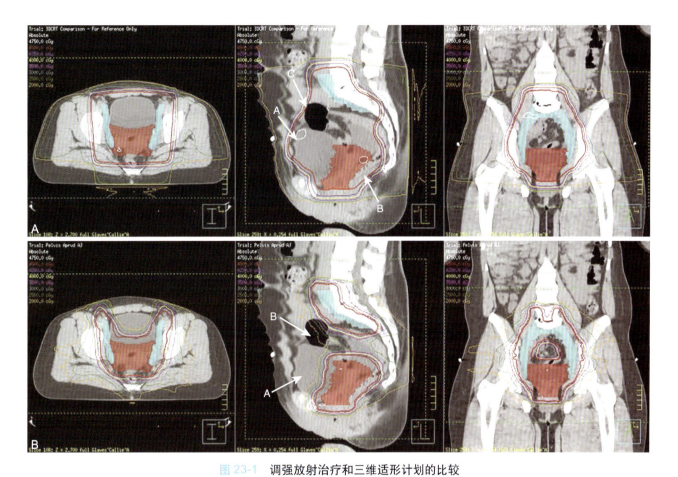

图 23-1　调强放射治疗和三维适形计划的比较

A. 显示一个四野计划。红线代表 45Gy 线，为全量线，它包含整个膀胱和结肠（箭头 A 和箭头 B）。红线（45Gy 线）还包含部分肠管（箭头 C）。红色轮廓代表术后阴道，蓝色轮廓代表淋巴结床。B. 同一患者的 IMRT 方案。45Gy 线（红色）的放射剂量较多分布于淋巴结和阴道，较少分布在膀胱（箭头 A）和肠管（箭头 B）。保护这些正常组织能减少急性和长期毒性。如图（A），红色轮廓代表术后阴道，蓝色轮廓代表淋巴结床

随着图像引导近距离放射治疗的出现，在近距离治疗领域也有了改进。在近距离放射疗治疗过程中，采用基于磁共振成像（MRI）或计算机断层扫描（CT）成像技术的图像引导近距离放射治疗，使得放射剂量聚焦到子宫颈和子宫旁组织，而不是根据普通 X 线片确定的点（例如，A 点）。对正常组织如直肠和膀胱的剂量是准确计算的。许多研究数据表明，使用基于图像的近距离放射治疗增加了局部控制，同时减少了对膀胱和直肠的辐射相关毒性。

希望随着该领域的扩大，更好的放射治疗技术可减少与辐射有关的毒性的发生率。

二、骨折

放射治疗可以通过多种方式引起骨损伤。最常见的表现是骨盆衰竭骨折（pelvic insufficiency fracture，PIF），但也有股骨颈和椎骨的脆性骨折（如果在照射范围内）；一个更不常见但众所周知的并发症是股骨头缺血性坏死（发病率为 0.5% ～ 1%）。由于最常见的表现是 PIF，本节的其余部分将讨论这一问题（图 23-2）。

报道的 PIF 发病率为 1.7% ～ 89%。然而，大多数研究表明，中位发病率为 10% ～ 20%，中位发病时间在放射治疗结束后 6 ～ 20 个月。发病率的差异是由于许多原因造成的，包括检测方法、报道的病变类型（症状性或同时既无症状又有症状的）、人群和放射治疗剂量。放射治疗后 PIF 发生率增加的最常见风险因素包括年龄较大、绝经状态、低 BMI 和体重等。有关其他风险因素的数据是混合的，包括辐射前骨密度降低、吸烟情况和酒精摄入量等。

有多种方法可以诊断 PIF，目前，最好的影像学检查是 MRI 或 CT（图 23-2）。如果骨折有症状，大多数 PIF 患者会出现骨盆疼痛，这通常发生在

治疗后2年内。在这些患者中进行影像学检查以诊断疼痛的原因很重要，这可能包括癌症复发、病理性骨折和其他情况，包括 PIF。PIF 的发病率可能很高，涉及疼痛、离开工作，而且肯定会降低生活质量。PIF 最常见的部位包括骶骨翼、骶骨体、髂骨、髋臼、耻骨和腰椎。

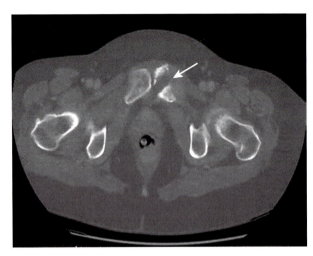

图 23-2　骨盆骨折

一位因宫颈癌接受放射治疗患者的 CT 扫描。箭头指示左耻骨联合骨折。骨折部位采用骨水泥注射，患者症状完全缓解

　　PIF 最常见的治疗方法是非手术治疗，包括卧床休息、轻度活动和镇痛，如果骨折情况稳定，一般症状在 3 ～ 30 个月恢复。如果骨折不稳定，应将患者转诊给骨科医师。为了更好地活动，患者应辅以理疗师帮助康复。一旦诊断骨折，重要的是评估患者的全身骨骼状态，包括其他骨异常的再次影像、骨密度测试和维生素 D 水平。维生素 D 水平应被治疗到＞ 50nmol/L。只有当患者符合治疗标准时，才可使用双膦酸盐治疗，其中包括确诊的骨质疏松（即 T 量表评分为 - 2.5 标准差或更低），但转诊到内分泌专家那里非常重要，因为目前没有证据表明将其用于二级预防有任何益处。

　　骨水泥成形术，特别是骶管成形术，是治疗疼痛性 PIF 的一种选择。小规模的前瞻性和回顾性研究表明，这种治疗可以改善疼痛。治疗方法包括经皮穿刺注射聚甲基丙烯酸甲酯（polymethyl methacrylate，PMMA）至骨折部位。一篇文献的临床回顾表明，接受骶管成形术的患者疼痛评分有明显的改善；然而，这些都是早期的结果，需要更大规模的前瞻性试验。骶骨成形术与其自身

的并发症有关，包括感染、栓塞和骨水泥的移位等。

　　预防可能是 PIFs 最重要的应对方法。这需要对患者的骨骼健康进行全面评估，包括骨折风险评估和骨密度测试，以及在放射治疗前测量维生素 D 基线水平。建议所有绝经后妇女用维生素 D 进行经验性治疗，使其水平＞ 50nmol/L 的水平。几乎没有证据表明双膦酸盐应作为 PIFs 的一级预防，但如果患者有髋关节或椎体脆性骨折高风险，并在此基础上符合双膦酸盐治疗的标准，则应遵守国际指南。在治疗和预防接受放射治疗的患者发生 PIFs 方面，未来需要做更多有关的工作，因为它可能影响癌症幸存患者的生存质量。

三、坏死

　　最常见的坏死部位在阴道的顶端，尤其是在接受放射治疗的宫颈癌患者中。这通常发生在治疗后 1 个月内，最长可达 16 个月。症状包括疼痛和出血。治疗阴道坏死的最佳方案是非手术治疗，包括局部使用雌激素软膏，每周 2 ～ 3 次（每次使用约 1g），如果可能，使用 3% 过氧化氢溶液冲洗（50/50 3% 过氧化氢和水），但即使是子宫内膜癌患者，也最好在短期内使用雌激素乳膏。通过非手术治疗，坏死通常会在 1 个月内好转。

　　阴道完全坏死是一种罕见的并发症，表现为在治疗结束后 4 ～ 16 个月出现突然发作的疼痛（久坐会加重）。临床上可见阴道纤维素性改变及后期的阴道溃疡，最后合并阴道壁肉芽肿形成。在某些患者中，坏死会在阴道与膀胱或直肠之间形成瘘管。通过活检排除疾病进展或复发很重要，但也需要注意活检是否恰当，因为活检也可导致瘘管形成。导致坏死的因素包括放射治疗的总剂量、治疗区域、并发症（尤其是心血管疾病）和吸烟。治疗方案包括外科清创、坐浴、3% 过氧化氢溶液冲洗、局部和全身抗生素、雌激素替代和镇痛药等。高压氧也可能有帮助。如果非手术治疗措施失败，应使用高压氧，通常在非手术治疗后 4 ～ 6 个月使用高压氧疗。治疗至少需要 20 次，但通常为 20 ～ 30 次。在高压氧舱中绝对大气压下进行 [在高压氧舱中以 2.4 个大气压的绝对值（ATAs）吸入 100% 的氧气]，每次持续 60 ～ 90 分钟。

　　放射治疗后宫颈和子宫坏死也很罕见，但在所有接受治疗的患者中发生率为 1.75%，目前吸烟者的发生率较高（2.76%）。临床表现包括阴

道分泌物伴有盆腔或腹部疼痛，以及在一些患者中有阴道出血。平均发病时间为 9.3 个月（范围为 2.2 ～ 20.5 个月）。与阴道坏死一样，应进行活检以排除疾病复发，但应注意不要太过激进，以免形成瘘管。治疗最初也应是非手术治疗，包括对所有患者进行戒烟咨询，用 3% 过氧化氢溶液冲洗阴道，考虑使用抗生素（通常是甲硝唑 500mg，每天 2 ～ 3 次，为期 10 天）和疼痛控制。图 23-3 显示一位在治疗后出现坏死的患者，并如前所述接受非手术治疗；在 6 个月内，她的坏死完全好转，3 年后无病。

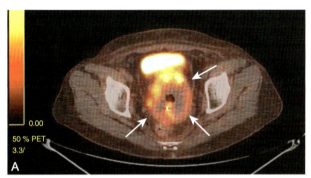

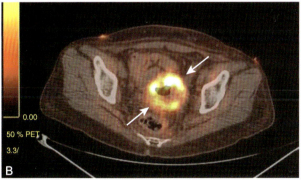

图 23-3　宫颈坏死（一）

A. 一位ⅢB 期宫颈癌患者的治疗前正电子发射断层扫描 - 计算机断层扫描（PET-CT）扫描。箭头指示宫颈病变。B. 治疗后 3 个月 PET-CT 扫描。肿瘤体积减小，但箭头显示宫颈内有持续的脱氧葡萄糖（FDG）摄入。活检未见癌症复发。患者开始使用结合雌激素阴道软膏和阴道冲洗；6 个月后，所有症状均消失，影像学检查结果为阴性

　　有时，非手术治疗不起作用，可能需要其他治疗方案。有数据表明，服用己酮可可碱（PTX）和维生素 E（生育酚）对放射性骨坏死有效。治疗方法一般包括每天 2 次服用 400mg PTX 和每天 1 次服用 1000IU 维生素 E。文献回顾表明，除了放射性皮肤和软组织损伤外，这种治疗可能对结直肠吻合和烧伤后瘢痕也有效。图 23-4 显示了一位ⅢB 期宫颈癌患者的正电子发射断层扫描

（PET-CT）图像。图像包括首次 PET-CT 扫描、放射治疗 3 个月后的 PET-CT 扫描，以及 PTX 和维生素 E 治疗 6 个月后的扫描。她在完成治疗 1 年后完全无病。

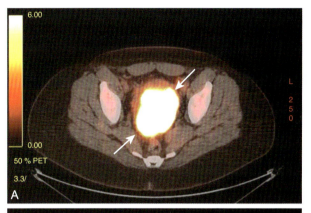

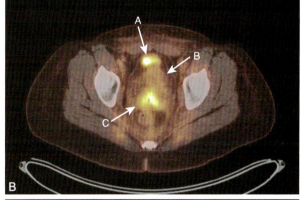

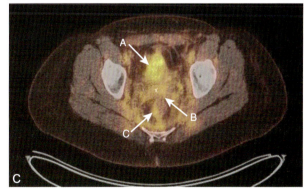

图 23-4　宫颈坏死（二）

A. 一位ⅢB 期宫颈癌患者的治疗前正电子发射断层扫描 - 计算机断层扫描（PET-CT）扫描，箭头指示脱氧葡萄糖（FDG）阳性的宫颈和子宫病变。B. 3 个月后的 PET-CT 扫描，显示肿瘤体积减小，但宫颈仍为 FDG 阳性。箭头 A 指示膀胱；箭头 B 指示无 FDG 活性的正常子宫，箭头 C 指示持续脱氧葡萄糖（FDG）阳性的宫颈。所有活检结果均为阴性，无癌症复发。患者服用己酮可可碱和维生素 E。C. 3 个月后的 PET-CT 显示所有坏死病灶的完全吸收，无任何 FDG 活性。箭头 A 指示膀胱；箭头 B 指示在近距离放射治疗时放置了一颗铂种子的正常宫颈；箭头 C 表示直肠

坏死通常在非手术治疗 4 ～ 6 个月好转。如果 4 个月内没有改善，高压氧也可能有效。对于在 6 个月内没有好转和仍有症状的患者，应考虑手术清创和切除，但这只应在最坏的情况下进行，因为这可能会导致其他并发症，如瘘管形成。

四、直肠炎

放射性直肠炎是放射引起的直肠黏膜损伤，包括黏膜脱落、小动脉血管内皮肿胀，以及随后的结缔组织纤维化和小动脉内膜炎（图 23-5）。发病率为 2% ～ 39%，与放射治疗时直肠所接受的放射剂量绝对相关。数据显示直肠炎的风险随平均直肠剂量的增加而增加，从直肠接受 50Gy 或以下患者的 2%，到直肠接受 80Gy 或以上患者的 18%。炎性肠病和获得性免疫缺陷综合征（acquired immunodeficiency syndrome（AIDS）患者患放射性直肠炎的风险更高。

根据症状出现的时间，放射性直肠炎被细分为两个不同的阶段。急性直肠炎发生在放射治疗期间或放射治疗后的 3 个月之内，通常是一过性和自愈性的；患者通常有腹泻和里急后重，一般无直肠出血。慢性直肠炎要么由急性期迁延而来，要么在潜伏期至少 90 天后开始，症状包括直肠出血，可发展到因狭窄和脓毒症而发展为肠梗阻。

在治疗症状性直肠炎方面，没有一致的指南或随机研究，大多数患者是经验性的个体化治疗。治疗方案通常是药物治疗或内镜治疗。药物治疗包括以 5- 氨基水杨酸（5-ASA）为活性成分的抗炎药、抗氧化剂、硫糖醇（口服或灌肠）、类固醇灌肠剂和高压氧等。在这些治疗方案中，使用硫糖铝和高压氧的数据最好。一项研究显示硫糖醇口服有效；另一项研究显示使用硫糖铝灌肠剂有效，92.3% 的患者报道症状改善，没有并发症发生。还有研究表示，硫糖铝灌肠剂比氢化可的松灌肠剂更能预防和处理急性直肠毒性，因此，目前在治疗急慢性直肠炎中类固醇灌肠剂的使用很有限。

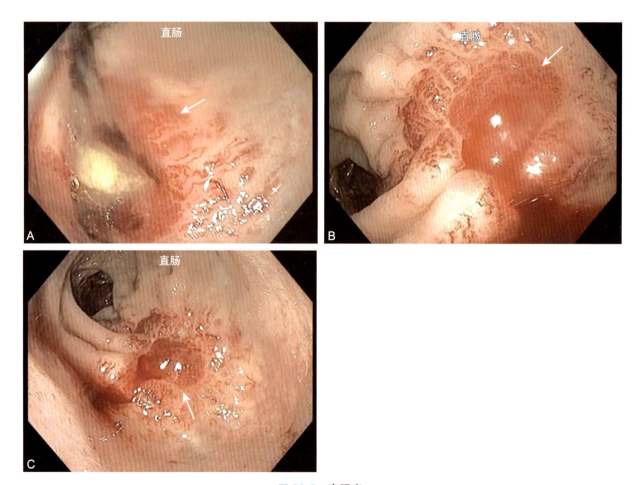

图 23-5　**直肠炎**

一位接受宫颈癌放射治疗患者的直肠镜检查。图像显示放射性直肠炎伴血管过度生成（箭头）

在一项有 120 名患者的大型随机试验中，高压氧表现出了较好的结果。其中难治性放射性直肠炎患者的治疗效果有明显改善，肠道相关的生活质量明显提高。另一项研究显示，高压氧治疗和氩等离子体凝固治疗放射性直肠炎的临床疗效差异不大，不良反应最小。

福尔马林关注最初在 1986 年用于治疗放射性直肠炎，对约 48% 的慢性直肠炎患者有效。一般而言，这种方法是安全的，但报道有出血、穿孔和瘘管的情况。然而，近年来，内镜治疗已成为慢性放射性直肠炎伴症状性出血的首选治疗方法。内镜治疗的目的是消除毛细血管扩张；其选择包括接触法，如加热器探针和双极电灼，以及非接触方法，如激光治疗、氩气电浆凝固术（argon plasma coagulation，APC）、射频消融和冷冻治疗。近年来，APC 已成为出血性直肠炎首选的一线内镜治疗方法。APC 使用惰性氩气体作为导电介质，并输送双极透热电流。治疗凝固深度有限（0.5 ～ 3mm）、均匀和可预测性是 APC 的优势。在一项研究中使用 APC 可以改善直肠症状，如里急后重，60% ～ 75% 的患者腹泻有所改善，80% ～ 90% 的患者直肠出血减轻。建议对弥漫性病变多次治疗，最多可进行 5 次。并发症的发生率在不同研究中有差异，但最常见的并发症是直肠或肛门疼痛，这种疼痛通常会自行缓解。直肠溃疡也很常见，建议对病变部位进行脉冲治疗。罕见的并发症包括尿潴留、坏死和动静脉瘘，狭窄的发生率在不同研究中各不相同，为 2% ～ 13%。

对于非手术治疗效果不佳的患者，包括那些有难治性出血症状和狭窄导致梗阻的患者，手术是最后的方法。手术干预的类型从简单的近端引流到正式的切除，包括或不包括吻合。直肠炎是放射治疗常见的不良反应，希望随着更新和更好的放射技术的发展，这种并发症的发生率将会减少。然而，在此之前，APC 等非手术治疗是慢性直肠炎伴症状性出血患者的首选治疗方法。早期发现和早期治疗将使并发症的影响最小化。对于难治性症状，应考虑手术治疗。

五、泌尿外科并发症

妇科恶性肿瘤患者使用放射治疗后，最常见的泌尿外科并发症是膀胱炎、输尿管狭窄和瘘管形成。与肠道并发症不同，膀胱并发症在发病前有很长的潜伏期，可达治疗结束后 15 ～ 20 年。这主要是因为放射治疗造成的损伤具有累积性和渐进性。导致坏死的因素包括放射治疗的总剂量、治疗的区域、并发症（尤其是心血管疾病）和吸烟。

（一）放射性膀胱炎

由于定义、评估和患者选择的不同，放射治疗后放射性膀胱炎的发生率有很大差异。然而，报道的 3 级或以上的毒性发生率为 5% ～ 10%，如果包括一级毒性，则高达 50%。在急性期，患者有尿急、膀胱痛症状；在慢性期，患者可反复出现肉眼可见的血尿、尿失禁和尿频症状，这可能导致终末期症状，包括需要尿路改道的纤维性、萎缩的低顺应性膀胱。膀胱镜检查通常表现为白色和不透明（磨砂状的）的黏膜，早期伴有毛细血管扩张（图 23-6）。

有学者尝试过预防措施，但效果不一。有趣的是，患者曾被安排服用蔓越莓汁或药片来治疗症状或预防尿路感染。一项对 13 个随机对照试验的系统回顾和 Meta 分析表明，含有蔓越莓的产品有抗尿路感染的保护作用，该机制可能是这些产品强大的抗氧化性能，它可以减轻膀胱黏膜的炎症。蔓越莓片或蔓越莓汁应被视为治疗或预防膀胱炎的第一步。

硫酸软骨素在治疗间质性膀胱炎和膀胱疼痛综合征方面的应用已经过评估。评估显示，辐射引起的糖胺聚糖（Gag）层的丢失是引起膀胱炎的原因之一，而硫酸软骨素可对其进行补充。Hazewinkel 等发表了一项随机研究的结果，其中包括 20 例患者，10 例在放射治疗期间每周接受 GAG 膀胱内注射的患者，10 例未接受任何注射的患者作为对照组。研究发现，接受注射治疗的患者在治疗期间膀胱过度活动症状较少。然而，这项研究规模很小，随访时间也有限，而且没有关于使用灌注治疗后的后期膀胱并发症发生的数据。也有报道称，在外照射或近距离放射治疗期间灌注透明质酸钠可以减少急性辐射性膀胱炎的发生率。Ots 等报道称，在每次近距离治疗前经膀胱内灌注透明质酸，与不行膀胱内灌注透明质酸相比，在宫颈癌或子宫内膜癌患者的第 2 次（20.8% vs 40.4%）和第 4 次（10.9% vs 31.9%）治疗后，放射性膀胱炎的发生率明显减少。这种灌注一般来说耐受性良好，绝对可以作为预防放射性膀胱炎的一种方法，但需要进行更大规模且

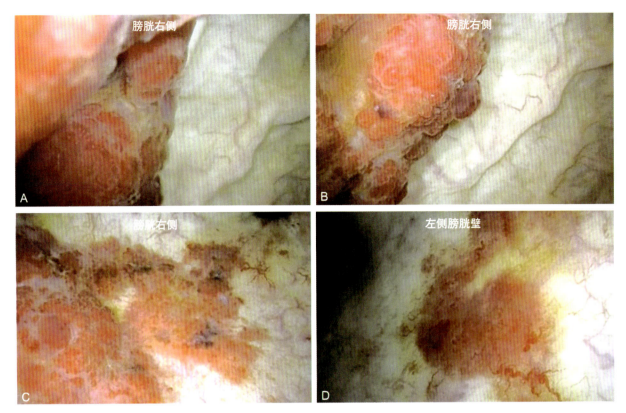

图 23-6　膀胱炎

一位接受放射治疗的宫颈癌患者的 4 张膀胱镜图像。患者出现血尿，图像显示血管过度生成的放射性膀胱炎。这些都提示严重病变。该患者接受了高压氧治疗，症状得到改善

有长期随访的研究。

急性放射性膀胱炎通常可自愈，并且对抗胆碱能药物有效（如奥昔布宁或索利那新）和缓解症状的镇痛疗法（如蔓越莓丸或苯那吡啶）有反应。通常建议休息和多饮水。慢性放射性膀胱炎很难处理，因为治疗方法很少，而且目前治疗方法的有效率各不相同。在开始任何治疗之前，重要的是排除引起症状的任何其他原因，包括尿路结石、肿瘤、感染、出血异常（药物和凝血病）和其他与膀胱无关的出血来源（肾或输尿管）。第一线治疗方法是补水，在失血过多的情况下输血，并通过三通导管持续用生理盐水冲洗膀胱，直到尿液清澈，清除所有血块为止。

如果症状持续存在，应采取更积极的措施；这些措施主要是消毒、膀胱冲洗和治疗血尿。可选择的方法包括灌注明矾或福尔马林、电灼、高压氧治疗、髂内栓塞、膀胱静水压治疗和激光凝固。每一种方法都有不同程度的有效性和膀胱毒性。用明矾或福尔马林等药剂灌洗会造成膀胱尿道上皮产生化学腐蚀，并使膀胱组织变性凝固以止血。明矾最常用，根据临床试验，有效率在

50%～100%；然而，有报道称其也有毒性作用，特别是在儿童患者和肾衰竭患者中。

高压氧通过诱导新血管生成、促进血管生成和肉芽组织增生，以及在细胞水平优化免疫功能而逆转放射性膀胱炎的病理生理。研究表明，症状控制的成功率为 27%～92%。在对高压氧治疗膀胱炎的一次系统回顾中，高压氧与透明质酸的应用在临床疗效上无明显差异。高压氧治疗费用昂贵，耗时长，每次治疗时间约为 60 分钟。

激光治疗在膀胱炎方面是一种新技术，在小型研究中已经被证明是有效的。钕钇铝石榴石（Nd：YAG）激光治疗已被证明是有效的，但会对膀胱组织造成损伤，导致纤维化、瘢痕形成和膀胱穿孔。近年来，人们使用磷酸钛钾（KTP）激光，并显示出一定的疗效，其毒性比 Nd：YAG 激光低。Talab 等观察到，该方式的止血效果能达到 92%，激光治疗后无血尿平均间隔时间为 11.8 个月（范围 1～37 个月）。

作为手术前的最后方法，可以使用福尔马林灌注。然而，其毒性很强，需要稀释以降低毒性。对于药物治疗失败的患者，手术方法包括膀胱镜

检查下电灼出血点、动脉栓塞或结扎，以及有无膀胱切除术的尿路改道。上述手术干预已经取得了成功，但这些方法也与高发病率和死亡率有关。

放射性膀胱炎是一种痛苦的疾病，会影响患者的生活质量，不幸的是，目前的治疗只针对症状，有高毒性，可能很昂贵，并有一定的失败率。目前正在进行研究，以寻找可以治疗和治愈这种疾病的新疗法，包括滴注他克莫司。然而，早期发现对于控制症状和进行治疗非常重要。

（二）输尿管狭窄

据报道，宫颈癌放射治疗后单侧或双侧输尿管远端狭窄的发生率为 0.4% ～ 2.7%。但在较早的尸检系列中，有报道表明放射性狭窄更高的发生率，为 9% ～ 19%，并且发现输尿管狭窄是宫颈癌治愈性放射治疗后患者的第二大常见死亡原因。放射治疗后无症状的时间可能为几十年，只有在偶然发现血清肌酐升高或上尿路扩张时，情况才会变得明显。狭窄的原因可能是梗阻，但更常见的是输尿管失去运动能力并因此失去推动功能，导致单侧或双侧梗阻性肾病和肾积水（图 23-7）。肾积水可导致脓毒血症和肾衰竭的危险。肿瘤进展是最常见的原因，需要排除，尤其是在治疗后的 2 ～ 3 年发现狭窄时；然而，如果并发症发生在治疗后 5 年或 5 年以后的更长时间，最常见的原因是放射治疗的并发症。放射性狭窄的最常见位置是近输尿管口的 4 ～ 6cm 处，接近最高射线暴露区域和最靠近子宫旁的组织。危险因素包括总辐射剂量、放射线应用的分次（分次越高并发症越少）、年龄大、既往手术史、局部慢性炎症、高血压、糖尿病等。

放射性泌尿系统肾积水的治疗包括放置支架或造口，以帮助增加排液。然而，这些措施通常只是暂时的解决办法，因为这些装置的使用寿命有限，也影响患者的生活质量。半永久和永久性的治疗方法是重建，包括单纯输尿管粘连松解术、端 - 端吻合术、输尿管膀胱吻合术、经输尿管造口术、输尿管回肠替代术，或用回肠、空肠或横结肠导管进行尿流改道，但所有这些手术都有较高的并发症发生率，理想选择很少。决定是否进行重建手术或尿流改道，必须考虑许多因素，包括潜在的恶性肿瘤、输尿管狭窄的位置和长度、合并其他放射性并发症的程度以及患者自身的因素，包括年龄、并发症和接受具有相当大并发症风险的手术的意愿。

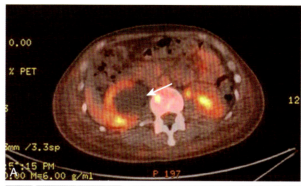
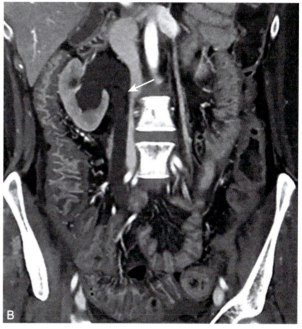

图 23-7　肾积水

A. 一位患者的 PET-CT 扫描的轴位图像，该患者因宫颈癌接受放射治疗，在放射治疗 5 年后出现右输尿管狭窄。箭头指示肾积水和扩张的右输尿管。B. 矢状位图像；同一位患者的 MRI 图像显示扩张的右输尿管和右侧肾积水。箭头指示病变部位

放射性输尿管狭窄是一种罕见的并发症，但其发生率随着治疗时间的延长而增加。患者可能会出现危及生命的后果，并发症可能影响患者的生活质量。对有症状的放射性输尿管狭窄的永久性治疗方法是重建；然而，这种手术并发症的发生率很高，对大多数患者来说不是一个理想选择。

（三）性功能和生活质量

有关生活质量的研究指出，阴道疾病和相关的性功能障碍是接受放射治疗的妇科恶性肿瘤幸存患者长期烦忧的重要原因。放射治疗对阴道黏膜的后期影响是由于纤维结缔组织内胶原蛋白生成增加引起的，导致阴道缩短、变窄和黏膜的萎

缩性变化。阴道狭窄是最常见的并发症，发生率为 1.2%～88%。阴道肿瘤进展、近距离放射治疗剂量和治疗后的阴道长度被认为是阴道狭窄的风险因素。许多国家的指南都提倡阴道扩张，以预防或降低这种发病率，帮助女性在治疗后恢复性功能，以及在治疗后允许进行充分的盆腔检查以发现复发疾病的迹象。然而，患者的依从性各不相同。来自英国的一份报道指出，只有 48% 的患者遵守了给予她们的指导意见。患者给出的不遵守指南原因包括对使用扩张器的不适，以及与扩张的侵入性有关的深层心理和情感层面的影响。

研究表明，放射治疗期间的扩张疗法未能证明任何益处，甚至可能是有害的，因此不建议这种做法。治疗后的病例分析、相关分析和与历史病例对照的比较结果表明，扩张疗法与减少狭窄有关。因此，有限数据下给出的建议是，使用扩张器或性等效物，每周 2～3 次；使用持续时间不详，但最少为 2 年。

盆腔疼痛是妇科肿瘤手术和放射治疗的另一个并发症。据报道，宫颈癌治疗后患者盆腔疼痛的发生率高达 38%。虽然人们对疼痛的病理生理尚不清楚，但手术和放射治疗后引起的内部瘢痕和粘连可能会引起疼痛。受粘连和炎症影响的盆底肌肉可能会痉挛、短缩和出现扳机点，从而导致疼痛。物理治疗干预措施，如 Thiele 按摩、扳机点治疗和瘢痕松解是几种常见的干预措施，有助于缓解癌症治疗后盆腔疼痛的情况。当患者在治疗后有慢性盆腔疼痛时，应咨询物理治疗师。

其他影响妇科恶性肿瘤治疗后患者生活质量的并发症更难治疗，包括疲劳、慢性膀胱和肠道相关并发症以及腿部水肿。性治疗师应该多去看顾有性功能障碍的患者，并且在患者出现症状之前或在早期护理前去咨询性治疗师可能是有益的。需要更大规模的研究来评估针对疼痛、性功能障碍、心理困扰和健康相关的生活质量的具体干预措施，在接受妇科恶性肿瘤放射治疗和化学治疗的妇女中的有效性。

（四）瘘管

1. **膀胱阴道瘘**　膀胱阴道瘘很少见，与疾病程度、既往手术史或手术类型和吸烟史有关（图 23-8）。接受过子宫切除、术后又进行放射治疗的患者，瘘管形成的风险增加 5～10 倍。非手术修复包括留置尿管膀胱引流、注入纤维蛋白胶和电灼术对小瘘管很有用，但对先前已接受放射治疗的患者来说成功率较低，因此不常用于放射治疗所致的瘘管患者。手术路径可经阴道、经腹、经膀胱或联合应用。经阴道手术并发症风险较低，出血量较少，恢复较快，但仅适用于小瘘管，并不是治疗复杂放射性瘘管的最佳方法。

对于复杂、复发性或大（＞3cm）瘘管，以及对于高位输尿管上区域或输尿管口附近的瘘管而言，经腹入路手术是最佳方法。使用经腹插入式移植物的成功率很高（＞95%）。移植物可取自网膜、腹直肌瓣、腹直肌皮瓣、肌皮皮瓣、肌筋膜瓣或膀胱黏膜。然而，通常这些移植物大多没有在以前有放射治疗史的患者身上进行研究。

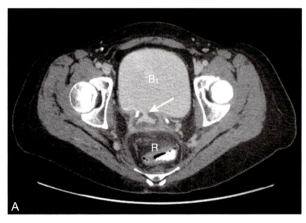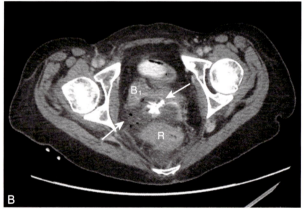

图 23-8　**膀胱阴道瘘**

A 和 B. 一位接受宫颈癌行放射治疗患者的盆腔 CT 扫描图像。A. 宫颈和膀胱（B₁）瘘管的早期图像。箭头指示膀胱和阴道间的早期通道。B.1 个月后的图像。阴道内有复合的积液，阴道和膀胱内都有气泡，代表存在感染的膀胱阴道瘘（箭头）。患者接受了双侧肾造口的尿流改道。R. 直肠

Mraz 等进行了一项研究，在这项研究中，对 4 例既往有放射治疗史的患者使用肠间移植。所有 4 例患者在术后 3.5 ～ 5 年均未发生尿漏。使用肠道皮瓣的优势在于，它是未经辐照的组织，具有良好的血管，但该技术需要高度专业化、经过跨学科培训的专家。大多数具有较大的瘘管的患者需要尿流改道。

2. 肠瘘 放射治疗后直肠与阴道、宫颈或子宫之间瘘管的发生率为 0.3% ～ 6%。导致瘘管形成的风险因素，尤其是直肠的瘘管，包括放射治疗剂量、高血压、糖尿病、吸烟、感染和术后粘连。放射治疗可致组织纤维化和闭塞性动脉内膜炎而导致组织缺血。瘘管形成的最常见部位是直肠，尤其是在接受宫颈癌治疗的患者中。瘘管通常根据部位和大小分类，可分为阴道瘘、低位直肠瘘或高位直肠瘘。小瘘管是指直径 ≤ 2.5cm 的瘘管，而大瘘管是指直径更大的瘘管（图 23-9）。

放射治疗引起的直肠阴道瘘的手术治疗较困难，因为瘘管周围的组织也受过照射，粪便改道的末端结肠造口术可能是许多患者的最佳治疗方法，因为它可以改善症状和生活质量，并发症发生率低，即使其没有治疗潜在的疾病。对于低位小瘘管，作者报道了经会阴进入瘘管，在阴道和直肠之间插入肌肉（股薄肌、缝匠肌）或使用球海绵体 - 唇瓣（Martius）这种术式有良好效果。所有这些手术都伴有临时性的粪便改道。对于高位瘘管，大多数学者建议进行直肠切除和结肠肛门吻合术。一些高位小瘘管可能会在改道术后自发愈合（20%）。不推荐在辐射导致的瘘管中使用栓塞和纤维蛋白胶，因瘘管短且经常上皮化，不适合这种干预方式；一项前瞻性的双中心研究未能显示瘘管塞的良好效果。

六、小结

大量妇科恶性肿瘤患者将接受放射治疗作为其治疗的一部分。使用放射治疗有早期和晚期的毒性反应，特别是随着更多的患者被治愈或长期生存，这些毒性可能是病态的，且肯定会影响患者的生活质量。然而，由于放射治疗的新技术不断出现和改进，包括 IMRT 和基于图像的近距离放射治疗，这些毒性反应变得越来越少。放射治疗晚期并发症很难治疗，因此预防和早期发现至关重要。要确保管理此类并发症的团队中有辐射相关并发症专家，以确保更快、更有效地管理这些并发症，并最终减少发病率和改善患者的生活质量。

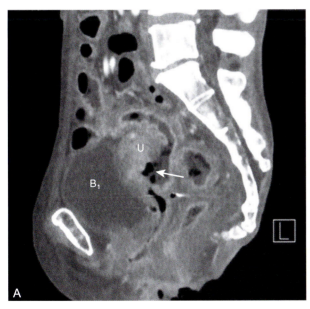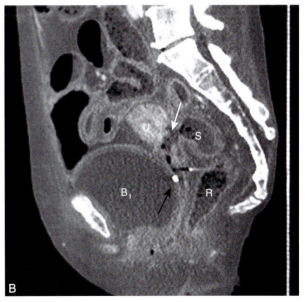

图 23-9 **直肠 - 乙状结肠瘘**

A 和 B. 患者因宫颈癌接受了明确的放射治疗。患者吸烟，她的子宫和直肠及乙状结肠间出现了瘘管。如这两张图所示，患者癌症无复发。图像显示了子宫和直肠间的交通，子宫内有气体

A. 箭头指向子宫和肠管间的交通。B₁. 膀胱；U. 子宫。B. 同一患者的另一矢状面图像。白色箭头指向子宫和肠管间的交通。高亮的种子（黑色箭头）为患者近距离放射治疗过程中置入宫颈的铂种子。B. 膀胱；R. 直肠；S. 乙状结肠；U. 子宫

第十篇　微创手术

第 24 章

妇科肿瘤单孔腹腔镜手术

David M. Boruta，Pedro F. Escobar

腹腔镜是许多妇科肿瘤手术的首选手术方法。与开腹手术相比，微创手术方法可降低发病率、缩短住院时间、恢复更快。切口并发症，包括血管和肠管损伤、术后疝、感染和疼痛仍然是我们关注重点。在腹腔镜手术中使用更小和更少的切口有望进一步降低这些风险。单孔腹腔镜手术（laparoendoscopic single-site surgery，LESS）或单切口腹腔镜，使用一个小的皮肤切口来完成腹腔镜手术操作。尽管妇科医师率先使用单切口腹腔镜进行输卵管绝育手术，但由于技术上的限制，他们不得不使用多个切口来完成更复杂的手术。近年来器械的进步让我们有机会重新审视只使用一个切口腹腔镜手术的概念。

一、单孔腹腔镜在妇科肿瘤中的可行性

2009 年，一份关于单孔腹腔镜在妇科肿瘤中应用的早期报道，描述了 13 名女性接受单孔腹腔镜的情况，其中包括子宫内膜癌和卵巢癌分期、盆腔淋巴结清扫、降低风险的子宫切除术和双侧输卵管 - 卵巢切除术（bilateral salpingo-oophorectomy，BSO），以及切除复杂肿块的附件手术。该报道发表后，多家机构的作者确定了利用单孔腹腔镜可进行复杂的妇科肿瘤手术，如腹主动脉旁淋巴结切除术和根治性子宫切除术的可行性和安全性。

在一篇回顾性报道中，讲述了 100 名患者利用单孔腹腔镜治疗子宫内膜癌的情况。这篇报道囊括 3 家机构的初始案例，从而包含了学习曲线。对 48 例和 27 例女性分别进行盆腔和腹主动脉旁淋巴结切除分期手术。检出盆腔淋巴结中位数为 16 个（1 ～ 31 个淋巴结）和腹主动脉旁淋巴结中位数为 7 个（2 ～ 28 个淋巴结）。手术时间中位数为 129 分钟（45 ～ 321 分钟），估计平均出血量为 70ml（10 ～ 500ml）。报道了 4 例术中并发症和 1 例患者需要中转开腹手术以修复盆腔淋巴结切除术中受伤的闭孔神经。另一位患者术中需改用多孔腹腔镜（multiport laparoscopy，MPL）控制阴道旁出血，除此之外无其他改单孔腹腔镜手术为其他手术的记录。未报道长期随访情况。

另一份回顾性的多中心报道中描述了 22 例早期宫颈癌患者行根治性子宫切除术的治疗情况。LESS 在 20 名女性术中取得成功（91%）。清扫的盆腔淋巴结中位数为 22 个（4 ～ 34 个淋巴结）。手术时间中位数为 260 分钟（149 ～ 380 分钟），而出血量中位数为 60ml（25 ～ 350ml）。一名躯干型肥胖的妇女需要增设一个孔，对另一名需要修复淋巴结切除术期间发生的髂外静脉损伤的妇女采用剖腹手术。所有患者手术肿瘤切缘呈阴性。其中一名患者有 2 处淋巴结转移，另一名患者有子宫旁转移。随访中无复发(中位数 11 个月，1 ～ 35 个月)。

尽管以上的报道说明了用单孔腹腔镜实施妇科肿瘤手术的可行性，但与其他微创手术相比，其潜在优势有所限制。此外，这些报道来自于在多孔腹腔镜和单孔腹腔镜方面有丰富经验的外科医师，这可能限制对其他外科医师更广泛的适用性。无论如何，需要好的研究设计来比较单孔腹腔镜与多孔腹腔镜的临床结局。

二、单孔腹腔镜技术的潜在优势

大量观察性研究已经探讨了 LESS 相比 MPL 在良性或恶性妇科手术方面的潜在益处。这些回顾性研究大多集中在附件手术或子宫切除术上。前瞻性研究较缺乏（表 24-1）。

总的来说，报道的结果包括不同术式的手术时间、估计失血量、住院时间和并发症发生率的比较。与 MPL 相比，LESS 的优势包括减少术后疼痛、减少与切口相关的并发症和更加美观。虽然这些报道有一定的可信度，并且具有直观的意义，但仍需要进一步的研究与其他更大数据的随机对照试验。

（一）术后疼痛

妇科手术后的疼痛程度各不相同，并受患者和技术因素的影响，包括可改变的和不可改变的。考虑到 LESS 只有一个小皮肤切口，相比于 MPL，理论上其应该进一步减少切口相关的疼痛。几组对比试验和 3 个随机对照试验探讨 LESS 可能使术后疼痛减轻的假设。

在第一项随机试验中，100 名女性接受了 LESS 或 MPL 辅助经阴道子宫切除术。每一次手术都是由一位主治手术医师和一名助理手术医师完成。MPL 由一个 12mm 的脐部切口和 3 个 5mm 的切口完成（耻骨上、右下腹及左下腹）。LESS 则由一个 1.5cm 脐部切口和 1.5～2cm 筋膜切口完成。LESS 组的 2 例患者需要额外的一个切口（耻骨上），以协助松解粘连，但没有患者需中转开腹。两组在手术时间、估计失血量、住院时间、并发症发生率等方面无明显差异（$P > 0.005$）。术后 12 小时、24 小时和 48 小时采用视觉模拟量表（visual analog scale，VAS）独立评估术后腹痛和肩痛的情况。这种延时评估可能

是因为进行此研究的地区（中国台湾）住院时间较长（两组住院时间 > 3 天）。VAS 由一条 10cm 的未分级线组成，范围从"没有疼痛"到"极痛"。按要求服用镇痛药 [哌替啶和（或）替诺昔康]，计算术后 48 小时累积剂量。与 MPL 相比，LESS 术后 24 小时和 48 小时的腹痛评分明显降低 [24 小时时（3.64 ± 2.75）vs（5.08 ± 2.76），$P=0.011$；48 小时时（1.94 ± 2.31）vs（2.84 ± 2.07），$P=0.043$]；LESS 术后服用镇痛药累计剂量较 MPL 明显减少 [哌替啶（74.4 ± 24.25）mg vs（104.8 ± 57.08）mg，$P < 0.001$]。两种术式 12 小时后的术后疼痛或任一时间肩部疼痛均没有区别。虽然患者被随机分配到 LESS 或 MPL 组，但患者和统计疼痛评分的人员知道她们的伤口数量，无法保证双盲。这种缺少盲法的操作可能会影响试验结果。关于麻醉和术中给药镇痛的细节未被报道，这也可能影响术后疼痛评分。

在第 2 项随机试验中，60 名患者通过 LESS 或 MPL 进行附件手术。MPL 有一个 10mm 的脐部切口和 3 个 5mm 的下腹部切口。而 LESS 则有一个 1.5～2.0cm 的开放伤口。严格规范麻醉方案，包括术中的镇痛药物的使用。需要注意的是，皮肤切口术前和术后均没有使用局部麻醉。两组均未发生术中并发症或转为开腹手术，手术时间相近。分别于术后 20 分钟、2 小时、4 小时、8 小时通过 Valsalva 动作，用类似的 VAS 方法评估术后疼痛程度。当统计人员收集数据时保证对患者手术方式为盲法。LESS 组的患者每隔一段时间，术后和 Valsalva 动作后疼痛均减轻。术后 4 小时差异最大，具有统计学意义（分别在静息和 Valsalva 动作后 $P=0.004$ 和 $P=0.01$）。LESS 组的患者也有使用镇痛药 [（8 vs 21）次，口服或静脉注射对乙酰氨基酚 1000mg，$P=0.01$]。出院时

表 24-1　单孔腹腔镜和多孔腹腔镜的随机对照试验

作者	年	手术	患者数目	评论
Chen	2011	子宫切除	100	同一术者。单孔腹腔镜与多孔腹腔镜相比，术后 24 小时和 48 小时疼痛评分更低，镇痛药物用量更少。其他结果相似
Song	2013	子宫切除	40	同一术者。单孔腹腔镜与多孔腹腔镜相比，术后 1、4 周和 24 周美观满意度更高
Fagotti	2011	附件手术	60	同一机构。单孔腹腔镜与多孔腹腔镜相比，术后 4 小时疼痛评分更低，镇痛药物用量更少。其他结果相似
Hoyer-Sorensen	2012	附件手术	40	同一机构。标准的术前镇痛用药方案。单孔腹腔镜与多孔腹腔镜相比，总体疼痛评分或镇痛药物使用方面无差异

不同手术方法的疼痛无差异（住院时间中位数分别为 1.3 天和 1.4 天）。因此，尽管在术后疼痛和镇痛药用量方面的差异达到了统计学意义，但其临床意义可能存在争议。

第 3 项随机试验比较 40 例 LESS 与 MPL 进行附件良性疾病手术术后疼痛的差异。该研究的潜在意义是其标准化的术前镇痛方案。术前 1 小时，所有妇女均口服对乙酰氨基酚 1.5g、双氯芬酸 100mg 及羟考酮 10mg。此外，在皮肤切开前皮下注射 0.5% 盐酸布比卡因。术后 6 小时和 24 小时用 10 分量表评定术后疼痛和特异性肩部疼痛。两组患者术后 6 小时和术后 24 小时疼痛评级相近（LESS 与 MPL 相比，6 小时，2.2 vs 1.9，$P=0.62$；24 小时 3.0 vs 2.5，$P=0.35$）。此外，两组对术后镇痛的要求无差异。严格的术前镇痛方案和局部麻醉对结果的影响尚不明确，但通过手术方式可能有助于改善其镇痛方案。需要注意的是，接受 LESS 的患者较 MPL 组患者有更明显的肩部疼痛症状（6 小时，2.4 vs 0.6，$P=0.01$；24 小时，3.1 vs 1.4，$P=0.03$）。该作者猜测 LESS 组肩部疼痛较多的原因可能是因为其长达 42 分钟的手术时间，而 MPL 组手术只需 31 分钟。总的来说，目前已有的证据表明，与 MPL 相比，LESS 术后镇痛措施的使用和术后疼痛可能减少，但这种差异的临床意义可能较小。

（二）切口并发症

仅用一个开放性切口，理论上可减少切口相关的并发症，如血管壁、胃肠道或神经损伤等。这些损伤在临床上非常重要，所幸 MPL 较少发生。尽管使用 LESS 预期可降低以上损伤的发生，但目前研究的样本量用来说明此假设还不够充分。至今尚没有研究表明在降低切口并发症上 LESS 与 MPL 相比有统计学差异。

然而，对于 LESS 尚有争议的是，使用更大的脐部切口可能会导致更多的术后切口疝发生。在另一个研究中，证明了套管针尺寸和切口疝之间的相关性，这也说明了此假设可能成立。最近对 19 项随机对照试验（包含 1705 例患者）进行 Meta 分析，比较 LESS 和 MPL 完成胆囊切除术或阑尾切除术后切口疝的发生率，提示 LESS 术后切口疝的发生率较 MPL 略高。在 LESS 组中，2.2% 的患者发生套管针部位疝，而 MPL 组为 0.7%[优势比（odds ratio，OR），2.26；95% 可信区间（confidence interval，CI），1.00 ～ 5.08；

$P=0.05$]。对 14 项被认为具有 "高质量或可接受质量" 的试验进行二次分析后发现 OR 为 2.88（95% CI，1.09 ～ 7.61；$P=0.03$）。作者们承认他们的研究具有局限性。有关关闭筋膜的方法和随访评估的详细信息在一些研究中没有报道。在 19 项研究中，仅 2 项发生切口疝。此外，在 19 份报告中，1 份报告合并数据的相对权重为 20.1%。在这项由企业赞助的研究中，参与研究的外科医师对 LESS 的经验有限，如果在敏感性分析中排除了这项研究结果，则 LESS 术后套针部位疝的发生率为 10%，而 MPL 术后为 1.6%。如果在敏感度分析中不包括本研究的结果，将不会有 LESS 术后切口疝的发生率较高的结论（OR，1.85；95% CI，0.58 ～ 5.86；$P=0.30$）。无论如何，建议在 LESS 术中应 "谨慎地关闭筋膜"。

对 211 名因一系列适应证在 4 家机构接受 LESS 治疗的女性进行回顾性队列分析，闭合筋膜可选用延迟可吸收的 0-Vicryl 缝线（Ethicon，Somerville，New Jersey）连续缝合法或用间断的 8 字缝合。经平均随访 16 个月后，2.4%（$n=5$）的患者在术后 3.5 ～ 18 个月发生脐疝。大多数患者都有额外的危险因素，如肥胖或结缔组织疾病。在没有这些危险因素的患者中，脐疝的发生率仅为 0.5%。这些数据与已报道的 MPL 数据相当。

（三）美观

LESS 切口的美容效果取决于每个特定患者的手术前脐的大小和外观，以及手术医生 "隐藏" 切口的能力。虽然与有 3 ～ 5 个手术切口的 MPL 相比，LESS 术中只需缝合脐部的伤口，可改善其美观程度，但在妇科手术中有关此问题的研究还较缺乏。

在一项以 40 名患者为样本的随机对照研究中，调查其 LESS 或 MPL 术后对切口外观的满意程度。分别于术前、术后 1 周、4 周和 24 周完成体像问卷（Body Image Questionnaire，BIQ），该问卷是一种评估身体形象和美容满意度的有效工具。MPL 有一个 12mm 的脐部切口，2 ～ 3 个 5mm 的下腹部术口。两组在临床人口学数据、手术次数、子宫重量、围术期并发症发生率、术后住院时间、术后疼痛评分、镇痛方案等方面均无明显差异。在术后 1 周、4 周和 24 周，LESS 组的女性比 MPL 组的女性明显有更高的美观满意度（$P < 0.01$）。

在一项调查研究中，展示了 250 名女性无瘢痕腹部的照片。每张照片都注明典型的切口长度和位置标记，以及是使用 LESS、MPL 还是机器人辅助腹腔镜（robotic-assisted laparoscopy, Ral）进行妇科手术。当被要求将切口按优先顺序排列时，第一个选择 MPL、LESS 或 RAL 分别为 56.4%、41.1% 和 2.5%。值得注意的是，MPL 照片显示脐部的切口为 5mm，而 LESS 的切口为 25mm。虽然 3 个其他 MPL 的切口位置都画在腰围以下，但现实中这往往是不切实际的。

（四）切口实用性

虽然未在已发表的报道中提及，但我们以及许多其他使用 LESS 的妇科医师发现，在很多情况下 LESS 术中使用较长的切口是有必要的。MPL 的大部分切口都是为了减少筋膜损伤。即使切除正常大小的附件，比如降低风险的双侧输卵管 - 卵巢切除术，更不用说附件大块肿块，通常不可能不扩大其中一个切口或使用阴道切开术来取出标本。扩大切口取出标本后，由于维持气腹困难，其他步骤的进行也可能会变得困难。另外，如果在 LESS 术中病理评估发现切除的附件肿块是恶性的，则可以很容易地重建气腹以进行腹腔镜分期手术。此外，LESS 的切口可用于类似"小剖腹手术"的体外手术，如部分大网膜切除术、小肠切开修补术，甚至小肠切除吻合术。此外，当需要做进一步的腹腔镜治疗时，更换 LESS 的接入设备时也很方便。最后，经典的 LESS 脐部切口的中央位置提供了往盆腔和上腹部的通道。这有助于在妇科恶性肿瘤的综合手术分期过程中进行彻底的腹腔内评估，同时尽量减少潜在的伤口并发症。

三、单孔腹腔镜手术的挑战

腹腔镜的最初发展需要使用一个切口和一个腹腔镜，该腹腔镜包括一个用于通过活检钳等简单工具的通道。MPL 是通过一个小切口来克服操作中的技术挑战。虽然多个孔的放置便于进行更复杂的腹腔镜手术程序，但使用更多的切口没有其他的临床价值。目前在器械方面的进展为这些技术挑战提供了不同的解决方案，并促进对单孔腹腔镜的思考。

（一）气腹的维持

气腹是腹腔镜手术所必需的，并且腹腔镜孔和体壁之间需密封。通常一个切口一次只能通过一个器械。为进行 LESS，则必须多个器械通过一个切口。多个公司研制的设备可克服这一困难。

虽然这里提到了美国普遍使用的装置，但不应将其视为一种规范。每种设计都有优势和局限性，取决于手术医师和特定病例的需要。

三端口 +、三端口 15 和四端口 +（olympus America. Center Valley, Pennsylvania）是由两个带中间塑料套筒的柔性环组成的单端口接入装置（图 24-1）。经由引导器通过切口将一个环放置到腹膜腔中。当中间的塑料套筒被拉紧时，第 2 个环被推到腹部的皮肤上。该装置可通过长达 10cm 的体壁切口。然后将密封的、可移动的盖子放置在外圈上。与盖有关的设计在不同的切口数量和大小（5 ～ 15mm）时有所不同。开口是灵活的，允许放置直的或弯的器械。也有用于充气和气体疏散。

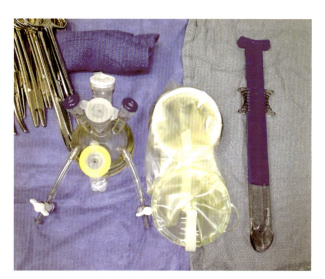

图 24-1 Olympus 端口 +（Olympus America, Center Valley, Pennsylvania），包括（从左至右）一个带孔口的盖子、带中间塑料套筒的柔性环和一个插管器

GelPOINT 高级接入平台（Applied Medical, Rancho Santa Margarita, California）由 3 部分组成：Alexis 切口牵开器，一个胶封的盖子和几个低断面端口组成（图 24-2）。切口牵开器由两个带有中间套筒的柔性塑料环组成。其中一个环通过直径 1.5 ～ 7cm 的切口插入。另一个环通过缩小中间塑料套筒的长度而拉紧皮肤。一旦该装置紧贴在腹壁上，使用可移动的胶封盖子，开启用于充气和排气的阀门。还有 3 个 5 ～ 10mm 和 1 个 12mm 低断面的套管（端口），可以通过套口安放任何匹配的器械。GelPOINT 微型接入平台（应用医疗）是一种类似但更小的装置，可容纳直径为 1.5 ～ 3cm 的切口。

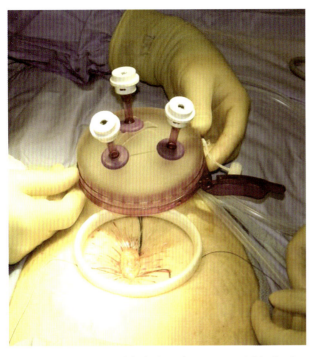

图 24-2　GelPOINT 高级接入平台 （Applied Medical, Rancho Santa Margarita， California）由一个 Alexis 切口牵引器、一个胶封的盖子和几个低断面端口组成

SILS 端口 （Medtronic，Minneapolis，Minnesota）由 4 个中央通道的泡沫塞组成（图 24-3），将其放置在一个切口内，穿过腹壁，但目前只有一个型号（约 4cm 长）。3 个通道端口直径为 5 ～ 15mm，第四通道用于充气。

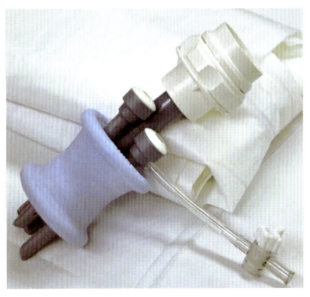

图 24-3　SILS 端口（Medtronic，Minneapolis，Minnesota）由泡沫塞组成，泡沫塞上有 4 个中央型孔道，通过这些孔道来放置端口和通气管

LESS 不一定需要专用接入设备才行。多个套管也可以经一个皮肤切口通过单个筋膜穿刺口。锚式单孔腹腔镜套件 （SurgiQuest， Milfbrd，Connecticut）包括 3 个专门的 5mm 端口，可"自锚"到腹壁，且可以"自我调整"到与腹壁厚度一致。自我调整的设计减少切口内、外端口所占的空间，使端口彼此更加紧密。在完成 LESS 后缝合筋膜缺损处，既便于取出标本，又便于充分缝合切口。

一种创造性的方法是使用外科手套覆盖 Alexis 切口牵开器（应用医学），通过多种设备来维持气腹状态。在手套手指上剪开几个孔，通过这些孔可以放置任何需要的腹腔镜套管。

（二）防止手的碰撞

在 MPL 术中，需确保腹壁切口之间有足够的距离，使手术医师的手在术中移动时不会碰撞。切口间的距离越近，手术医师的手在操作中发生碰撞的可能性就越大。单孔腹腔镜，顾名思义，迫使多个仪器通过同一个切口。如果仪器是针对同一个的手术目标，它们彼此间将是平行的，这会导致手术医师的手碰撞。

有几种技术解决方案可以帮助最大限度地减少这一问题。一些端口装置的设计允许在同一切口内放置不同的器械，但在体外彼此间离得较远。无论如何，它们都必须通过同一个筋膜创口，其大小限制了扩张端口的空间。若把仪器的长度设计得长短不一，这样在垂直方向上彼此就是分离的。使用临时或永久性弯曲的器械可以使器械的尖端达到目标术野，同时可保持术者手之间的距离（图 24-4）。目前可获得各种各样的一次性和可重复利用的组合器械，包括抓取器、持针器、剪刀、吻合、缝合和能量装置。例如 FLEXLAP 组合器械（Advanced Endoscopy Devices，Canoga Park，California）和 Roticulator 内钳取器，还有 SILS 钳（Medtronic）。仪器通过一个端口放置，然后弯曲 90°。器械的人类工效学和仪器的易用性因制造商不同而有所差异。虽然有可重复利用的固定弯曲器械（Olympus America），但它们只能与使用端口长度很短的接入设备组合使用。弯曲的仪器无法通过长且直的管道。

LESS 可通过标准的直式腹腔镜工具完成，但必须采取措施，以保证手术医师的手之间有足够的空间。通常，手术医师同时持有两种器械通过 LESS 接入设备：一种用于解剖和切割工具，通常需供能，另一种是钳取组织的钳取器。如果两者都是刚性的、直的工具，并都针对同一个手术目标，手术医师的手往往会碰撞。例如手术目标位置略靠近，将骨盆漏斗韧带(infundibulopelvic，IP)转向侧方，固定输卵管，可使体外术者的手之间有足够的距离。与复杂的一次性使用器械相比，使用这些标准的可重复利用的仪器可以为外科医师节省成本且更易熟悉。

（三）手术三角

使用弯曲或铰接的器械除了使双手在体外分开外，还可以在手术目标处重新形成手术三角（图24-4）。在开放手术和MPL手术中公认的是，手术三角需要两种器械从相反方向对手术目标操作。这种三角关系有助于基础的外科操作，包括牵引-反牵引和复杂的解剖操作.使用两个刚性的、直的器械从同一处或切口限制了手术三角，并容易造成体外术者手的碰撞。按如前所述的方式，抓住与手术靶点相邻的组织，并在某种意义上将该组织作为器械的延伸，以便在目标处提供牵引力，这样可能就可以使用直的器械。使用一个弯曲或铰接器械，使仪器的尖端在腹腔内重定向并形成三角，从而避免体外手的碰撞，但增加成本和人类工程学方面的复杂程度。

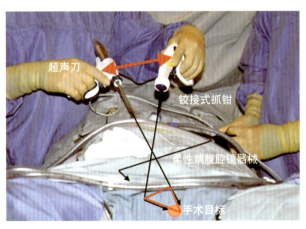

超声刀

铰接式抓钳

柔性端腹腔镜器械

手术目标

图 24-4　在腹腔镜单孔手术（LESS）中，使用铰接式柔性器械实现外部手的分离和内部三角测量

（四）术野

在腹腔镜手术中使用多切口，腹腔镜的入路位置与手术器械的位置不同。这便于建立手术器械接近手术目标时的二维成像。0°的腹腔镜和其他手术器械通过同一个手术切口会使二维成像受限（"向下视图"）。且如前所述，它还会导致手的碰撞问题。

解决这一问题的最简单的方法是使用倾斜的腹腔镜（如30°），最好使用比术中其他仪器更长的腹腔镜。这有助于摄像头的头部避开仪器外部和垂直运动的手。因使用有角度的镜头观察术野，提高了二维透视的效果，腹腔镜远离器械轴的运动便自然实现了。

灵活的尖端腹腔镜，如Olympus ENDOEYE FLEX（Olympus）和Stryker IDEAL EYES HD（Stryker Endoscopy，San Jose，California），使腹腔镜尖端在多个方向上运动，角度可达100°（图24-5）。这有利于摄像头机械臂远离术者的手，同时尖端朝向可以对准目标组织（图24-4）。Olympus America ENDOEYE 3D（Olympus America）可通过重建深度觉提供三维成像，但目前只有10mm直径的械柄可做到。械柄越大越不理想，因为它在狭小的、单个切口内占据太大的空间，减少了其他仪器的移动性。

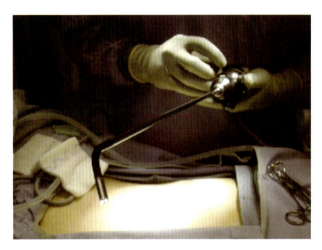

图 24-5　Olympus 美国 ENDOEYE FLEX 柔性端腹腔镜

（五）学习曲线

MPL 必须培训和技能练习才能安全有效地进行。考虑到前面提到的问题，LESS 肯定不容易，甚至可能比 MPL 更具难度。大多数已发表的关于 LESS 的研究中的手术医师都在 MPL 方面有一定的经验，而这有助于他们掌握LESS所需的技能。在一项研究中，对一位手术医师通过 LESS 进行子宫切除术的学习曲线进行评估，其中包括他的前 100 次手术。40 台手术后，手术时间明显缩短。此后手术时间较稳定，作者提出，40 台手术后才能熟练地完成 LESS 子宫切除术。鉴于这项研究代表了一位经验丰富的腹腔镜手术医师的经验，目前还不清楚其结果在所有妇科肿瘤手术医师中是否具有普适性。

一项对 20 名没有腹腔镜手术经验或模拟训练经验的医学实习生进行的小型研究，研究与 MPL 相比 LESS 是否"对新手来说真的更难"。参与者通过 3 个切口或 1 个切口在标准的箱形训练器上完成两项转移任务和一项解剖任务。在 2 天的时间内，11 次评估他们在完成任务时的错误和时间。与基线相比，LESS 和 MPL 参与者的最终评分都有所提高。在 LESS 和 MPL 组操作相同次数之后，这两个组操作所需时间基本不再变化。与 MPL 相比，LESS 组的出错率需要多操作 2 次才不再变化，但在最终的错误率要低于 MPL 组。这些发现，尽管由于样本量小和实验室设置而有所局限，但仍能说明熟悉 LESS 所需技能的时间可能与 MPL 相似。此外，在 LESS 训练之前，可能不需要 MPL 方面的专业知识。

四、有关单孔腹腔镜的建议

LESS 最初的开展可能很具有挑战性，甚至令人沮丧。在利用 LESS 进行妇科肿瘤实践中时，一些实用的建议将会有所帮助。

（一）患者的选择

当手术医师开始应用 LESS 进行手术时，应先选择身体素质良好的患者，且没有手术史或进行过简单的手术。总之，手术操作简单，例如 LESS 用于预防性双侧输卵管 - 卵巢切除术。更复杂的手术，包括子宫切除术或切除较大的卵巢肿块，或预期大面积的粘连或子宫内膜异位症，应推迟至有足够的硬件或技术条件再进行。为了安全性或有效性应与患者适当沟通，并保证需要时增加切口（即换为 MPL）。

（二）设备定位

在初始时，应使用简单的设备，以使获得的技能符合 LESS 的基本原则：单孔装置的放置，切口内器械的排布，以及在避免外部的手碰撞的前提下移动器械。如铰接工具和尖端灵活的腹腔镜等专门的设备，将产生额外的学习曲线。一次同时使用多个新器械可能造成 LESS 时感觉不好。推荐在一系列的手术中使用同一种器械，然后再尝试使用多种器械。一旦熟练一种器械或方法，有利于探索新的办法，比较将更有意义。此外，如果需要使用铰接工具或尖端可调腹腔镜，则需要多次在 MPL 术中使用熟练。在熟悉的手术环境熟悉使用器械会比较轻松。最后，强烈建议在现场手术之前先在一个简单的箱形训练器内进行练习。

（三）仪器、手和身体位置

谨慎地选择合适的位置安放器械对于实现预期的器械位置和组织内部操作是必不可少的。一个基本的原则是，组织朝向手术医师的移动最好通过将器械放置在离术者最远或对侧的进入装置的开口中来实现。然后将机械手柄从手术医师的身体移开，则组织移向术者。同样地，将离术者较近的通道的器械向着术者方向移动，使组织远离术者。使用器械时不允许器械或手交叉。当至少有 3 个端口可供术者使用时，侧面的开口应用于使组织回缩的抓取器，中央的开口用于操作的器械（例如，切割或解剖器械、吸引器或剪刀）。

一般来说，腹腔镜的位置应在最前端套管的开口内（图 24-6）。这样，外部摄像头朝患者胸部移动时，内部镜头移向术野，可以避免体外手术医师握持的器械发生碰撞。有角度的镜头或柔性腹腔镜的尖端也可朝向手术目标。即使是 LESS 术中最简单的操作，使用子宫操纵器也非常有帮助，它有助于提供额外的组织回缩和移动的空间，而不受通过腹壁创口的器械的局限。助理手术医师通常负责腹腔镜和子宫操纵器的操作。

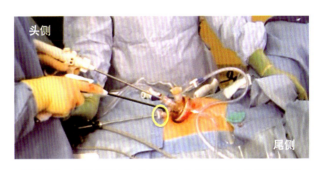

图 24-6　单孔腹腔镜（LESS）入路端口内的器械位置

患者的手臂应置于两侧，以便手术医师站在患者头端。手术医师身体应垂直于患者身体的纵轴，如有必要，手术医师应站在一个台阶上，以确保肘部与身体处于适宜的位置。手术医师在两侧均可手术，但在手术目标对侧进行是最容易的。常用的是手术医师站在患者右侧，两只手握持腹腔镜器械，助理手术医师站在患者左侧，右手拿着腹腔镜，左手拿着子宫操纵器。还有人认为，手术医师站在患者头端进行手术，是一种使镜头朝向骨盆的方式。

五、机器人辅助单孔腹腔镜手术

在 MPL 术中，机器人辅助已经司空见惯。

这可能很快能促进更多的手术医师进行 LESS。尽管可能很快会有竞争性平台，达芬奇外科系统（直观手术，Sunnyvale，California）是目前唯一获美国食品药品监督管理局（FDA）批准用于 RAL 的器械。2009 年首例对机器人辅助单孔腹腔镜用于妇科肿瘤手术（robotic-assisted laparoendoscopic single-site surgery，R-LESS）的报道，描述了通过脐使用 GelPort（应用医学，Rancho Santa Margarita，California）和标准 EndoWrist 器械（直观手术）进行预防性双侧输卵管 - 卵巢切除术和子宫全切术的情况。作者认为 R-LESS 是可行的，但将为 MPL 设计的器械用于 LESS 操作中仍有些问题，包括机器人手臂碰撞（拥挤）、手术三角减小，以及术中由于 Gelport 的完整性不佳导致的气腹欠缺。

2014 年，达芬奇单孔器械被美国食品药品监督管理局（FDA）批准用于良性条件下的子宫切除术和输卵管 - 卵巢切除术。单孔机器人手术旨在克服单孔腹腔镜手术的局限性，在单一切口环境下，避免器械的碰撞和重建常规三角剖腹术。而这些进步是通过带有弯曲套管的柔性轴的器械实现的。仪器的弧度使他们可以从对侧方进入手术区域，从而在最大限度地保持机械臂间的距离的同时重建手术三角（图 24-7）。

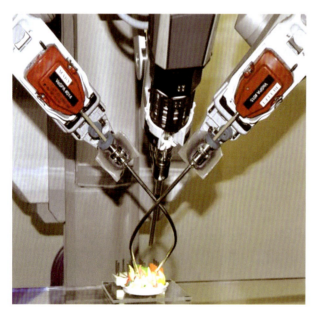

图 24-7 最大限度地保持机械臂间的距离的同时重建手术三角

在美国批准之前，意大利的作者介绍了 19 例

子宫内膜癌早期行子宫切除术和双侧输卵管 - 卵巢切除术的患者的初步经验，并与使用 LESS 的 38 例相似的患者进行比较。手术时间中位数相近，无术中并发症的报道，无手术转为 MPL。作者们承认，他们关于 LESS 的专业知识可能限制了他们理解机器人平台的优势的能力，但他们特别欣赏的是，与传统的 LESS 相比，使用机器人工具"避免了器械之间恼人的碰撞"。

自早期研究以来，引入了其他的器械，包括持针器和双极钳，进一步提高了 R-LESS 的性能。最近的一份报告报道了各种妇科手术的进行，包括全子宫切除术和保留宫颈子宫切除术、输卵管 - 卵巢切除术、卵巢囊肿切除术和 R-LESS 治疗子宫内膜异位症。92.5% 的患者成功完成了手术，其中 2 名患者需要增加一个孔，一名患者需换为传统的多孔 RAL。作者再次强调他们在 LESS 的丰富经验，但结论是 R-LESS 是可行的且对于目标患者是安全的。

在一项关于因良性病变而接受子宫切除术的患者的回顾性队列研究中，R-LESS 组与 LESS 组各有 50 名患者。报道中提到在并发症发生率、估计失血量或中转为 MPL 比率上无明显差异。R-LESS 组手术时间更长，出院更早。值得注意的是，所有的 LESS 是由一个手术医师在 R-LESS 之前做的。这名医师和其他两名医师进行 R-LESS 手术。一个按照先后顺序的评估研究证实手术时间呈下降趋势，R-LESS 下降趋势比 LESS 更明显。

最初的研究表明，R-LESS 在有经验的微创外科医师手中是可行的，尤其是那些有 LESS 经验的外科医师。需要进一步的研究来评估 R-LESS 的引入和开发是否会使 LESS 在妇科肿瘤领域均能得到更广泛的应用，并评估其与传统的多端口机器人辅助 MPL 和 LESS 相比可能带来的好处。

六、手术步骤

以下部分描述了在妇科肿瘤中 LESS 的关键步骤。除了 R-LESS 之外，单孔接入装置和仪器的选择由手术医师自行决定。虽然每个制造商建议接入设备的位置不同，但大多数使用最初开放的腹部入路或 Hasson 技术。虽然切口不一定在脐部，但在下文的描述中假定在这个位置。先前提出的原则 LESS 的使用建议，有助于完成接下来的步骤。通常，LESS 完成特定的手术的步骤应与传统 MPL 中的步骤相同。

（一）单孔腹腔镜下附件切除术

1. 放置宫内机械手：如果允许，宫内操纵器对于妇科 LESS 手术非常有帮助。操纵者移动子宫和与子宫相连的组织，不需要在腹腔放置额外的腹腔镜器械，就可以进行牵引 - 反牵引操作。

2. 切开腹壁，置入 LESS 装置。

3. 腹腔检查和腹腔冲洗：大范围的腹腔检查可以通过位于中心位置的 LESS 切口完成，特别是借助可活动的腹腔镜头和操作手术台改变患者的位置。使用腹腔镜肠钳时，轻柔地控制组织和器官，可以提供腹腔内 4 个象限的视野。

在整个手术过程中，应该明确地意识到，斜面的或顶端可弯曲的腹腔镜与 MPL 中的 0° 腹腔镜不同。虽然这些腹腔镜有助于提供合适的视角，减少 LESS 术中手的碰撞，但手术医师应谨慎地考虑这些微妙不同可能对视觉上的解剖关系有所改变。

手术器械按照前面描述的基本原则放置在端口内（见关于使用 LESS 成功的实用技巧的部分，包括器械、手和身体的位置）。

4. 盆腔解剖结构的识别和修复：和 MPL 一样，识别关键的盆腔解剖结构，包括输尿管、乙状结肠和血管等，是 LESS 开始必要的步骤。建议采用粘连松解术恢复正常的解剖关系。在极少数的情况下，可以通过腹膜充分显示沿着盆腔侧壁的输尿管。当不容易看见时，建议在切断附件韧带之前进行腹膜后输尿管的定位。使用宫内操纵器把子宫举向对侧盆壁的方向以充分显露阔韧带。由远端输卵管或 IP 韧带上的抓取器进行内侧牵引可以使后叶绷紧，同时用切割工具做一个大面积的腹膜切口。类似的动作通过举宫和牵拉有助于保持腹膜后打开。当沿着阔韧带的内侧叶识别输尿管时，用一种钝性工具如吸引器直接沿着腹膜后间隙分离。

5. 分离子宫卵巢韧带和输卵管：正常情况下，在 MPL 术中，分离子宫底的输卵管和子宫 - 卵巢韧带之前，先分离 IP 韧带和卵巢血管。在 LESS 术中，这些步骤的逆转通常更符合人体工程学。用抓取器抓住输卵管远端，将附件从骨盆向头端牵引，可充分显露卵巢子宫韧带。抓住 IP 韧带的抓取器朝侧方移动，以保持 IP 在中间伸展，可能导致手术医师和助理手术医师的手碰撞。前一种方法需患者取头低足高位，附件垂向头部，提供必要的手术显露。使用后一种方法可能更有挑战

性，特别是对于较大的附件来说，因为必须从侧壁抬起卵巢，用唯一的抓取器显露 IP 韧带。

6. 切断 IP 韧带和卵巢血管：不管顺序如何，在 LESS 离断血管时都要谨慎。良好地使用电凝装备和止血封闭至关重要。因缺乏器械牵拉和压迫，LESS 处理意外出血比 MPL 更困难。牵拉分离血管蒂后彻底裸化骨盆漏斗韧带并离断。切断 IP 韧带后，离断所有附件和盆腔之间的组织。

7. 附件标本取出：预防性双侧输卵管 - 卵巢切除术时，附件可以很容易地通过脐部切口而不需要腹腔镜袋。当有附件肿瘤，在离断前置入袋内可减少切口或腹腔污染的风险。腹腔镜袋通过接入装置上合适的端口进入，保持气腹的同时使用腹腔镜引导，将样本放置在袋中。将开口的袋子携至腹部创口取出。吸出囊液来减压肿块，直到囊袋可以通过创口通道取出。过程中应注意避免袋子破损。

8. 器械复位和切口闭合：当在短时间内无气腹的情况下，确认无出血后，所有的器械和接入装置被移除。通过脐部切口解除气腹。用可吸收缝线连续缝合筋膜，例如 0-Vicryl 线或聚二氧酮线（PDS；Ethicon）。皮肤创缘用皮下缝合材料如 4-0 可吸收线（Ethicon）缝合，并使用无菌敷料覆盖。

（二）单孔腹腔镜子宫切除术

1. LESS 双侧输卵管 - 卵巢切除步骤 1 ~ 4：为 LESS 子宫切除术做准备时，重复某些步骤很有必要。除宫内操纵器外，还需使用举宫杯和阴道封堵器球囊。虽然可以通过阔韧带的后叶切口建立腹膜后入路，但通常是通过双侧圆韧带进行分离。然后根据 IP 韧带的离断情况和 BSO 计划决定是否在一定程度上扩大切口。

2. 子宫卵巢韧带与输卵管的离断：即使 BSO 与子宫切除术同时进行，建议先进行子宫 - 卵巢韧带和输卵管的离断术、子宫切除术，然后再分离 IP 韧带，完成 BSO。如果子宫切除术早期切断 IP 韧带，使附件附着在子宫上，则可能会在手术过程中不可避免地在后陷凹内影响显露。在 MPL 过程中，虽然辅助抓取器可以较容易抓住附件，但 LESS 不同。

3. 分离膀胱：腹膜切口穿过两圆韧带之间的阔韧带到达反折腹膜。这个切口最好远离手术医师。例如，如果手术医师站在患者的右侧，切口最好朝向患者左侧。在这个位置，手术医师最

好用左手握着抓取器并穿过最左边的孔，右手抓持切割器械并穿过中央的孔。用抓取器将膀胱反折腹膜推向远端，切割工具则从右向左穿过并切开。

助手应将带有举宫杯的宫内操纵器稳定地举向头端，以在宫颈阴道结合处举宫杯的位置提供明显的分界。这使输尿管移向侧方，并指导手术医师行阴道切开术并确定其位置。举宫杯较稳定的压力也在将膀胱从宫颈和阴道移开，提供反向牵引力于膀胱上。根据手术医师的需要，如显露或反向牵引，助理手术医师需要前后左右调整子宫的位置。

4. 子宫血管裸化和离断：在对子宫血管离断的方法中，需要注意，如在前面 LESS 双侧输卵管-卵巢切除术中步骤 6 中讲述的，用电凝器械止血。除了将膀胱充分地向前移位，部分腹膜的切口跨过后陷凹或稍微高于举宫杯水平也有助于子宫血管的裸化。组织解剖应集中在或轻微偏向举宫杯头端。在举宫杯水平以下解剖是不必要的，并可危及输尿管。也可不切断而用电凝，这应该在离断前双侧均完成电凝，以减少离断后出血的风险。然后，在举宫杯的水平立即切除子宫血管。轻轻分离使蒂部略微横向偏离举宫杯口，确保接下来的阴道切开术和阴道闭合过程中不被干扰。

5. 阴道切开：在举宫杯杯缘处切开阴道。这时如果不用抓取附近的组织，手术医师可以选择用一只手操纵子宫，另一只手在腹腔镜下进行切割。如前所述，如果手术医师站在患者右侧，则右手握持举宫器，而左侧通过中央端口的工具进行阴道切开术。如果为安全地完成手术，有必要推开膀胱或肠管，则由助手继续控制子宫位置。不断调整子宫位置，以确保举宫杯和腔镜切割工具间达到适当的切割角度。一旦离断，就可以从阴道取出子宫。

6. 阴道闭合：通过阴道塞保持气腹。MPL 期间的缝合需要在腹壁不同部位放置器械，实现手术三角和手术医师两手分离。LESS 术中，用传统的腹腔镜技术进行缝合非常困难。相反，阴道断端可使用经阴道缝合，也可以使用缝合装置如 Endo Stitch（Covidien）。

Endo Stitch 是使带缝线的细针穿过钳口间夹持的组织。一种用于阴道断端闭合的无结技术使用的是吸收 LAPRA-TY 可吸收缝合夹（Ethicon），用于 48in 内缝合线的末端。所述缝合器械通过

10mm 切口。手术医师在患者的右边，用右手控制器械。左手可以握着通过左侧切口的抓钳来抓取阴道边缘。缝合首先从外到内，穿过左下角阴道断端。移开器械，将缝合线拉出，这样 LAPRA-TY 缝合夹在线的末端被拉到断端上。一定长度的缝合线的一部分由助手控制在腹部外面，给断端提供向上的牵引力。重新接上内缝合器，缝线从内到外通过阴道残端左上角穿出。再次移除器械，缝合被拉紧。从这一点开始，缝线是通过阴道前壁由外向内并通过后壁由内向外连续缝合。一次次全层缝合结束后，移除缝合装置，拉紧缝线。从左到右，手术医师站在患者右侧并从手术医师的对侧开始。由助理手术医师紧握的缝合线一定程度上起到了组织抓钳的作用。完成断端缝合后，将 LAPRA-TY 可吸收缝线夹应用于缝合端与断端之间，其余缝合线被剪断。

7. 完成 BSO（以前未行子宫切除术）。详见前文"单孔腹腔镜下附件切除术"所述的步骤 6 和 7。

8. 器械复位和切口缝合。参见前文中关于"单孔腹腔镜下附件切除术"的步骤 8。

(三) 单孔腹腔镜手术下分期淋巴结切除术

在子宫内膜癌或卵巢癌患者中，分期淋巴结切除术通常与子宫切除术和 BSO 同时进行。在前期手术中未进行分期时或当临床上局限于单侧卵巢癌的年轻妇女需要保留生育能力时，该术式可单独进行。前面描述了 LESS 子宫切除术和附件切除的步骤，这些步骤可作为 LESS 分期淋巴结切除术的前期工作。

1. 盆腔淋巴结切除

(1) 术野定向和显露：患者被置于较陡的头低足高位。将小肠和直肠乙状结肠轻柔折叠并移出骨盆，用无损伤抓钳显露骨盆。手术医师站在目标盆腔对侧。用尖端可弯曲腹腔镜正对髂外血管水平，类似于开腹盆腔淋巴结切除术。

(2) 关键结构的识别和腹膜后间隙的显露：如果尚未同时进行手术，则通过阔韧带后叶腹膜切开一个切口，平行于髂外血管。确定盆腔关键的解剖标志，包括髂总动脉分叉为髂外动脉和髂内动脉，各自沿着盆腔侧壁及其相关的静脉，旋髂静脉穿过髂外动脉、膀胱上动脉、生殖股神经、输尿管沿着阔韧带的内侧走行。阔韧带的内侧叶和膀胱上动脉位于内侧，而膀胱旁间隙和直肠旁间隙则通过轻柔、钝性剥离逐渐形成。小心地对

髂外静脉进行内侧牵引有助于在无血管平面内将淋巴结与骨盆外侧侧壁分离。生殖股神经应在左侧外侧沿腰大肌的位置。随着这些无血管间隙的深入解剖，大部分淋巴结从盆腔组织游离。

（3）从髂血管和闭孔神经分离淋巴结：钝性将淋巴结从髂血管中分离，使用多功能 5mm 腹腔镜器械对小血管和结缔组织凝切止血。从髂外动脉外侧开始剥离。裸化髂外血管，将脂肪和淋巴组织从外侧向内侧剥离。解剖应沿着整个血管逐渐进行，使淋巴结组织向血管内侧游离。只要显露足够的腹膜后空间及识别关键盆腔结构，淋巴结容易被剥离。在闭孔内使用切割工具之前，应先确定闭孔神经并仔细确定其走行。一旦确定，淋巴结可以从下面的神经上剥离。钝性工具，如吸引器通常有助于执行这些操作。

（4）剥离淋巴结组织：切除的淋巴结组织放入内镜袋中，经脐切口取出。另外，在对侧盆腔淋巴结清扫时，可将袋子留在盆腔内；两个袋子随后被一致地取走。在取出和短时间放气后，腹部再次充气，用无菌水冲洗创面并检查以确保止血。

2. 腹主动脉旁淋巴结切除

（1）术野定向和显露：患者被置于较陡的头低足高位，向侧方倾斜可能有助于腹主动脉的显露，必须将小肠和网膜推到上腹部。尽管术中没有要求显露十二指肠平面，但在术中需要显露更多的头端部分时很有必要。鉴于 LESS 术中没有多个腹腔镜器械，组织的牵拉可能比多孔腹腔镜下行腹主动脉旁剥离时更困难。可能需缝线牵拉技术以充分显露，其中在小肠和肠系膜间做临时缝合，使腹膜固定在腹壁的预期位置，将小肠和（或）大肠置于术野外。

手术医师和助手的位置有多种方案。术者应尽可能用自己习惯的 MPL 腹主动脉旁手术操作时同样的腹腔镜视图及器械位置。例如，助手握持尖端可弯曲腹腔镜站在患者左侧，使腹主动脉在显示器上相对垂直的位置，就像手术医师在机器人辅助下行腹主动脉旁淋巴结切除术所见。如果需要，这个视图可以旋转到水平的位置。如此，手术医师在患者的右侧，同时解剖左、右侧的淋巴结。手术医师站位应远高于腹部，手术台位置低，必要时站在踏板上。垂直于腹部进行手术。这个高姿势有助于保持手术医师的手肘靠近身侧，肩膀更加放松。

（2）右侧解剖：在右髂总动脉上方腹膜做一个与血管平行的切口，并在腹主动脉上方向头端延伸。应从头端向越过髂总动脉的输尿管做切口。保持侧面腹膜切缘，钝性分离升结肠及其系膜和侧面的右输尿管。一直分离到右卵巢静脉汇入腔静脉水平。

然后，使用类似于盆腔淋巴结切除术描述的器械和技术，小心地将淋巴结从腔静脉和主动脉分离，从而取出右侧的淋巴结。最好从尾端向头端进行操作，在骨盆解剖学入口处开始，并延伸到预期头端的标志。用抓钳牵拉淋巴结丛逐渐向头端、向内侧和中心牵引，并与腔静脉分离。分离后，将分离的淋巴结丛置于腔镜袋中，并置于盆腔稍后取出。

（3）左侧解剖：手术医师和助理手术医师保持相同的姿势，尖端可弯曲腹腔镜的位置使得在显示器的左下角可以看到腹主动脉。是垂直还是水平地观察腹主动脉，取决于手术医师的习惯。应从腹侧肠系膜下动脉和腹主动脉分叉水平、降结肠和乙状结肠肠系膜的无血管面开始显露左侧淋巴结。一起识别、移开左侧输尿管和肠系膜。

从左侧盆腔淋巴结清扫术的上界开始显露淋巴结并逐渐向头端移动。以钝性分离为主，与右侧相似。虽然许多手术医师只将左侧解剖到 IMA 水平，有可能使用缝线适当牵拉肠和肠系膜，淋巴结丛也可能在左肾静脉的水平显露。

一旦淋巴束完全显露并分离，仅留下椎旁结缔组织，从尾端至头、内侧至外侧进行解剖。与右侧一样，将淋巴结丛向头端牵拉。如果需要，可以分别分离 IMA 上方和下方的淋巴结。将分离的淋巴结被放置在腔镜袋中，连同之前已分离装袋的右侧淋巴结通过脐部切口取出。切除后，经短时间减低腹压，腹部再次充气，创面用无菌水冲洗并检查，以确保完全止血。

（4）腹膜外入路行腹主动脉旁淋巴结切除术：在传统的腹腔镜下，左侧髂嵴附近采用单孔腹腔镜行腹膜外分期亦可行。这一术式的详细介绍已经发表。显露在腹主动脉旁区对这一术式很理想，因为可完全避开肠道和其他腹膜组织。

（四）机器人辅助下单孔腹腔镜行全子宫切除和双侧输卵管 - 卵巢切除术

需要在脐部做一个 2.5cm 的皮肤切口，并使用 Hasson 法进入腹腔。因此除了材料更加精细和容易断裂外，端口排布和 SILS 端口（Medtronic）

类似。端口应用弯钳逐渐"喂入"切口，轻轻滑入，不可强拽。

　　放置好单孔装置后开始充气，即使在没有套管针的情况下漏气也很少。安装镜头套管针，机器人系统对接。在直视下安装短而弯的套管，机械臂2在机械臂1前，套管针针面朝向中线。在端口内，套管通道交汇。因此，在放置套管时，针尖将在对侧出现（图24-8）。

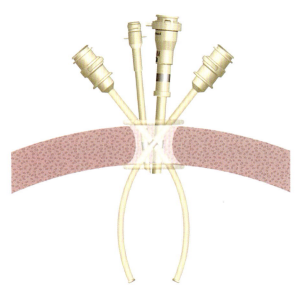

图 24-8　机器人套管穿过端口

　　手术医师手放在控制台上（如手术医师用右手控制器械的顶端）时，注意到机械臂2（患者左侧）握持平台右侧器械，机械臂1（患者右侧）握持平台左侧器械。侧方对接也是可行的；然而，这样做会限制对侧的移动范围。在大多数情况下，中心对接是首选。

　　完全机器人辅助子宫切除术和卵巢切除术是经美国食品药品监督管理局（FDA）批准可行的单孔机器人技术。盆腔淋巴结切除术或前哨淋巴结标记和切除是该平台对选定的患者或研究机构审查委员会批准可行的适应证外的应用。经典的仪器配置包括优势手中的单极钩或剪刀和非优势手中的双极抓钳或闭合器。然而，最优的配置取决于每位手术医师的舒适度和经验。

　　成功的单孔机器人子宫切除术包含开腹和腹腔镜手术的技术。切开圆韧带，显露腹膜后间隙（膀胱旁间隙、直肠旁间隙），以裸化卵巢血管和显露输尿管。打开膀胱子宫反折腹膜，推开膀胱以远离子宫下段和子宫颈。裸化、凝固和切割子宫动脉。然后，扩大腹膜切口，分开骶韧带，注意避免侧面的输尿管和后方的直肠。切开阴道穹隆，阴道残端的闭合可经阴道或用单孔机器人持针器完成。

七、小结

　　大量对比研究和3个随机对照试验表明，在多种妇科手术中，LESS和MPL相比，可减少术后疼痛和镇痛措施，并改善美容效果。在大多数研究中，回顾性研究和较少的研究人群限制了目前这些结论的可靠程度。与开腹手术相比，MPL的优点相对显著。但与MPL相比，LESS的优势较小，在统计学层面其优势较难体现，虽然临床意义明显。无论如何，额外的切口和套管针穿刺有助于患者预后的论点似乎站不住脚，因为它们在技术上对安全完成手术并非必需。

　　目前的文献大多证实LESS在大多数妇科肿瘤中的可行性。在制订任何腹腔镜治疗妇科恶性肿瘤的治疗计划、降低疼痛和减少切口并发症时，应该考虑此方法。当计划切除包块时，LESS是非常有利的。LESS的潜在优势，促进了外科器械发展和有志于此的手术医师对克服LESS障碍培训计划的进一步发展。大多数观点认为剖腹切口应尽可能大，以保证手术安全有效，应该更加提高对LESS优势的认识已成共识。

　　同行审查

　　Boruta 博士和 Escobar 博士均无相关利益冲突。

　　感谢

　　Elsevier 之前发表了此章节的部分内容（Boruta DM. Laparoendoscopic single-site surgery in gynecologic oncology：an update. Gynecol Oncol. 2016；141：616-623）。

第 25 章

妇科恶性肿瘤的腹腔镜手术

Reitan Ribeiro，Audrey T. Tsunoda

20 世纪 70 年代末，腹腔镜手术开始应用于附件肿瘤的治疗。然而，自从 Daniel Dargent 在 1989 年首次对使用腹腔镜技术评估盆腔淋巴结进行了描述之后，腹腔镜技术在妇科肿瘤手术中才变得更加普及。几年后，Querleu 等描述了第 1 例宫颈癌患者的腹腔镜下盆腔淋巴结清扫术。不久，大量的回顾性和前瞻性研究为其他腹腔镜手术的可行性提供了证据。一项在妇科肿瘤学会（Society of Gynecologic Oncology，SGO）成员中针对目前使用的微创技术（包括传统腹腔镜、机器人辅助腹腔镜和单孔腹腔镜）进行的调查显示，在过去 10 年中，微创手术的适应证已经由子宫内膜癌的分期扩展到早期宫颈癌和卵巢癌的手术治疗。此外，研究人员还发现单孔腹腔镜的使用仍然有限。

对于子宫内膜癌，微创手术已被认为是金标准。妇科肿瘤学组（Gynecology Oncology Group，GOG）发表于 2009 年的 LAP2 研究，被认为是腹腔镜在子宫内膜癌中应用的转折点。临床 I～ⅡA 期子宫内膜癌患者以 2∶1 的方式随机分组，通过腹腔镜（$n = 1696$）或开腹（$n = 920$）进行全面手术分期。与开腹手术相比，腹腔镜手术明显减少术后中、重度并发症的发生率（分别为 14% 和 21%），术中并发症发生率类似。住院 2 天以上的发生率明显低于开腹手术（分别为 52% 和 94%）。术后 6 周的生活质量评估明显高于开腹手术，差异具有统计学意义，包括更高的癌症患者生命质量（Functional Assessment of Cancer Therapy-General，FACT-G）评分、更好

的身体功能、更好的自我形象、更轻的疼痛和生活质量影响、早期恢复正常活动和重返工作岗位。腹腔镜和开腹手术的总体复发率均较低且非常相似（分别为 11.4% 和 10.2%）。该研究还报道两组患者的预计 5 年总体生存率几乎均为 89.8%。

腹腔镜手术的潜在缺点之一是手术时间更长（中位数，204 分钟 vs 130 分钟）。25.8% 的腹腔镜手术患者中转为开腹手术，主要原因是显露不良、肿瘤转移、出血、年龄较大或体重指数（body mass index，BMI）过高。这么高的中转开腹率也可能与手术医师的学习曲线有关。缺乏经验的手术医师被允许参与，并且没有对腹腔镜或腹腔镜手术进行质量控制。这样高的中转率在今天是不能接受的，而且目前的中转率约为 5%。因此，有理由相信，与开腹手术相比，GOG LAP2 的研究结果更有利于腹腔镜手术。

腹腔镜手术的总体生存率、无病生存率和癌症相关生存率与开腹手术相当，出血量和术后并发症显著降低，盆腔和主动脉旁淋巴结的获取率无显著差异。腹腔镜技术还可缩短住院时间、减少疼痛及更快地恢复日常活动。这些优点与腹腔镜最相关，并扩展到几乎所有的外科领域。

在宫颈癌领域，Nezhat 等于 1992 年首次描述腹腔镜下根治性子宫切除术。与开腹根治性子宫切除术相比，腹腔镜下根治性子宫切除术反映了腹腔镜手术的普遍益处，尤其是减少住院时间、减少出血、恢复更快、减少总体住院费用和术后疼痛。

对于卵巢癌患者，开腹分期手术或腹腔镜分

期手术的准确性和充分性似乎相当，两种方法都没有带来生存优势。与往常一样，腹腔镜手术可以降低术后并发症发生率、缩短术后住院时间、减少出血量。然而，在回顾性队列研究中发现，与开腹手术相比，腹腔镜手术中肿瘤破裂的发生率更高。目前尚无随机研究比较开腹与腹腔镜下卵巢癌的分期手术。

晚期卵巢癌患者行腹腔镜下肿瘤细胞减灭术仍有争议。Nezhat 等研究发现，完全腹腔镜下初次或中间型肿瘤细胞减灭术在精心挑选的假定ⅡC 期或更高级别的卵巢癌患者中在技术上是可行的。其他作者也提出，腹腔镜可以在不影响生存率的情况下使部分经选择的复发卵巢癌患者获益，但对于广泛腹膜种植、多部位复发和（或）广泛粘连的患者，剖腹手术似乎更可取。

最近，新辅助化学治疗之后行中间型减瘤术已成为不适合完成初次满意的肿瘤细胞减灭术患者的治疗选择。在这种情况下，诊断性腹腔镜被公认为是确定患者是否应接受初次肿瘤细胞减灭术或新辅助化学治疗的最佳诊断工具。

本章详细介绍妇科肿瘤的主要腹腔镜手术，重点是手术过程中的技术方法，特别强调可能优化程序步骤的潜在策略。关于这些技术的详细信息可以在本章的视频附件中找到。

一、腹腔镜手术的患者选择

虽然在妇科癌症患者中很少有腹腔镜手术的禁忌，但所有手术医师都必须学会对理想的腹腔镜手术患者进行适当的评估。在考虑进行腹腔镜手术时，必须仔细彻底地回顾患者有关的合并症和以往治疗过程的所有细节。此外，必须考虑到腹腔镜手术有相对禁忌证和绝对禁忌证，并且这些可能因人而异。

最常见的与患者有关的禁忌证之一是患者不能耐受足够的气腹或头低足高体位。还应考虑既往手术史和既往手术所见，这可能与广泛的腹腔内粘连有关。以前做过多次手术的患者，尤其是那些因脏器破裂或腹膜炎而接受手术的患者，可能被认为是腹腔镜手术的相对禁忌证或绝对禁忌证。当评估肿瘤相关的禁忌证时，我们应该明确是否有广泛转移性疾病的证据，当有大的附件肿块时肿块的大小是否会妨碍手术医师在手术中观察重要结构。然而，我们应该知道大的卵巢囊肿不应该仅基于其大小来判断是否是禁忌证，因为

肿瘤通常是囊性的，囊液可以被抽吸从而避免开腹。固定的肿瘤可能也被认为是相对的禁忌证，然而，仔细的解剖可以使这些肿瘤最终被游离。晚期卵巢癌或子宫内膜癌肿瘤细胞减灭术被认为是腹腔镜的禁忌证。值得注意的是，肥胖不应被认为是腹腔镜手术的禁忌证，但它与较高的中转开腹率有关。

二、术前评估

在考虑腹腔镜手术患者时，需要考虑许多与开腹手术相同的标准。然而，我们还需要注意，患者需要被放置在头低足高的体位，她们要能够忍受连续几小时增加的腹腔内压力。有严重吸烟史或肺部疾病史的患者，特别是慢性阻塞性肺疾病（chronic obstructive pulmonary disease，COPD）患者，中转为开腹手术的风险更高。在腹腔镜手术中，增加的腹压会使横膈上移，膈肌位移减少，导致小气道提前关闭，使术中肺不张、功能残气量下降。此外，膈肌上移使肺非依赖部分优先通气，导致通气 - 血流灌注与较高程度的肺内分流。

吸烟是众所周知的肺部疾病的危险因素，但不一定是肺部并发症的危险因素。Graybill 等报道：“从不吸烟者”腹腔镜妇科手术后肺部并发症的发生率为 2.1%，过去吸烟者为 4.5%，现在吸烟者为 0。因此，吸烟史并不明显影响术后肺部及上呼吸道并发症，不应成为腹腔镜手术的禁忌证。

在晚期 COPD 患者中，通气 - 血流灌注不匹配、气体交换减少与肺泡通气不足综合作用最终导致呼吸衰竭。当这种情况与前面提到的生理变化相结合时，患者更容易受到气压 - 容积伤、高碳酸血症和酸中毒的影响。一般来说，这些患者仍受益于腹腔镜手术，因为它降低术后肺部感染的风险。基线动脉血气测量在预测高危患者时可能有用，二氧化碳分压（$PaCO_2$）＞ 5.9kPa 和氧分压（PaO_2）＜ 7.9kPa 均提示结局不良。肺活量的测定有助于确诊并评估 COPD 的严重程度，从而可以识别出存在中转开腹风险的患者。为了避免这些患者中转开腹，腹内压应保持在 10mmHg以下（通常为 8mmHg），并与麻醉医师保持持续沟通以处理任何不良事件。

心脏病患者有腹腔镜并发症的风险。由于血管收缩和儿茶酚胺的释放增加后负荷，气腹可能引起血压升高。后负荷增加和心动过速加重心肌

负荷，易导致缺血。升高的胸腔内压力可减少静脉回流，降低心脏前负荷及舒张末期容积。这种变化，即使是暂时的，也会导致心排血量减少，加重心力衰竭、心肌缺血和心律失常。此外，头低足高的体位也可能使心功能下降。Falabella 等对接受机器人辅助下前列腺切除术患者进行的一项研究证实，陡峭的头低足高体位使患者静脉回流增加，前负荷及心肌壁压力增加。尽管如此，腹腔镜对进行一般外科手术的充血性心力衰竭患者是安全的，并且如果患者术前的心功能能得到改善，腹腔镜似乎对降低死亡率有保护作用。

肿瘤处理、组织取出及穿刺部位转移

在接受腹腔镜手术治疗的恶性肿瘤患者中，约 1% 的患者发生穿刺部位转移（Port-site metastases，PSMs）。95% 的患者在 PSM 诊断时即伴有合并癌或其他部位癌转移。宫颈癌及子宫内膜癌腹腔镜术后 PSM 的发生率 < 0.5%，且大多与合并癌有关。腹壁转移不仅局限于腹腔镜手术，在开腹手术中也有相似的发生率。

PSMs 发生的确切机制仍不完全清楚。相关理论包括腹腔镜器械引起的肿瘤细胞的脱落和扩散；频繁更换器械导致套管针位置的直接种植；标本通道的直接种植；气腹对癌细胞气溶胶化的影响，当释放气腹时会产生"烟囱效应"，导致肿瘤细胞在穿刺部位的通过增加；以及恶性肿瘤细胞在腹腔镜腹膜穿孔部位优先生长。在实验模型中，局部免疫反应和组织损伤也被认为是引起 PSMs 的原因。

避免 PSM 应遵循一些原则，包括避免肿瘤操作和无保护的肿瘤取出。争取用内镜袋通过套管针取出淋巴结或其他潜在的恶性组织。Zivanovic 等发表 PSMs 最大规模的研究结果，包括 1694 例腹腔内恶性肿瘤患者。20 例（1.18%）有 PSMs 记录，其中 15 例诊断为上皮性卵巢癌或输卵管癌。20 例患者中有 19 例（95%）在诊断 PSM 的同时发现合并癌或其他部位转移癌。

用于组织取出的切口必须足够长，常见的错误是切一个小切口，然后使用过多的牵拉力，这可能导致标本袋破裂和潜在的组织溢出。大多数情况下，扩大切口 1cm 或 2cm 足够轻松取出组织并节省时间。

烟囱效应也被认为是 PSM 的一个可能原因。这里指气体沿套管针泄漏引起的穿刺部位肿瘤细胞数量的增加。在对套管针部位进行分离时，气

体湍流可能有利于脱落的肿瘤细胞栓塞。含有肿瘤细胞的气体在手术过程中会在套管和腹壁之间泄漏，如果套管针取出后通过切口排出气体，在手术结束时也会有含有肿瘤细胞的气体通过切口。因此，我们建议手术医师在拔出套管前先将气体和液体排出。

在实验模型的基础上，提出了碘伏灌洗穿刺部位作为一种降低 PSM 的方法。Eshraghi 等在大鼠模型中使用结肠癌细胞表明，用氟尿嘧啶灌洗穿刺部位可显著降低转移的发生率（30% vs 81%）。在另一项研究中，Neuhaus 等将大鼠随机分为 5 组：①对照（无腹腔内灌注）；②腹腔内灌注生理盐水；③腹腔内灌洗碘伏溶液；④腹腔内甲氨蝶呤灌洗；⑤肌注甲氨蝶呤。在所有治疗组中观察到肿瘤种植和 PSMs 显著减少。迄今尚无在人类穿刺部位灌洗的研究。

Ramirez 等提出一系列减少 PSM 的预防措施，见表 25-1。

表 25-1　**减少穿刺口转移的预防措施**

最大程度减少组织损伤和器械转换次数
固定穿刺套管
切除边缘足够的肿瘤组织
使用保护袋取出肿瘤组织
拔出穿刺套管前吸净腹腔内液体
用穿刺套管放出腹腔内气体
用 5% 聚维酮碘冲洗穿刺口
关闭穿刺口腹膜（10 ～ 12mm 穿刺套管）

由 Pedro Ramirez 医师授权

三、患者及手术室设置

在腹腔镜手术中，患者的体位和套管针的放置至关重要，其重要性不可低估。我们建议手术医师始终自己给患者摆放体位，尽量不要把这项任务委派给手术室的工作人员。在大多数腹腔镜盆腔手术中，患者处于改良截石位（图 25-1）。鉴于患者在盆腔手术期间将处于陡峭的头低足高位置，必须确保患者（尤其是肥胖患者）能够正确地固定在手术台上，以避免滑动和发生事故。这可以通过使用固定在患者下方台子上的泡沫垫来实现。放置气动间歇压缩装置；患者的腿必须足够外展以便于举宫。对于盆腔手术，大腿在腹部弯曲，但在腹膜后或上腹部手术期间，它们必须是平的（与躯干成 180°），以避免手术医师的手与患者的大腿之间冲突。即使是以前做过子宫

切除术的患者，如果需要阴道或直肠探查，以及膀胱镜检查或直肠吻合器放入，建议取改良截石位。我们把骶骨远端放置在手术床外作为参考，因为它允许用宫内操纵器进行完全的子宫移动，并在必要时允许插入直肠吻合器。

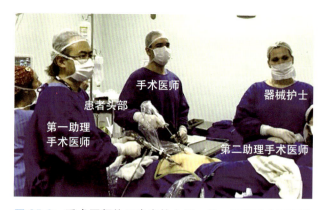

图 25-2　手术医师位于患者的左侧。第一助理手术医师位于患者的右侧，手持摄像头；第二助理手术医师位于患者两腿之间，手持宫内操纵器。器械护士位于患者左腿外侧

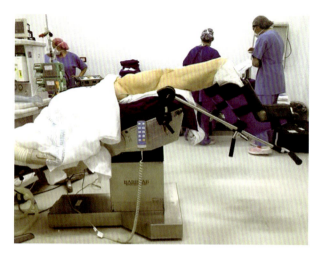

图 25-1　患者双腿分开，使第二助理手术医师可以进行会阴操作。膝关节轻度屈曲，置入加压装置。手臂沿身体摆放

作为摆体位的最后一步，患者的手臂放置在体侧。手术医师必须确保手臂有适当的衬垫，以避免缺血、静脉通路阻塞、血氧计或血压测量装置的错位。通常不建议将手臂伸展，因为这可能会干扰手术医师对盆腔进行充分解剖。一旦患者就位，放置导尿管，插入宫内操纵器。如果是前哨淋巴结切除，必须在宫颈扩张前注射示踪剂。如果是肉眼可见肿瘤行宫颈广泛切除的患者不用宫内操纵器，但如果需要可以使用阴道探针。一些医师在肉眼可见的宫颈癌患者中也避免使用宫内操纵器。对于标准定位，术者在患者左侧，第一助手在患者右侧，第二助手在患者两腿之间，洗手护士在患者左腿外侧（图 25-2）。

（一）套管针放置

在一项比较使用气腹针、套管针直接插入（direct trocar insertion，DTI）和开放技术的前瞻性随机试验中，595 例手术中有 36 例（6%）发生轻微并发症：腹膜外气体灌注（$n=6$，仅在气腹针组）；穿刺部位出血（$n=2$，在气腹针组；$n=2$，在 DTI 组；$n=1$，在开放技术组）；穿刺部位感染（$n=5$，在气腹针组；$n=6$，在开放技术组）；网膜损伤（$n=6$，在气腹针组；$n=3$，在 DTI 组）。气腹针组 4 例及 DTI 组 1 例进入失败。气腹针组、

DTI 组及开放技术组的平均进入时间分别为 212.4 秒、71.4 秒及 161.7 秒。在主要并发症中，有 1 例肠损伤是由于气腹针技术所致。因此，DTI 和开放技术进入具有较低的轻微并发症的风险，并且比气腹针技术更快。

一项包括 46 个随机对照试验（7389 名患者）的综述评估了 13 种腹腔镜进入技术。该研究未能证明推荐一种腹腔进入技术优于另一种。使用直径扩大套管针与非扩大套管针，或直视进入与开放进入等技术，在并发症方面无显著差异。气腹针插入前提拉腹壁组进入失败的风险明显高于未提拉组（OR：4.44；95% CI：2.16 ～ 9.13；$n=150$）。这项研究数量很少，并且排除了许多以前做过腹部手术的患者和 BMI 高的女性。有些学者可能会建议，对于第 1 个套管针位置附近先前有切口者，应使用开放技术。在患者有腹部正中切口时，手术医师应考虑左上腹的帕尔默点。所有辅助套管针必须在直视下插入。

本章作者的标准套管针放置（又称法国定位）如下：脐部插入一个 10 ～ 11mm 的穿刺口，两个 5mm 的穿刺口位于髂前上棘的内上方约 2cm 处。第 3 个 5mm 的穿刺口位于脐部穿刺口下 8 ～ 10cm 的中线上（图 25-3）。对于主动脉旁淋巴结切除术，可以使用一个 10mm 的耻骨上套管针，脐穿刺口通常在脐的头侧插入（图 25-4）。如果标准穿刺口放置不能满足手术需要，则应考虑增加穿刺口。

不鼓励出于美观原因使用非常低的耻骨上穿刺口，以及仅使用两个穿刺口进行操作，因为这些做法不符合人体工程学，并且由于受牵引力和反牵引力影响，手术的安全性也可能打折扣。对

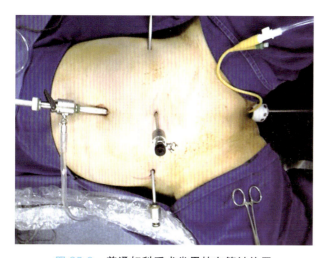

图 25-3　普通妇科手术常用的套管针位置

下腹部放置一个 10mm 的脐部端口和 3 个 5mm 套管针端口

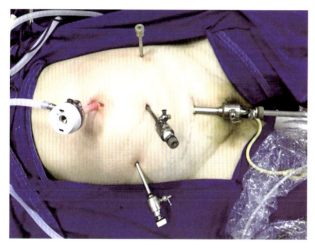

图 25-4　包括腹膜后淋巴结切除在内的手术套管针放置

注意脐部端口放置于脐孔的上缘，以增加端口间距离。采用耻骨上 10mm 套管针作为摄像头端口

于子宫较大的女性（＞ 500g），当子宫体积过大遮挡摄像头而影响视野时，摄像头套管针可比通常位于脐部的位置向头侧上移 3 ～ 5cm。建议使用缝线固定套管针，以避免频繁地意外取出和重新插入，尤其是长时间的手术。

有几种方法可以移除套管针，有些人可能选择腹部放气后再取出套管针，其他人则更喜欢在腹部仍处于充气状态时取出。当腹部仍处于充气状态时取出套管针，可以看到套管针移动的情况，有助于显示穿刺部位是否有任何出血的证据。腹部放气后取出有避免烟囱效应的优势，其在癌症时可能有助于 PSMs 的形成。

（二）腹部探查

与所有肿瘤外科手术一样，第一步是全面的腹腔探查。推荐顺时针方向检查，从盆腔开始，然后是阑尾、盲肠、右结肠、右肝和膈膜、左肝和膈膜、胃、左结肠，最后是乙状结肠。然后检查回肠末端、空肠、肠系膜、网膜，最后检查横结肠及系膜。盆腔手术患者取头低足高位，使肠管移动到上腹部。

如果上述初次检查发现腹膜病变，则必须进行更广泛的评估，包括网膜囊、肝门、肝膈面及脾等；全面的肠系膜检查；以及任何其他可能含有腹膜种植的腹膜表面。这可以通过使用 45° 镜头和额外的穿刺口插入使器官更好地移动来实现。患者的体位也是一个腹部全面探查的重要因素。

（三）腹腔镜下全子宫切除术

全子宫切除（单纯子宫切除）是妇科恶性肿瘤最常施行的手术方式。几项研究和荟萃分析表明，腹腔镜下全子宫切除术，无论是否合并其他分期手术，在并发症和肿瘤结局方面与开腹手术一样安全。腹腔镜子宫切除术较开腹子宫切除有一些优势，包括更快速的恢复、更少的发热、更少的伤口或腹壁感染，但这些被更长的手术时间抵消。

（四）显露后腹膜

手术从封闭和切断子宫和盆腔侧壁中间的圆韧带开始。第一助理手术医师通过牵拉帮助显露圆韧带，第二助理手术医师通过宫内操纵器将子宫摆向对侧。打开阔韧带的前叶直达子宫。牵拉打开阔韧带后叶。在阔韧带的内侧确定输尿管的位置。然后在输尿管上方靠近骨盆漏斗（infundibulopelvic，IP）韧带的阔韧带后叶上做一切口，形成一个窗口（图 25-5）。

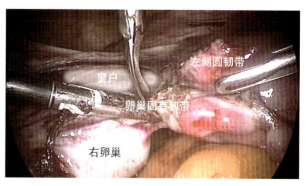

图 25-5　打开阔韧带后叶，形成窗户。输尿管位于盆腔侧壁的外侧

（五）输卵管切除和（或）附件切除术

如果要保留卵巢，则自始至终沿子宫-卵巢韧带切除输卵管系膜，以免卵巢缺血。此时，子宫-卵巢韧带被封闭并切断（图 25-5）。必须小心不要在靠近子宫的地方切断子宫卵巢韧带。在这个区域血管是纡曲的，且如果太靠近子宫横切，可能会有明显的子宫出血。

当进行附件切除术时，第一助理手术医师牵拉 IP 韧带，同时手术医师将其凝固并切断。IP 韧带的远端止血与近端止血同样重要，因为子宫的血液回流是外科手术过程中常见的出血原因。

（六）阔韧带后叶和子宫骶韧带分离

向内侧打开阔韧带后叶并直达子宫骶韧带，期间第二助理手术医师向前向外侧方推动子宫，第一助理手术医师握住圆韧带（图 25-6）。对侧重复同样的步骤。

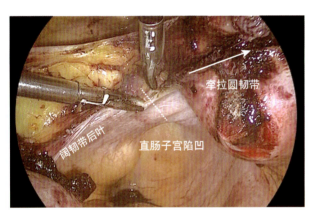

图 25-6　向子宫骶韧带方向分离阔韧带后叶

（七）膀胱子宫间隙分离

膀胱子宫间隙的分离从第二助理手术医师向上推动子宫开始。第一助理手术医师用非创伤钳抓住膀胱。此时，必须注意对膀胱腹膜的牵拉，因为过度牵拉可能会导致意外的膀胱破裂。助理手术医师通过前向牵拉显露膀胱阴道反折，同时手术医师沿腹膜与子宫的交界将其切开，连接两个预先解剖的阔韧带前叶。

在宫颈阴道交界处远端约 1cm 处轻轻切开膀胱阴道间隙。通常在宫内操纵器上有一个举宫杯可以用来帮助实现这一步。有过剖宫产史的患者此时通常有损伤膀胱的风险，建议格外小心。

（八）子宫血管横断术

子宫血管必须游离以便有效凝固。但血管不应被单独分离出来，因为这是一个常见的出血原因。沿子宫血管与宫颈连接处将其凝固并切断

（图 25-7）。然后在凝固子宫蒂的同一水平切开子宫颈周围筋膜。凝固并横断宫颈旁血管和子宫骶韧带起始点，直到手术医师有一个完整的阴道圆周可供切割。

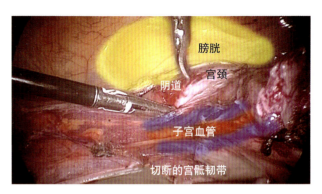

图 25-7　准备凝固的子宫血管

（九）阴道切开与子宫取出

当助理手术医师将子宫推向对侧时，可以看到宫颈阴道交界。手术医师可以使用单极能量切割阴道，建议使用切割能量以尽量减少组织创伤，并允许更好的阴道愈合。通过使用操纵器上的阴道封堵装置可以避免气体泄漏。必须控制气体泄漏，以避免阴道后方切开期间意外损伤直肠。

如果大小允许可以经阴道取出子宫。一般来说，350g 以内的子宫很容易通过阴道取出。妇科肿瘤患者不建议行粉碎术，当子宫不能被完整取出时可以考虑将其粉碎，但必须使用取物袋进行。

（十）阴道残端闭合

阴道残端通常用单独的 1-0 的可吸收线缝合。然而，缝合技术和材料因手术医师而异。阴道残端闭合可能是腹腔镜子宫切除术中最具挑战性的步骤之一。有几种方法和工具可以用来闭合阴道残端，并且如果技术使用得当，所有这些方法都是有效的。我们更倾向于使用带倒刺缝线，因为这样可以更快、更容易地闭合。此外，它们还可以降低阴道残端裂开（vaginal cuff dehiscence，VCD）率。

（十一）腹腔镜下根治性子宫切除术

1992 年，Nezhat 等首次描述腹腔镜下根治性子宫切除术。腹腔镜下根治性子宫切除术的适应证与开腹手术相同。根治性子宫切除最常见的适应证是诊断伴有淋巴脉管间隙侵犯的 ⅠA1 期宫颈癌、ⅠA2～ⅠB1 期及选择性的 ⅡA1 期患者。对于 < 2cm 的肿瘤，B 型根治性子宫切除术（Querleu 和 Morrow 分类）被认为是合适的。它

还可以用于伴有宫颈间质侵犯的子宫内膜癌患者。对于 > 2cm 的宫颈癌，首选 C1 型根治性子宫切除术。

回顾性研究表明，与开腹手术相比，腹腔镜下根治性子宫切除术可减少手术中失血、术后感染发生率及术后住院时间，但手术时间有所增加。腹腔镜下根治性子宫切除术的手术时间为 92 ～ 344 分钟。中转开腹率约为 1.5%。宫颈癌腹腔镜手术（Laparoscopic Approach to Cervical Cancer，LACC）研究是一项正在进行的Ⅲ期前瞻性随机临床试验，比较开腹根治性子宫切除术与腹腔镜或机器人根治性子宫切除术在早期宫颈癌患者的治疗效果。研究终点包括无进展和总体生存率、淋巴定位的可行性及生活质量结果。该研究最近已停止招募，其结果尚未公布。尽管缺乏大规模的随机研究，但仍有研究表明复发率与开腹手术相当。

（十二）腹腔镜下 A 型根治性子宫切除术（筋膜外子宫切除术）

此手术的步骤与单纯子宫切除术相同，直到切除宫颈旁组织。输尿管的位置通过触诊或直视下（打开输尿管隧道后）判定，而不需要将输尿管从其与阔韧带的连接中游离出来。在输尿管和子宫颈之间凝固并切断子宫血管。切断子宫血管后，在同一水平上横断子宫骶韧带。然后将宫颈周围及阴道周围组织凝固并切开，以便对宫颈进行完整的筋膜外切除。

阴道切开的方式与全子宫切除术相同，除了包括一个通常 < 10mm 的阴道小袖口残端。经阴道取出子宫，使用双极对宫颈旁组织进行止血。阴道闭合和全子宫切除术一样，必要时可行卵巢固定术。手术结束时检查盆腔是否有异常渗液或出血，然后冲洗盆腔。

（十三）腹腔镜下 B 型根治性子宫切除术

B 型根治性子宫切除术又称改良根治性子宫切除术。手术从封闭和切断进入腹股沟管处的圆韧带开始。进行这一步时用宫内操纵器将子宫举到对侧。切开髂外动脉外侧腹膜，沿动脉及 IP 韧带外侧向近端延伸。结缔组织内充气有助于观察该空间的解剖。用不同力量温和地钝性分离直到见到脐动脉并向中间推动来打开膀胱旁间隙（图 25-8）。这是一个无血管间隙，在分离时不应发生出血。一旦解剖深入到膀胱旁间隙，就可以在

解剖的外侧面识别出闭孔神经和血管。继续解剖 1 ～ 2cm 深，到达肛提肌。这个无血管间隙的外侧界是闭孔内肌，内侧是膀胱，前方是耻骨联合，后方是主韧带。

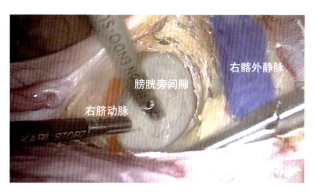

图 25-8　解剖右膀胱旁间隙，将脐动脉推向内侧

在穿过髂动脉的水平处牵拉 IP 韧带以显露髂动脉，并在这个平面后方 1 ～ 2cm 处识别输尿管。然后，向内牵拉输尿管并在其与髂内动脉之间分离，形成直肠旁间隙（图 25-9）。

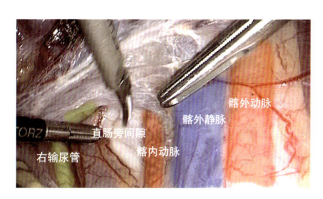

图 25-9　解剖右直肠旁间隙，将输尿管推向内侧

在子宫动脉发出的地方继续剥离更深 (1 ～ 2cm)，在剥离的内侧（图 25-10）与子宫深静脉前向交叉处可见腹下神经分支。在这一步中避免任何出血对于正确的神经可视化至关重要。在 B 型根治性子宫切除术中，没有必要对腹下神经进行广泛的剥离。但腹下神经的游离及分离可以参照 Shingo Fujii 提出的开腹保留神经的根治性子宫切除术。将腹下神经分支从阔韧带后叶（图 25-11）游离出来将允许直肠旁间隙的内（Okabayashi 间隙）、外侧（Latzko 间隙）分开。直肠旁间隙的外侧界是髂内动脉及肛提肌，内侧是直肠，后方是骶骨，前方是宫颈旁组织。

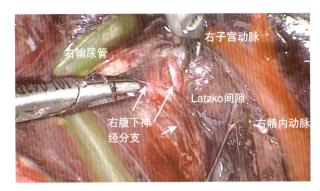

图 25-10 在直肠旁外侧间隙（Latzko 间隙）的内侧、输尿管下方 1 ~ 2cm 处，可见右腹下神经分支

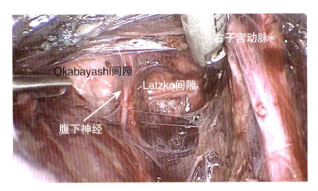

图 25-11 自阔韧带后叶分离出右腹下神经。显示直肠旁外侧（Latzko）间隙和内侧（Okabayashi）间隙

（十四）盆腔淋巴结清扫术

目前，对于宫颈癌我们先进行前哨淋巴结切除，然后行完整的盆腔淋巴结清扫术。然而，这种方法可能很快就会改变，因为最近有证据支持可仅行前哨淋巴结活检。我们倾向于在根治性子宫切除之前进行这些操作，因为宫内操纵器有助于显露膀胱旁间隙和直肠旁间隙及淋巴组织。此外，如果转移性疾病的淋巴结呈大体阳性或可疑阳性，可以将这些淋巴结送去冷冻切片评估；如果被确认为阳性，则可能中止根治性子宫切除术。有些手术医师喜欢先行子宫切除术，通常这些手术医师不使用宫内操纵器，而且子宫切除后可以为淋巴结切除提供更好地显露侧盆壁的机会。

（十五）阔韧带后叶、子宫骶韧带及直肠阴道间隙分离

阔韧带后叶有输尿管附着，在切开腹膜前应将彼此轻轻分开。一旦输尿管从其与腹膜的附着中游离出来，手术医师就会进入先前在腹下神经识别过程中解剖的直肠旁间隙内侧。然后手术医师可以在子宫骶韧带穿过输尿管的地方，距离子

宫骶韧带与子宫颈交界处约 2cm（图 25-12）处切断子宫骶韧带。另一种选择是将腹膜从输尿管向两侧直肠阴道隔横行切开，切口为 U 形。这种切口将有助于直肠阴道间隙的分离，以及子宫骶韧带和输尿管的显露（图 25-13）。

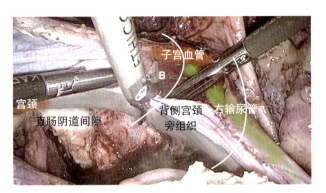

图 25-12 在输尿管进入隧道水平切断右子宫骶韧带（沿背侧宫旁组织），由 B 线决定。在这一点上，右侧器械显示外侧界，并在宫旁组织尾侧保护输尿管和神经，保留神经组织成分。C 线代表 C 型根治性子宫切除术的切除区域

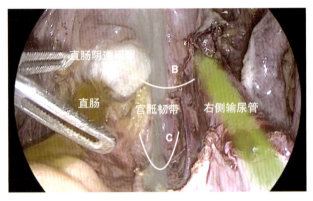

图 25-13 切断子宫骶韧带之前的直肠阴道间隙和 U 形腹膜切除。B 线表示 B 型或改良根治性子宫切除术的横切点，C 线表示 C1 型或保留神经的根治性子宫切除术的横切点

（十六）膀胱的分离

第一助理手术医师用无创伤钳抓住膀胱壁，第二助理手术医师用宫内操纵器向头侧上推子宫，与此同时切开膀胱宫颈皱褶处的对应腹膜。向下轻轻打开膀胱阴道间隙约 3cm 到达膀胱三角上方水平（图 25-14）。通常存在于宫内操纵器上的阴道切开指示器可用来帮助解剖或确定要切除阴道的长度。以往剖宫产的患者此时通常有膀胱损伤的风险，建议格外小心。膀胱宫颈韧带变得明显，并在宫颈至膀胱的中间将其切除。

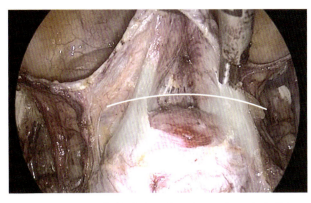

图 25-14　分离足够的膀胱阴道间隙，以保证充分游离阴道切缘。白线代表 B 型根治性子宫切除术膀胱宫颈韧带横切点

（十七）输尿管隧道分离

在左侧，为了显露输尿管以便分离输尿管或宫旁隧道，术者握住输尿管外侧的子宫动脉，并将其推向前外侧。第一助理手术医师握住子宫骶韧带并将其向内侧推（图 25-15）。这种显露将允许手术医师使用吸引器轻柔地推动结合弯分离钳分离来游离输尿管。在右侧，手术医师握住子宫骶韧带，助理手术医师握住子宫动脉，重复这个过程。从子宫动脉到沿输尿管走行的血管丛的一个小分支是恒定的，应将其轻轻凝固并切断，即显露输尿管隧道顶部（图 25-16）。这一步将有助于输尿管的移动。大多数手术医师不再在腹腔镜根治性子宫切除术前放置输尿管支架，因为这样做不会减少对输尿管的损伤。

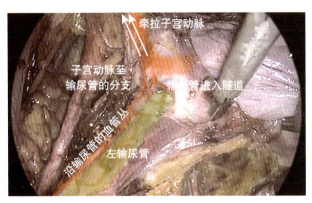

图 25-15　显露输尿管隧道并进行分离。显示子宫动脉分支至输尿管血管丛

（十八）切断子宫血管及宫颈旁组织分离

在这一步中，向头侧上推子宫时必须尽可能地使其向外侧移。在 B 型根治性子宫切除术中，

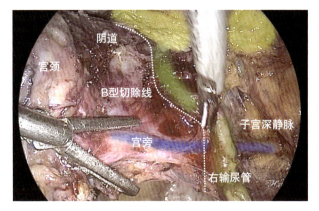

图 25-16　右输尿管水平的宫颈旁交界区，打开输尿管隧道后，助理手术医师将输尿管拨向外侧

可以在子宫动脉穿过输尿管的水平将其凝固并切断。也可以在其起点将其切断，然后在输尿管上方翻过。因此，外侧宫旁组织在输尿管上方被带向子宫。优先选择第 2 种方法，因为它还会切移除该区域中的其他淋巴结。然而，在输尿管水平切断子宫动脉可以防止过多的输尿管剥离，并保留附属组织的血管化，从而有助于降低瘘或狭窄的风险。

使用血管夹有助于完成宫颈旁组织的分离，因为该区域的大血管网可能发生出血。随着分离的进行，将会看到以前从隧道中剥离出来的输尿管。沿输尿管水平切开膀胱子宫韧带的外侧，并将膀胱向远端移动，与先前分离的膀胱阴道间隙相连接。请务必记住在这个过程中不宜使用单极能量。

分离输尿管内侧与宫颈旁组织间的连接，并轻柔地将输尿管向外侧移动（图 25-16）。在直视腹下神经的情况下，宫颈旁组织的分离可以继续向远端延伸 1～2cm。然后，分离应朝向阴道壁。此时应谨慎止血，因为阴道静脉丛可能发生出血。

（十九）阴道切开及子宫取出

通过举宫杯可以触到阴道与子宫颈的交界，使用单极电刀在举宫杯上缘下方2cm处做一切口。使用宫内操纵器硅胶环或气球可避免漏气。避免漏气对防止无意中损伤输尿管、膀胱和直肠很重要。第一助理手术医师可以抽吸单极能量装置产生的烟雾，以帮助保持术野清晰。如果烟雾大量积聚，视野明显受影响，则最好停止手术，排出所有气体，然后重新充气。

如果子宫≤350g，则从阴道取出。在子宫较大的情况下，可以将其插入取物袋中，经阴道取出袋子近端，用抓钳牵拉宫颈，在近宫颈 1cm 或 2cm 处切开子宫，并完整地取出宫颈。使用该技术，宫颈可以保持其完整性以用于病理检查，且子宫的其余部分可以经阴道粉碎后取出，没有肿瘤污染腹腔的风险。阴道残端的闭合方式与前面描述的方法类似（图 25-17）。

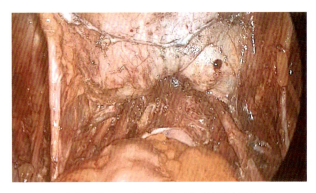

图 25-17　在关闭阴道时的盆腔最后观
保留输尿管侧方及后方的组织，有助于预防缺血。保留左侧子宫动脉（B1 型），沿其淋巴组织切除右侧子宫动脉（B2 型）

（二十）卵巢移位术（卵巢悬吊术）

卵巢移位是在根治性子宫切除期间进行的，以防止可能行盆腔放射治疗的绝经前女性出现卵巢早衰。患者的年龄、卵巢功能、个人意愿（如愿意为更年期提前进行激素治疗）和肿瘤特征都会影响这一决定。此手术可提供给绝经前或年龄 < 45 岁的女性。

一项回顾研究发现，约 90% 的单独接受卵巢移位（即没有放射治疗）的患者卵巢功能得以保留。其他研究显示，在卵巢移位后接受放射治疗的患者中，卵巢功能保留率为 60% ～ 90%。因为即使卵巢移位，卵巢功能仍有可能受到影响，患者应了解移位并非总能成功避免卵巢功能受到放射治疗损伤。

卵巢将从盆腔移动到距离 IP 韧带穿过髂血管处 4 ～ 5cm 的地方，放置在肾下极的水平并缝合或固定，以避免移回盆腔。当卵巢移位时，重要的是要避免卵巢血管扭转或扭曲。此外，应注意始终使用永久性缝合线。可以创建一个腹膜外通道，以防止卵巢蒂后方的盲肠内疝，并且也有助于手术医师将卵巢放置在一个更好的解剖位置。

（二十一）腹腔镜下 C 型根治性子宫切除术

C 型根治性子宫切除术相当于经典根治性子宫切除术，在 Querleu-Morrow 分类中也称为远端根治性子宫切除术或 Piver Ⅲ 型手术。本手术适用于 > 2cm 的宫颈肿瘤，且有较高的泌尿系和直肠并发症风险。第 7 章已详细介绍了其适应证和术前评估。

C 型根治性子宫切除术手术方式与 B 型根治性子宫切除术类似。然而，外侧宫颈旁组织（包括子宫深静脉）被切除。C1 型根治性子宫切除术又称保留神经的根治性子宫切除术，术中腹下神经分支的识别至关重要，且直肠旁组织内侧（Okabayashi 间隙）与外侧（Latzko 间隙）的分离不可忽视（图 25-10）。

一旦输尿管从其附着腹膜游离，从一条输尿管穿过直肠子宫陷凹到另一条输尿管做 U 形切口。切开直肠阴道间隙，并充分显露子宫骶韧带（见图 25-13）。膀胱的移动和输尿管隧道的显露与前面描述的 B 型根治性子宫切除术相同。

（二十二）子宫血管及宫颈旁组织切除

在这一步中，向头侧上举子宫的同时必须使其尽可能地向外侧移动。在 C 型根治性子宫切除术中，宫颈旁组织的切除位置选在其与髂内血管系统的交界处，因此，子宫动脉在其从髂内动脉的起始处被凝固并切断（图 25-16 及图 25-18）。在后面，识别位于直肠旁间隙的腹下神经（图 25-11），并且通过仅切断盆腔神经丛的子宫支使腹下神经得到系统保存。子宫深静脉被切断，但其尾侧宫颈旁组织内的神经成分被保留。

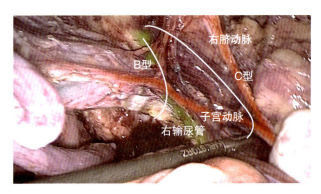

图 25-18　解剖膀胱子宫、膀胱旁、直肠旁、直肠阴道间隙，显示 B 型和 C 型根治性子宫切除术中盆腔右侧的切除线。C 型根治性子宫切除术在血管水平切除宫颈旁组织

子宫的血管和其周围的宫颈旁组织被牵拉绕过输尿管。随着分离的进行，术者到达先前已经打开了隧道的输尿管的区域（图 25-15）。沿膀胱壁切开膀胱子宫韧带的外侧面，并将膀胱推向外侧，与之前分离的膀胱阴道间隙相连接。宫颈旁后部也被切除，输尿管完全游离。子宫深静脉是宫颈旁外侧切除的下界，位于子宫动静脉下方 1～2cm 处。在此静脉的深处，下腹下神经丛的分支进入膀胱，切断它们将会导致尿潴留（图 25-19）。腹腔镜手术医师必须避免侵袭性远端解剖，否则可能导致过度的阴道切除和性生活受损。图 25-20 为保留神经的根治性子宫切除术后的最终状态。

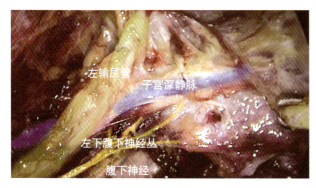

图 25-19　以子宫深静脉作为宫颈旁组织切除的远端界线的标志

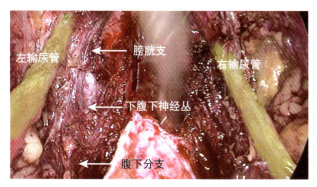

图 25-20　保留神经的根治性子宫切除术（C1 型），切除宫颈旁组织后的最后观

四、术后探查

手术完成后，必须评估盆腹腔以确保没有出血。机器人妇科肿瘤术后膀胱镜的常规使用似乎不会提高对妇科肿瘤手术中下尿路损伤的检测。然而，膀胱镜检查相对简单，可用于疑似膀胱或输尿管损伤者。对于怀疑输尿管缺血的患者，应通过膀胱镜置入 6F 双 J 管。引流管的使用不会降低术后淋巴囊肿形成的风险，甚至可能有不良反应，有更多晚期症状性淋巴囊肿（平均发生率为 3.4%。未放置引流管组为 0.9%，放置引流管组为 5.9%，两组之间差异未达统计学意义——译者注）。

五、腹腔镜根治性子宫切除术后护理

患者术后可立即恢复正常饮食，并鼓励其尽早下床活动。大多数患者在术后第 1 天出院。手术医师对抗血栓治疗和预防深静脉血栓形成（deep venous thrombosis，DVT）的使用各不相同。鉴于所有接受腹腔镜或机器人根治性子宫切除术的女性在 Caprini 风险评估模型中得分至少为 4 分（2 分是腹腔镜手术超过 45 分钟，2 分是恶性肿瘤），美国胸科医师学会（American College of Chest Physicians，ACCP）指南建议使用低分子肝素（low-molecular-weight heparin，LMWH）、低剂量普通肝素（low-dose unfractionated heparin，LDUH）或机械预防，最好是和间歇性气动加压（intermittent pneumatic compression，IPC）一起，胜过没有预防。如果患者合并任一危险因素（如年龄＞40 岁、BMI＞25kg/m^2、中心静脉通道等），在 Caprini 风险评估模型中得分≥5 分，即为静脉血栓栓塞（venous thromboembolism，VTE）的高危人群，ACCP 建议在限时预防的基础上延长 LMWH 药物预防时间（4 周），以及在药物预防的基础上使用弹性袜或 IPC 进行机械预防。一些作者对 LMWH 的延长使用仍有异议。尽管延长使用 LMWH 后 VTE 的发生率在术后 30 天内降低，但这种效应在术后 90 天内并未持续。Corr 等研究了所在医院当前实践中加入术前皮下注射普通肝素结合术后延长使用 LMWH 至 14 天的药物预防，他们发现术后 90 天 VTE 的发生率降低（分别为 6.67% 及 2.7%）。Bouchard-Fortier 等报道 352 例在未进行 DVT 预防的情况下接受妇科肿瘤微创手术的患者的研究结果。至少 95% 的患者进行了腹腔镜下全子宫切除术（单纯或根治性）或盆腔淋巴结清扫术，未经治疗的患者中 VET 的发生率为 0.57%（1 例肺栓塞和 1 例 DVT），这对在该人群中常规使用 VET 预防提出了质疑。不幸的是，目前的指南和风险评估体系并未区分微创手术和开腹手术。IPC 预防策略通常风险很低，因此应该用于所有患者。在我们医院，我们赞成使用术前预防，并在出院后使用 LMWH 14 天。

关于腹腔镜根治性子宫切除术后导尿管拔出的最佳时机仍有争议。有学者主张在术后第 1 天甚至手术当天即可拔出。在我们医院，B 型根治性子宫切除术后第 1 天拔出导尿管，然后检查残余尿。如果患者残余尿量＞100ml，我们建议每

4 小时进行一次自我导尿，直至残余尿量＜100ml。在 C1 型根治性子宫切除术后，我们推荐让患者先带尿管回家，并在术后第 3 天检查残余尿量。

六、腹腔镜根治性子宫颈切除术

腹腔镜根治性宫颈切除术目前被认为是未来可能有生育要求（详见第 5 章）的早期宫颈癌（ⅠA2 ～ⅠB1）患者的一个非常可行的选择。Lee 等在 2003 年报道了首例腹腔镜下根治性宫颈切除术。考虑到此手术的所有可能方法，约 6% 的手术采用腹腔镜（非机器人辅助）的方法进行。Park 等称复发率为 6%，死亡率为 1.7%，妊娠率为 23.9%。根治性子宫颈切除术后的每一次妊娠都应被视为高危妊娠，并视情况进行治疗（表 25-2）。微创手术，包括机器人辅助手术的失血更少，住院时间更短，但在妊娠率方面仍未证明优于开腹手术。

表 25-2　经阴道根治性宫颈切除术（RVT）后的妊娠管理建议

1. RVT 术后的每次妊娠都应被视为高危妊娠，并按此对待
2. 应每周进行检查，包括：
(1) 残余颈管的测量（无菌阴道超声）
(2) 拭子取样并制片（细菌感染、真菌感染）
(3) 窥器检查（排除漏斗形成）
3. 如果出现病理性阴道菌群，改善阴道菌群。
(1) 补充乳酸杆菌
(2) 必要时补充海克替啶
(3) 必要时口服抗生素
4. 妊娠 14 周开始每周 2 次自测阴道 pH
5. 不进行 CT 检查
6. 如果残余宫颈＜ 1cm，或既往有过早产或复发性流产者：行宫颈环扎术 [妊娠前，经腹腔镜；如已妊娠，则经腹（低位横切口）] 并完全闭合宫颈内口（最好采用 CO_2 激光技术）
7. 如果出现早产宫缩、宫颈功能不全、出血或社会环境困难者，收入院治疗
8. 从妊娠第 12 周开始需要休假
9. 妊娠 20 周前避免过度劳累（不做体育运动，不提 2kg 以上的重物，无须卧床休息）。妊娠 20 ～ 28 周，应强化该原则，主要卧床休息（允许步行至洗手间）
10. 妊娠 37 周后主要采用选择性剖宫产终止妊娠
11. 分娩在围生病房进行
12. 妊娠期不进行选择性牙科操作
13. 妊娠 14 ～ 34 周禁止阴道性交
14. 如果必要或患者想要，可采取同步的心理 - 肿瘤咨询

续表

15. 如为双胎或复发性流产，使用口服孕激素——从妊娠诊断开始到妊娠第 16 周，每天 3 次，每次 200mg，然后在 2 ～ 3 周缓慢减量。避免阴道给药
16. 妊娠 24 ～ 34 周有分娩可能者使用倍他米松诱导胎肺成熟
17. 只有在胎膜早破或证实有感染时才给予预防性抗生素
18. 绒毛活检（Chorionic villus sampling，CVS）和羊膜腔穿刺术的适应证与未行 RVT 者相同

建议基于 Christhardt Köhler 教授团队经阴道根治性子宫颈切除术经验形成。感谢 Christhardt Köhler 教授

（一）腹腔镜根治性子宫颈切除术手术技术

将患者置于陡峭的头低足高位后，将亚甲蓝、放射性示踪剂或吲哚菁绿（indocyanine green，ICG）注射到子宫颈内，以识别前哨淋巴结。一旦腹部探查完成，手术即可从切开膀胱旁间隙开始。请务必记住，必须小心避免抓输卵管、IP 韧带或子宫 - 卵巢韧带，因为这可能会影响子宫的血供或损伤输卵管，从而导致未来受孕失败。一般而言，所有的子宫移动都可以通过抓牢圆韧带来实现，但也允许使用宫内操纵器。

在与圆韧带交叉处切开伴行于髂外动脉外侧的腹膜，沿着动脉和 IP 韧带向近端和外侧延伸该腹膜切口。或者，一些手术医师切开圆韧带以显露后腹膜，然后在手术结束时重新缝合回去。盆腔间隙的解剖与先前所述的根治性子宫切除术非常相似。分离膀胱旁间隙至肛提肌并识别闭孔神经。直肠旁窝也被切开并识别腹下神经。

（二）膀胱阴道间隙分离、直肠阴道间隙分离及子宫骶韧带切除

类似地，这些步骤与腹腔镜根治性子宫切除术完全一样。可以在切断宫颈旁组织的同一水平封闭并切断子宫骶韧带。如果要在输尿管水平结扎子宫动脉，则可以在距离子宫骶韧带附着宫颈处 2 ～ 3cm 水平将其切断（图 25-21）。如果子宫动脉是在其髂内动脉的起点处被结扎，则如 C1 型根治性子宫切除术一样，在直肠水平切断子宫骶韧带。

（三）子宫动脉结扎及宫颈旁组织切除

在根治性子宫颈切除术中，子宫动脉可以保留或在其起点处切断。在保留子宫动脉时，手术医师必须意识到在分离过程中出血可能会增加，且手术时间可能会更长。已有研究表明，保留子

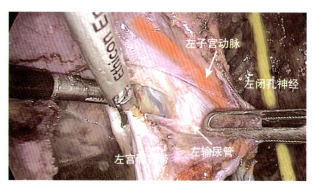

图 25-21 将卵巢血管拨向内侧，以便显露右子宫骶韧带并切除之。助理手术医师保护右输尿管，保留子宫后方包括腹下神经分支的神经平面

宫动脉可能不能保证不会有血管损伤。一项研究报道，43.6% 的患者在经腹保留子宫动脉的根治性子宫颈切除术后出现单侧子宫动脉闭塞，同等比例（43.6%）的患者存在双侧闭塞。根治性子宫颈切除术后子宫坏死罕见。在我们医院，就如进行根治性子宫颈切除术的许多其他医院一样，常规凝固双侧子宫血管并不少见。

一旦子宫动脉被横断，轻轻地向上牵拉以便切除环绕它的宫颈旁组织。在打开输尿管隧道之前，用弯分离钳轻轻地将其从隧道中游离出来。一旦输尿管部分游离，向上牵拉子宫血管，并将该组织切除。当上方的宫颈旁组织被提起后输尿管隧道被打开（图 25-22）。继续分离宫颈旁组织至输尿管进入膀胱的位置。向外牵拉输尿管并切断其内侧附着。此时，避免过度凝固非常重要，以防出现输尿管瘘或狭窄。

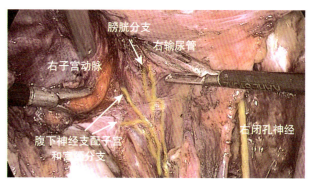

图 25-22 在手术医师解剖过程中，右输尿管 "滚" 向外侧。切断支配子宫的神经分支远端，保留膀胱分支（神经示意图）

对于肿瘤＜2cm 的患者，在输尿管水平凝固并切断深部宫颈旁组织，如 B 型根治性子宫切除术一样。由于 "神经平面" 位于输尿管后方，所

以重要的是避免切断支配膀胱的神经纤维，如 C1 型根治性子宫切除术。在输尿管后方约 1cm 处，当输尿管被推向外侧时，凝固并切断子宫深静脉，同 B 型根治性子宫切除术（见图 25-16）。子宫深静脉也标志着手术医师应向阴道进行内侧解剖的位置。朝向阴道解剖时，存在阴道静脉丛，建议仔细止血。

（四）阴道切开术

用单极在距宫颈 2cm 处切开阴道。阴道探针可以帮助向头侧上推子宫，同时助手将输尿管移向外侧，手术医师继续进行阴道切开术。然后轻轻地将子宫从阴道拉出。

（五）宫颈横切及切缘评估

患者处于截石位，手术医师坐着进行会阴操作。轻轻牵拉子宫颈，以防止损伤 IP 韧带来源的子宫血管供应（图 25-23）。手术医师触诊子宫颈以确保有足够的游离缘。用钳子夹住峡部水平的子宫血管，可以现在或宫颈切开后再缝合。在距宫颈内口约 1cm 处截断宫颈（图 25-24）。宫颈的横切可以选用冷手术刀或单极电切模式。标本送去行冷冻切片检查，以确保切缘阴性。目标是腺癌有 10mm 的阴性切缘和鳞状细胞癌有 5mm 的阴性切缘。一些手术医师建议在保留的颈管上进行少量剃刮，以便在最终的病理评估中行双重切缘检查。然后把子宫放回腹腔。

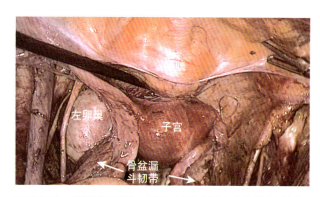

图 25-23 腹腔镜下观，切除宫颈时把子宫放进阴道内。切断右侧圆韧带，保留左侧

（六）宫颈环扎和子宫复位

轻柔地牵拉用于子宫血管止血的缝线有助于显露残余的宫颈。我们使用不可吸收缝线（0-Ethibond 或 0-Prolen）进行宫颈环扎。通常我们建议将环扎缝合的线结放置在后方，以避免挤压膀胱。在收紧环扎缝线之前，将 4 号宫颈扩张器放入颈管引导，以确保颈管没有狭窄。将

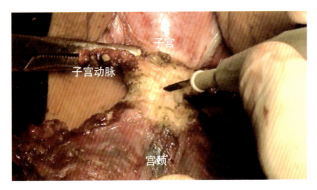

图 25-24　距宫颈管内口下方约 1cm 处截断阴道。钳夹子宫血管并在峡部水平结扎

Foley 导尿管或 Smit 套管（Nucletron，Columbia，Maryland）插入颈管，并用 2-0 尼龙线缝合至宫颈，术后 4 周取出。关于本主题更广泛的讨论请参阅第 5 章。有些手术医师在（根治性子宫颈切除）手术过程中不行宫颈环扎。是否术中同时环扎宫颈取决于手术医师的经验及临床实践。

在进行子宫颈截断时，另一个可能的选择是在腹腔内完成这一操作的所有步骤。这可以通过翻转子宫并横切宫颈及宫旁组织来实现。然后经阴道取出宫颈切除标本并送至病理科行冷冻切片评估。一旦确认有足够的切缘，即可在腹腔镜下或经阴道用可吸收缝线将子宫缝合到阴道断端。我们相信经阴道途径更容易、更快捷（图 25-25）。

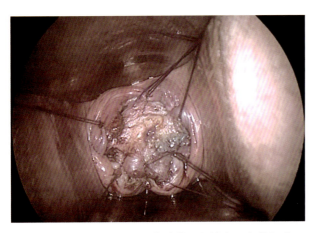

图 25-25　将子宫用可吸收缝线间断缝合于上段阴道

七、腹腔镜下盆腔淋巴结清扫术

Querleu 等在 1991 年描述了第一个系列的宫颈癌腹腔镜下盆腔淋巴结清扫术。它迅速成为在妇科肿瘤中使用腹腔镜的典范，并与其对应的开腹手术进行了广泛对比，最终它成为这种手术的标准方法。腹腔镜下盆腔淋巴结清扫术已被确立为子宫内膜癌分期的标准术式。

（一）手术技术

作者进行盆腔淋巴结清扫术的方法是让第二助理手术医师用宫内操纵器将子宫摆向对侧，该操作有助于显露膀胱旁间隙和髂血管分叉远端的所有盆腔淋巴结。盆腔淋巴结清扫术的外侧界是生殖股神经，它很容易在髂外动脉外侧识别（图 25-26）。在肥胖患者中，手术医师通过分离髂外动脉外侧的脂肪组织来识别这一结构。结合钝性剥离、凝固及沿神经内侧的切开，达到清扫的外侧边界。股动脉分支多走行于髂外动脉上方，可以从中分离淋巴组织。随着分离向远端进行，可以见到旋髂浅静脉，并确定淋巴结清扫的远端界线。腹腔镜手术时此静脉经常塌陷，并且可能变得难以识别。继续向内分离，绕过髂外动脉，然后是位于其内下方的髂外静脉。轻柔地分离髂外静脉内侧壁会出现耻骨线（图 25-27）。切除静脉内侧的淋巴组织直至耻骨线水平。

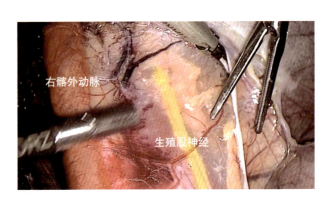

图 25-26　右生殖股神经为右侧盆腔淋巴结切除外侧边界

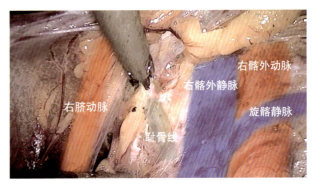

图 25-27　右旋髂静脉为盆腔淋巴结切除的远端界线。在髂外静脉后方，在与旋髂静脉同一水平线上可以看到耻骨线

为了实现近端清扫，建议采取以下步骤。当手术医师清扫髂总动脉外侧的淋巴结时，第一助理手术医师向内侧回拉 IP 韧带。在一些患者中，可以发现从髂外动脉分出的腰大肌小分支，如果不进行适当的凝血，可能会导致出血。从盆腔侧壁清扫淋巴结至闭孔窝。在闭孔窝处可以见到连接盆腔侧壁与髂内血管系统的小血管，可凝固并切断。

（二）闭孔神经外侧识别和腰骶淋巴结清扫

当手术医师在髂总动脉后方解剖时，可以识别髂总静脉，然后是闭孔神经。它走行于髂内静脉和髂外静脉交汇的外侧（图 25-28）。在其深部约 5mm 处，腰骶干（L_4 和 L_5 神经根的前支）从腰骶窝中发出。

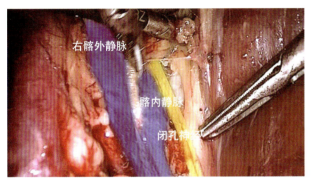

图 25-28 右闭孔神经及其在腰骶窝中与内侧髂血管的关系。腰骶干于闭孔神经后方广泛合并

（三）分离髂血管淋巴结

在从髂总动脉和髂总静脉外侧分离所有淋巴结后，手术医师继续在髂总动脉的内侧进行剥离。通过牵拉和反向牵拉动作，手术医师剥离髂总动脉分叉水平处淋巴结。此时必须小心，以免损伤位于动脉分叉后方的髂静脉。

（四）闭孔窝淋巴结切除术

分离闭孔神经，盆腔淋巴结清扫术以切除闭孔淋巴结结束（图 25-29）。在这个区域，钝性剥离非常有效，但小血管可能出血。如果闭孔血管意外破裂，出血可能会很严重。因此，我们建议轻柔地分离、精准地凝固和切割技术。将淋巴结放入袋中，可以经阴道或腹壁取出。不需要常规放置引流。

八、腹腔镜经腹膜腹主动脉旁淋巴结切除术

Querleu 和 LeBlanc 描述了首例腹腔镜下卵巢癌或输卵管癌患者的肾下腹主动脉旁淋巴结切

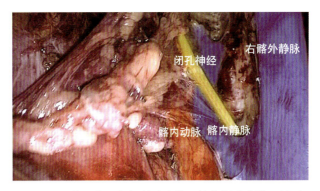

图 25-29 当手术医师解剖髂内淋巴结和闭孔窝淋巴结时，从髂血管内侧面观察右闭孔神经

除术。该术式已在子宫内膜癌中广泛应用，并一直被证明与开腹手术一样安全有效。患者按照之前提到的标准体位准备（图 25-1）。然而，与盆腔手术不同的是，手术医师站在患者的右侧，第一助理手术医师在患者的两腿之间，第二助理手术医师在患者的左侧（图 25-30）。一些手术医师喜欢在患者的两腿之间，而助理手术医师则位于患者两侧。穿刺口放置如本章前面腹主动脉旁淋巴结切除术所述（见套管针放置部分），穿刺口放置如图 25-31 所示。此设置是盆腔手术的镜像，允许手术医师面对腹膜后区域进行正面解剖。

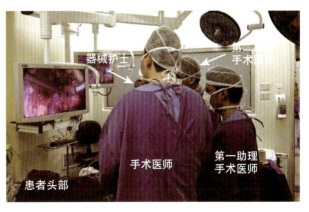

图 25-30 患者取头低臀高位，手术医师位于患者右侧，第一助理手术医师位于患者两腿间手持摄像头，第二助理手术医师位于患者左侧。显示屏位于患者头部上方

可以在没有耻骨上穿刺口的情况下进行腹膜后淋巴结切除，而将摄像头放在脐部。然而，这需要更多的专业知识，并且淋巴结切除的远端部分几乎是颠倒进行的。

（一）显露后腹膜

当试图行腹主动脉旁淋巴结切除时，显露后

腹膜非常重要。显露不足是手术医师不对肾血管行全淋巴结切除术最常见的原因之一。当采用这里建议的步骤时，即使在肥胖患者中，也可以实现充分的淋巴结切除术。

手术首先将小肠置于上腹部，尤其是右侧。将手术台稍向右偏有助于将肠管保持在右侧。在右侧髂总动脉上方打开后腹膜，向上直到十二指肠，然后分离后腹膜与十二指肠之间的无血管平面。保持良好的止血对确保此处解剖标志的充分显露至关重要。在右侧，腹膜被向上分离到卵巢血管水平。在左侧被向上分离至屈氏韧带水平。

用直针或专门为此设计的装置，如 T'Lift（Vectec，Hauterive，法国）穿过腹壁固定缝合，悬吊腹膜边缘，并显露肾下主动脉和腔静脉上方的腹膜后区域。这些缝线从套管针外侧插入以避免与器械发生冲突。用弯血管钳将缝合线固定在腹壁外（图 25-31），其牵引力可以调整。腹膜悬吊缝合线的数目从瘦患者的 2 条到肥胖患者的 6 条甚至更多。图 25-32 显示了经腹缝合后显露的后腹膜。

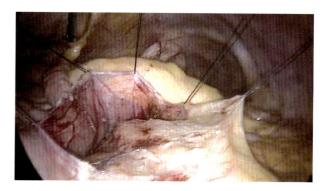

图 25-32　使用穿过腹壁的缝合线显露后腹膜，缝合线用 Kelly 钳固定于腹壁外

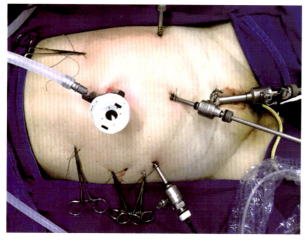

图 25-31　进行腹膜后淋巴结切除术的标准套管针放置，呈菱形。脐部为一个 11mm 端口（一次性），3 个 5mm 端口呈线形排列，10mm 耻骨上端口（摄像头）。Kelly 钳夹住用于悬吊腹膜的缝线，显露将被解剖的腹膜后区域

（二）下腔静脉旁清扫及卵巢血管切除

清扫应从右输尿管穿过右髂总动脉水平开始。输尿管是清扫的外侧界，手术医师通过右侧穿刺口的器械保护它。第二助理手术医师抓住髂总静脉上方的淋巴组织，手术医师将其从血管上剥离（图 25-33）。血管闭合器械的使用有助于在减少失血的情况下实现更快的剥离。继续剥离直至右卵

巢静脉汇入下腔静脉（图 25-34）。在右卵巢静脉汇入下腔静脉上方 1～2cm 处识别肾静脉。经脐穿刺口置入器械用于推开十二指肠，并有助于此近端部分的清扫。在下腔静脉旁清扫的外侧和后方，识别腰大肌。当从肌肉分离淋巴结时，右侧的交感神经链及腰静脉被离断。一旦下腔静脉外侧的淋巴组织被剥离，第二助理手术医师通过向内向前的牵拉来显露下腔静脉的前壁。小静脉分支汇入下腔静脉很常见，有些被称为"伴行静脉"。它们可能导致大量出血，必须小心识别、封闭和切断。

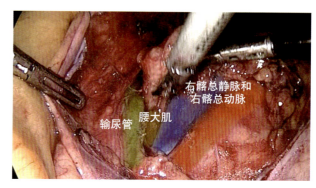

图 25-33　在开始解剖右髂总静脉和腔静脉旁时辨认右输尿管

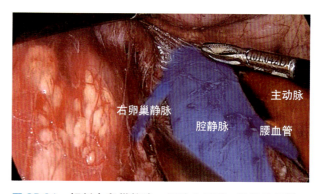

图 25-34　解剖右卵巢静脉。切除主动脉-腔静脉间淋巴结后，显露腰静脉和腰动脉

（三）骶前及下腔静脉与主动脉间的清扫

下一步是清扫位于髂总动脉近端之间的骶前淋巴结。在这些淋巴结的前面，上腹下神经丛发出腹下神经。如果可以进行保留神经的手术，在此步骤中，手术医师将这些神经轻柔地移位后再切除其下方的淋巴结。髂总静脉在此水平汇合。第二助理手术医师牵拉淋巴组织，同时手术医师继续向主动脉远端清扫。

接下来是清扫下腔静脉与腹主动脉间的淋巴结。由于存在腰血管出血的风险，因此应非常小心地进行这种清扫（图25-34）。手术医师横向牵拉下腔静脉，第二助理手术医师牵拉主动脉，并向上继续清扫至左肾静脉（图25-35）。在左肾静脉下方，可以识别右肾动脉。此时，所有下腔静脉与主动脉间淋巴结被切除。

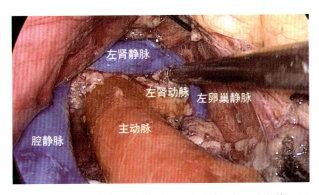

图 25-35 左肾静脉为腹膜后淋巴结切除的近端界线。显示左肾动脉和左卵巢静脉

（四）主动脉旁肠系膜下清扫

继续清扫左侧髂总血管，识别上腹下神经丛并可以保留，第二助理手术医师将其与左侧输尿管一起推向外侧。用左手抓住主动脉外侧的淋巴组织，并用操作穿刺口（右手）清扫主动脉外侧壁。随着清扫的继续进行，腰大肌及左腰动脉被识别出来。在清扫的前界，肠系膜下动脉穿过主动脉旁淋巴结。在此步骤中，过度牵拉该动脉可能导致撕裂和严重的出血。结肠坏死并不常见，但可能发生在老年患者身上。使用这种方法很难到达该水平主动脉外侧大的转移性或复发淋巴结。由于存在腰动脉和腰静脉破裂的风险，这些手术极具挑战性。在主动脉后方可以识别出几条腰血管、交感干（图25-36）和椎间盘。

（五）主动脉旁肠系膜上清扫术

肠系膜下动脉上方的淋巴结清扫更常用于卵巢癌和子宫内膜癌。向上分离左侧卵巢静脉至其

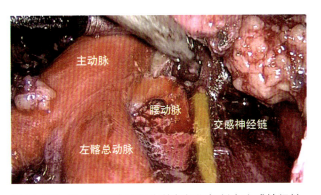

图 25-36 手术医师右手用血管凝闭器解剖左交感神经链。第二助理手术医师将右输尿管移向外侧

汇入左肾静脉处。完全识别左侧卵巢静脉后，可向后识别左侧输尿管和肾盂。仔细清扫肠系膜下动脉和肾静脉之间的淋巴结，且手术医师必须警惕左肾静脉和奇静脉之间的交通支。此外，必须小心识别左肾静脉后方的左肾动脉。

左肾静脉前有一些大的淋巴管。我们更喜欢封闭它们以防形成淋巴囊肿。这就完成了腹膜后淋巴结清扫（图25-37）。标本放入提取袋中。无需放置引流管，且腹膜保持开放，从而降低了淋巴囊肿的发生率。

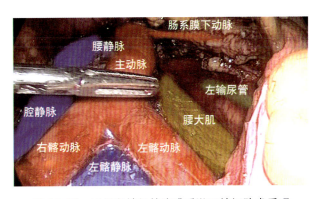

图 25-37 不保留神经的腹膜后淋巴结切除术后观

九、卵巢肿瘤的腹腔镜手术

（一）可疑卵巢囊肿的附件切除术

腹腔镜是治疗卵巢良性肿瘤或早期恶性肿瘤的金标准。它可以减少发热、尿路感染、术后并发症、术后疼痛、住院时间及花费。

卵巢肿瘤或可疑附件肿物行腹腔镜手术时建议使用内镜袋。某些肿瘤破裂可能导致术后需要辅助治疗，因此，手术医师必须尽一切努力完整地切除肿瘤。在黏液性肿瘤的病例中，手术操作过程中肿瘤破裂可能导致明显的继发性卵巢假黏

液瘤。即使是良性的畸胎瘤也应在内镜袋内切除，因为它们可引起化学性腹膜炎。内镜袋不仅可以避免溢出，而且还可以避免在肿瘤取出的过程中腹壁种植。

手术技术　在全面的盆腹腔检查后，收集任何腹腔或盆腔内的液体行细胞学评估。如果没有，手术医师可用生理盐水冲洗盆腔并吸出。这一步应该在任何分离之前进行。在 IP 韧带穿过髂动脉到圆韧带处沿 IP 韧带外侧打开阔韧带，同时助理手术医师向内牵拉 IP 韧带来显露此区域。阔韧带的后叶正好显露在 IP 韧带的后方。打开腹膜的内侧叶，形成一个"窗口"以避免损伤输尿管。

（二）附件切除术

将 IP 韧带凝固或封闭并切断。如果手术医师不想开窗，则必须在此步骤之前检查输尿管。子宫内膜异位症的患者应格外谨慎，因为输尿管可能会因为纤维化而更接近甚至粘连到 IP 韧带。当助理手术医师牵拉 IP 韧带时，第二助理手术医师向前举子宫，手术医师凝固 IP 韧带。接下来，子宫 - 卵巢韧带被封闭并切开，完成附件切除。

（三）肿物取出

为便于取出囊肿，如果可能的话，应将其排空。这在腹腔镜手术时可以通过腹腔镜针在内镜袋内完成（图 25-38）。不建议使用剪刀剪开囊肿抽吸，因为囊肿内的张力可能会使液体溅出袋外。一旦囊肿被部分排空，就可以将其切开并抽吸。这种选择对黏液性肿瘤很有帮助，由于囊肿内容物非常黏稠，排空囊肿内容物的时间可能会延长。

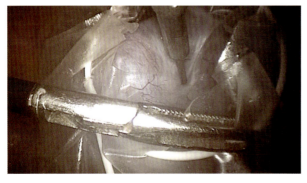

图 25-38　将卵巢装入取物袋内吸出液体

通过腹壁穿刺孔提出标本袋，并在直视下抽吸囊肿内容物是一个很好的囊肿排空方法。如果已经进行了子宫切除术，这一步也可以经阴道完成。如果囊肿抽吸后不需要扩大脐部切口即可取出标本袋，可将脐部穿刺口作为取出部位。如果需要较大的切口，可以使用 Pfannenstiel 切口或中线切口。如果手术医师计划在恶性肿瘤的情况下进行开腹分期手术，则不应使用 Pfannenstiel 切口。

对于非常大的囊肿（＞ 20cm），我们会在耻骨上切开一个小切口来排空囊肿，并使用切口保护套将其从腹腔中取出。我们使用 Applied Medical 微型 -Alexis 切口扩张器（Applied Medical，Rancho Santa Margarita，California）。当卵巢部分位于腹腔外时，经腹腔镜附件切除很容易进行。将附件取出后行冷冻病理检查，以确定下一步的术中处理。

（四）手术区域内镜袋的放置

将内镜袋塞入腹腔有一定的困难，尤其是当附件肿瘤直径＞ 8cm 时。我们建议内镜袋至少比肿瘤大 20%，最好选用可以完全放入腹腔且不是固定在器械上的内镜袋，否则手术医师会失去一个操纵内镜袋的穿刺孔。一旦内镜袋进入腹腔内，在其被放入卵巢后方之前必须先打开内镜袋。助理手术医师在 12 点钟位置抓住袋子边缘，手术医师左手在 6 点钟位置抓住内镜袋。通过中线穿刺孔，手术医师尽可能地打开袋子。在左侧卵巢囊肿的情况下，手术医师抓住 IP 韧带，同时第一助理手术医师在 12 点钟位置抓住内镜袋的边缘并将其放入卵巢下，期间 6 点钟位置的抓手要保持内镜袋处于打开状态。对于右侧卵巢，手术医师在 12 点钟位置抓住内镜袋，助理手术医师在 6 点钟位置，采用相同的方法将内镜袋置于卵巢下方。对于较大的肿瘤，重要的是要避免破裂。另一种方法是通过外侧穿刺孔在 2 点钟及 10 点钟位置抓住内镜袋，二者同时移动并将内镜袋放入卵巢下方。

十、腹腔镜网膜切除术及腹膜活检术

腹腔镜网膜切除和腹膜活检常规作为上皮性卵巢癌和某些子宫内膜癌（如透明细胞癌和浆液腺癌）手术分期的一部分。

（一）网膜切除术：标准方法

镜头穿刺孔通常位于耻骨上（图 25-4）。手术医师面向上腹部，而第二助理手术医师在结肠肝曲向下向内牵拉网膜。手术医师将结肠推向相反的方向，使用血管闭合器械，沿结肠从右到左封闭并切除网膜（图 25-39）。在凝固或封闭网膜血管的过程中，重要的是要确保血管闭合器械与结肠浆膜保持安全距离，以避免热损伤。当手术医师对网膜血管进行横切时，助理手术医师保持网膜张力。继续分离到脾曲。通常情况下，由外向内（从左到右）分离网膜与脾曲的连接会更容易一些。此时，手术医师向内侧牵拉网膜左缘，助理手术医师向外侧推降结肠（靠近脾曲），同时手术医师右手使用封闭装置将网膜分离。现在是从左到右切除，直到切缘相遇的那一刻网膜切除术完成。

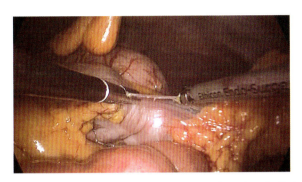

图 25-39　结肠下大网膜切除术。手术医师用左手握持大网膜，沿横结肠将其切除；助手牵拉大网膜

（二）网膜切除术：逆向方法

网膜切除术可采用盆腔手术中常规套管针定位来完成（见图 25-3）。这种方法称为"逆向方法"。当镜头面向盆腔时，助理手术医师将网膜拉向直肠子宫陷凹，从其前壁呈现横结肠。在这种技术中，肠系膜下网膜的切除始于可以看到下方横结肠的半透明处或胃网膜血管远端（图 25-40）。该技术应用于经过选择的患者，因为在网膜的外侧面，沿着结肠的脾曲和肝曲，切除比较困难且可能不完整。然而，鉴于网膜切除似乎未对非晚期上皮性卵巢癌（ⅢA 期或更轻）的患者提供任何生存益处，这种方法可能更常用于卵巢外无任何疾病迹象的患者。

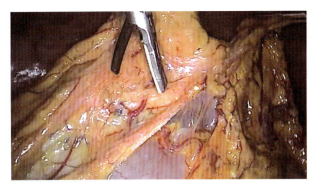

图 25-40　在逆向切除结肠下网膜切除的技术中，当助手将网膜牵拉向盆腔时，可以清楚地看到网膜的一些无血管区

十一、要点

1. 在大多数妇科恶性肿瘤中，腹腔镜和开腹手术的肿瘤结局相同。

2. 妇科肿瘤的腹腔镜手术可缩短住院时间、减少失血、恢复更快、总体住院费用降低和术后疼痛减少。

3. 腹腔镜的绝对禁忌证仅限于一小部分无法耐受气腹或头低足高体位的患者。

4. PSMs 发生在约 1% 的因恶性肿瘤行腹腔镜手术的患者中。

5. 患者和套管针的位置至关重要，在腹腔镜手术中不应被低估。

6. 必须对所有患者正确进行腹腔镜下盆腹腔探查。

7. 盆腔间隙的显露对于进行复杂的盆腔手术至关重要。

8. 微创手术应被视为子宫内膜癌患者的标准方法。

9. 与开腹手术相比，接受腹腔镜手术的患者术中肿瘤破裂更常见。

10. 建议在卵巢肿瘤腹腔镜手术过程中使用内镜袋保护盆腹腔，以避免溢出。

11. 诊断性腹腔镜是确定晚期上皮性卵巢癌患者行初始肿瘤细胞减灭术理想人选的最佳选择。

第 26 章

机器人手术

Brooke A. Schlappe，Mario M. Leitao，JR.

手术仍然是妇科肿瘤治疗的主要手段，包括根治性子宫切除术、宫颈切除术及卵巢癌细胞减灭术。在过去，这些手术是通过一个大的腹部切口进行的，并且住院时间长、并发症多。随着微创手术（minimally invasive surgery，MIS）的发展，许多此类手术现在作为门诊手术进行，并发症发生率较低。

一、微创手术的围术期和肿瘤结局

随着 MIS 应用于妇科恶性肿瘤的治疗，人们开始关注其围术期和肿瘤的安全性。早期子宫内膜癌的随机试验显示，与开腹手术相比，MIS 具有显著的短期益处，包括减少失血、缩短住院时间、减少对镇痛药的需求及减少并发症。然而，MIS 的手术时间总是更长。这些结果在妇科肿瘤学组（Gynecologic Oncology Group，GOG）的 LAP2 试验中得到证实，2616 例临床 I 期或 II A 期子宫内膜癌患者随机接受经腹腔镜或开腹的全面手术分期。除了证实 MIS 在子宫内膜癌分期中赋予的可行性和改善围术期安全性及生活质量外，GOG LAP2 试验还证实了其肿瘤安全性，证明两组对晚期疾病的鉴定及总体生存率（overall survival，OS）没有显著差异。子宫内膜癌的腹腔镜手术现已被接受作为开腹分期手术的替代方法。

MIS 在早期宫颈癌治疗中的安全性和可行性也已被研究。几个小组回顾性比较了接受腹腔镜与开腹根治性子宫切除术患者之间的手术结局。与 MIS 在子宫内膜癌症中所见的优势类似，腹腔镜手术病例的失血减少、术后并发症减少及住院时间缩短，但手术时间更长。Spirtos 等对 78 例经腹腔镜手术治疗的 I A2 期和 I B 期宫颈癌患者进行平均 66.8 个月的随访，发现复发率为 10.3%，是可接受的。然而，这项研究没有纳入开腹手术组进行比较。在一项回顾性队列研究中，Malzoni 等比较腹腔镜和开腹手术，没有发现复发率和无病生存期（disease-free survival，DFS）有显著差异。2018 年 3 月妇科肿瘤学会（Society of Gynecologic Oncology，SGO）年会提供了首个比较 MIS 和开腹根治性子宫切除术在早期宫颈癌治疗中的随机试验的初始数据。这些初始数据显示 MIS 患者的无进展生存期较差，与先前的回顾性报告相矛盾。这是一项国际试验的初始数据，在得出最终结论前需等待完整的报告和分析。

尚无随机试验评估腹腔镜下根治性子宫颈切除术用于早期宫颈癌患者保留生育功能的效果。若干回顾性研究表明围术期并发症发生率、复发率和产科结局可以接受。Ebisawa 等报道 56 例因 I A2 期和 I B1 期宫颈癌而接受腹腔镜下根治性子宫颈切除术的患者，术中并发症发生率为 3.57%，复发率为 1.8%，妊娠率为 52%，这与经阴道和经腹根治性子宫颈切除术后的结果相当，其报道的复发率分别为 4% 和 3.8%，妊娠率为 41.3% 和 59.3%。经腹（35.4%）和经阴道（19.5%）子宫颈切除术的并发症发生率更高。鉴于类似的肿瘤和产科结局以及更少的并发症发生率，腹腔镜根治性子宫颈切除术已被接受为经阴道和经腹手术的替代方法。

手术在治疗卵巢恶性肿瘤中起着不可或缺的

作用，无论是在初始治疗还是在复发患者选择的治疗中。这些手术通常是通过一个大的开腹手术切口进行的，术后恢复时间较长。由于对隐匿性转移灶探查的充分性、穿刺部位转移的风险以及术中肿瘤破裂风险的担忧，使用 MIS 进行卵巢癌分期一直受到批评。一些研究比较腹腔镜与开腹手术在治疗明显早期卵巢癌中的效果。早在 2005 年发表的报道中显示，腹腔镜分期手术的住院时间更短，失血更少，摘除淋巴结数目（lymph nodes，LNs）或切除网膜大小没有差异。另有 5 项比较报道证实了这些发现。在一项 24 例明显早期卵巢癌患者经腹腔镜治疗和 53 例经开腹手术治疗的系列研究中，Koo 等证明两组的复发率或 DFS 无差异，证实了微创方法的肿瘤安全性。

关于晚期卵巢癌腹腔镜下初始减瘤术的数据较少。然而，现有数据表明，在精心挑选的患者中，这是安全和可行的。Nezhat 等报道一项回顾性分析，32 例接受腹腔镜肿瘤细胞减灭术的患者与 11 例经腹腔镜最初评估后中转开腹行肿瘤细胞减灭术的患者比较，他们发现腹腔镜组的满意减瘤率为 88.2%，开腹组为 72.7%，两组的复发时间无差异。包括行间歇性减瘤术的患者。Fanning 等描述了他们对 25 例接受腹腔镜减瘤术的明显晚期卵巢癌患者的经验，23 例（92%）减瘤成功（定义为残余病变＜ 2cm）。该队列的中位 OS 和中位无进展生存期（progression-free survival，PFS）为 3.5 年。

复发性卵巢癌的 2 次和 3 次肿瘤细胞减灭术在经选择的患者中受益。复发性卵巢癌的腹腔镜切除在本章已有描述，其在精心挑选的患者中是可行的。在 Gallotta 等描述的最大系列研究中，27 例患者接受腹腔镜下 2 次肿瘤细胞减灭术，96.2% 的患者达到满意减瘤，无术中并发症，仅有 1 例发生术后并发症。中位 DFS 为 14 个月。Nezhat 等介绍了他们 19 例患者行腹腔镜下 2 次肿瘤细胞减灭术和 4 例患者行腹腔镜下 3 次肿瘤细胞减灭术的经验。2 次减瘤组的满意减瘤率达 78.9%，3 次减瘤组的满意减瘤率为 100%。19 例行 2 次肿瘤细胞减灭术的患者中有 14 例术后第 2 次无瘤生存间隔超过 6 个月。腹腔镜下 2 次和 3 次肿瘤细胞减灭术在精心挑选的患者中似乎是可行的。

穿刺部位转移的风险被强调为妇科肿瘤避免 MIS 的原因之一，然而，报道的发生率很低。纳入 11 项研究的荟萃分析评价了明显早期卵巢癌的腹腔镜手术，显示只有 1 个穿刺部位转移的实例。文献报道的比率为 0.97% ～ 2.3%。在迄今为止最大的系列研究中，Zivanovic 等回顾性评估了 1694 例腹腔内恶性肿瘤接受腹腔镜手术的患者。20 例患者（1.18%）发生穿刺部位转移。与穿刺部位转移风险增加相关的危险因素包括复发性卵巢癌伴大量腹水或晚期癌症伴扩散。仔细选择患者可能会降穿刺部位转移的风险。

二、机器人手术在妇科肿瘤领域的应用与推广

第一个机器人手术平台是在 20 世纪 80 年代作为进行腹腔镜手术的另一种方法引入民用的。机器人手术平台仍然是进行腹腔镜手术的一种手段。需要强调的是，机器人平台是帮助手术医师进行微创手术的工具。机器人手术设备最初是为军队开发的，使手术医师能够在远距离和安全的地方为受伤的士兵进行手术。第一批进入民用手术室的机器人平台是 AESOP（Computer motion，Goleta，California）和 ZEUS（Computer motion）。AESOP 是一种声控机器人机械臂，用于在腹腔镜手术期间控制腹腔镜。ZEUS（AESOP 之后的版本）是当今使用的机器人平台的前身。它包括 3 个机械臂：1 个用于操控腹腔镜，2 个操作臂由远程控制台控制。

美国食品药品监督管理局（Food and Drug Administration，FDA）唯一批准的机器人手术平台是达芬奇手术系统（Intuitive Surgical，Sunnyvale，California）。该系统包括 3 个组成部分：成像系统（包含内镜和摄像机）、床旁机械臂系统（装有机器人机械臂）和手术医师控制台（手术医师坐着控制机械臂）。Intuitive Surgical 于 1999 年发布了其第一个平台——达芬奇标准版，并在 2000 年被 FDA 批准用于普通腹腔镜手术。该机器人平台由 4 个带有内腕仪器（也被称为“手腕”仪器，能够在多个不同的平面上移动，并模仿人类手和手腕的动作）的机械臂和一台提供三维成像的摄像机组成。Intuitive Surgical 在 2008 年发布了它的第 2 个模型——达芬奇 S，包括三维高清成像、运动缩放和减少震颤，以及通过成像系统上的触摸屏监视器进行视频标记，改善了监视能力。达芬奇 Si 于 2009 年发布，此模型的主要优点是增加一个双控制台，使 2 个手术医师可以同时或先后操作，这提高了培训新的机器人手术医师的安全性和便利性。最新发布的模

型是达芬奇 Xi。Xi 系统的优点是机械臂可以旋转 180°，无须移动患者即可进行多象限手术。摄像头也经过了重新设计，并且体积更小，允许安装在任何一个机器人穿刺器上，并有可能在手术过程中移动。这些进步为手术医师提供了更多的自由，提高了他们通过微创方法完成复杂手术的能力（Intuitive Surgical，2016，可访问 www.intuitivesurgical.com）。

三、机器人手术的优势和不足

机器人系统与传统腹腔镜相比有几个优点，其中包括腕式器械，减少手术医师手部震颤，改善视觉效果，以及提高手术医师的独立性（即减少对助理手术医师的依赖）。自 2005 年 FDA 批准机器人用于妇科手术以来，这些优势使妇科肿瘤医师对该技术的使用显著增加。一项对 SGO 成员的调查显示，机器人的使用率从 2007 年的 27% 上升到 2012 年的 97%。在 50% 以上的病例中，手术医师使用机器人平台的主要原因是提高了灵活性、更好的视觉效果和人体工程学的舒适性。在其他调查中，受访者报道说机器人平台最大的优点是使用方便和患者生活质量得到提高。

也列举了一些不足，包括费用大幅增加、推广不够、缺乏触觉反馈、设备笨重，以及需要增加工作人员和培训。在 2012 年对 SGO 成员进行的同一个调查中，不使用机器人平台的受访者描述了他们不使用机器人平台的主要原因如下：传统腹腔镜具有完成所有手术的能力，与机器人相关的费用增加，所在机构缺乏可用的机器人系统，相信使用机器人平台限制专科医师及住院医师的教育，以及当前文献中缺乏对肿瘤安全性的支持。关于机器人平台在特定手术中的应用将在下面的内容中介绍。

尽管腹腔镜设备已经有 40 多年的历史，但妇科肿瘤患者使用腹腔镜的比率仍然很低。这是因为标准腹腔镜设备的已知局限性。一项关于监控、流行病学和最终结果（Surveillance，Epidemiology， and End Results，SEER）项目医疗保险数据库的分析指出，2005 年所有子宫内膜癌患者中行腹腔镜手术的比例 < 10%。此后 MIS 的应用有所增加，这在很大程度上是由于机器人平台的推广。然而，对美国外科医师学会国家外科质量改进计划（American College of Surgeons National Surgical Quality Improvement Program，ACSNSQIP）数据库的分析显示，截至 2010 年，这一比例仍低于 50%。

四、术前评估

机器人手术所需的术前评估与腹腔镜手术的评估相同。因为机器人手术是一种微创工具，不适合腹腔镜手术的患者也不适合机器人手术。患者的安全是第一位的。如果手术医师没有机器人经验或不喜欢机器人手术，则不应尝试。

五、围术期管理——加速康复途径

人们越来越有兴趣通过实施加速康复途径（Enhanced recovery pathways，ERPs）来减少阿片类麻醉药的使用和住院时间，从而优化围术期结局。这些项目的实施是在一些研究表明一些标准围术期实践在使用中是不必要的，一些甚至是在具有潜在的危害性以后开始的。ERP 的优点与 MIS 的优点相结合，使进行简单手术的患者当天即可回家。

ERPs 的基石集中在患者教育、胃肠功能的保护、器官功能失调的最小化、主动控制疼痛及促进患者的自主性。这些具体通过减少术前禁食、不进行术前机械性肠道准备，维持围术期血容量，避免或尽早拔除尿导管，避免引流，采用减少麻醉药使用的多模式镇痛，术前使用镇痛药，早期下床活动及术后早期进食来实现。

有充分的证据表明，机械性肠道准备并不能减少术后并发症，对术中视野几乎没有改善，给患者带来极大的不适。一项 Cochrane 综述显示，术前接受机械性肠道准备的择期结直肠手术患者与未接受过机械性肠道准备的患者在吻合口瘘或伤口感染方面没有区别。Won 等在一项随机单盲试验中评估腹腔镜妇科手术前的机械性肠道准备。他们的数据表明，肠道准备对手术医师术中视野的改善微乎其微，且患者的不适明显加重。即使在计划性肠切除时，也没有机械性肠道准备的指征。

虽然大部分关于 ERPs 的数据来自于开腹进行腹部手术的患者，但已证明在微创手术中增加 ERP 是有益的。Lovely 等比较接受结直肠微创手术的患者 ERP 和基础加速出院计划（其机构的标准）。两种途径的主要区别是增加术前非阿片类镇痛药，减少术中及术后静脉输液治疗，以及 ERP 的早期进食。ERP 患者的住院时间、疼痛管理和胃肠道功能恢复均得到改善。一项随机试验也表明，在 MIS 中加入 ERP 是有益的。LAFA 研究 [腹腔镜和（或）快速通道多模式管理与标准护理] 评估通过开腹或腹腔镜技术进行择期结直肠癌切除术患者的住院时间，根据 ERP 或术后标准护理进行治疗。这形成 4 个研究分组，与其他 3 组相比，接受腹腔镜切除和 ERP 治疗组的中位住院时间明显缩短。与开腹手术相比，腹腔镜手术的发病率较低，各组间的再入院率没有差异。这些数据证实了在 MIS 中加入 ERP 是安全的，对患者的康复有益。

六、手术技术——盆腔手术

（一）适应证

盆腔手术，包括单纯子宫切除术和根治性子宫切除术，根治性子宫颈切除术，以及盆腔淋巴结清扫术和腹主动脉旁淋巴结清扫术，是子宫内膜癌和宫颈癌的主要治疗方法。越来越多的数据支持在这些疾病的治疗中使用机器人。

虽然还没有完成随机试验，但大量非随机研究发现，机器人子宫切除术在子宫内膜癌的治疗中是安全可行的。Leitao 等证明，传统腹腔镜和机器人辅助腹腔镜在手术范围、总淋巴结数（$P=0.05$）和总体并发症（$P=0.1$）方面没有差异。机器人手术的住院时间更短（$P < 0.001$）。机器人手术的手术时间更长（$P < 0.001$），但这主要是因为相关的学习曲线（如在美国，手术医师做过的机器人手术不到 40 例）。学习曲线克服以后，手术时间类似（$P=0.9$）。Boggess 等比较机器人辅助腹腔镜、传统腹腔镜和开腹的子宫内膜癌分期手术，发现机器人队列的淋巴结数更高（$P < 0.0001$）、住院时间更短（$P < 0.0001$），且估计失血量更少（$P < 0.0001$）。传统腹腔镜组的手术时间最长（平均 213.4 分钟，$P < 0.0001$）。传统腹腔镜组与机器人辅助腹腔镜组的中转开腹率相似（$P = 0.7$）。开腹手术组的并发症发生率最高（29.7%），传统腹腔镜组为 13.6%，机器人组为 5.8%（$P < 0.0001$）。其他几个系列也显示了类似结果，表明机器人辅助子宫内膜癌分期手术是安全可行的。机器人辅助分期的肿瘤结局已被证明与传统腹腔镜相似。

应用机器人进行宫颈癌根治性子宫切除术也被证明是可行的。机器人根治性子宫颈切除术也越来越普及。一项针对 SGO 成员的调查显示，认为机器人手术适合根治性子宫切除术的比例有

所上升（从 2007 年的 60.2% 上升到 2012 年的 89.1%）。Soliman 等描述了一系列连续 95 例经机器人辅助、传统腹腔镜或开腹手术进行根治性子宫切除术和盆腔淋巴结清扫的患者。机器人辅助和传统腹腔镜组的估计失血量（$P < 0.001$）及感染并发症（$P < 0.01$）明显低于开腹组。与传统腹腔镜组（2 天）和开腹手术组（4 天）相比，机器人组的住院时间（1 天，$P < 0.001$）更短。切除淋巴结总数（$P = 0.26$）、宫旁组织大小或阴道残端长度没有差异，表明肿瘤结局没有受影响。在一项类似的 100 例患者的研究中，Chen 等证明，接受机器人辅助腹腔镜、传统腹腔镜和开腹手术的女性在 DFS 方面没有差异。有利的围术期并发症发生率、估计失血量和肿瘤结局已在许多其他系列中得到确认。

腹腔镜根治性子宫颈切除术已被证明是开腹手术一种安全可行的替代方法。机器人辅助腹腔镜下子宫颈切除术已在一些小的系列和病例报告中进行了评估。Api 等对文献进行了回顾，并将腹腔镜与机器人辅助的子宫颈切除术进行比较，机器人组的估计失血量（$P < 0.001$）和住院时间（$P < 0.001$）更少，但平均手术时间更长（$P < 0.001$）。机器人组的中位切除宫颈旁组织长度更长（$P < 0.001$），但腹腔镜组的中位切除 L 淋巴结数更高（22 vs 32，$P=0.02$）。产科结局无差异。在接受机器人手术的患者中，有 15% 的患者出现并发症，而腹腔镜手术中这一比例为 29%。Nick 等比较机器人辅助根治性子宫颈切除术（12 例）和开腹根治性子宫颈切除术（25 例），发现机器人辅助根治性子宫颈切除术的失血量（$P=0.0001$）和住院时间（$P < 0.001$）减少。中位随访时间 17 个月，两组手术时间和复发率均无差异。由于该手术相对罕见，尚未与其他根治性子宫颈切除技术进行大规模比较。目前获得的数据表明，机器人辅助根治性子宫颈切除术在经选择的患者中是安全可行的。

盆腔和腹主动脉旁淋巴结清扫术是妇科肿瘤中的一种常见手术，但广泛的盆腔淋巴结清扫术可导致淋巴水肿。前哨淋巴结活检是乳腺癌的标准治疗，且这项技术的引入与术后淋巴水肿的显著减少有关。前哨淋巴结活检在 1994 年首次应用于妇科恶性肿瘤的治疗，已成为外阴癌、子宫内膜癌及宫颈癌手术分期中全淋巴结清扫术的一种可接受的替代方法。在一项早期的初步研究

中，Abu-Rustum 等证明，术前诊断为 1 级子宫内膜腺癌的患者进行前哨淋巴结检测的敏感度为 100%。前哨淋巴结活检用于早期子宫内膜癌的治疗（SENTInel Node Biopsy for the Management of Early Stage ENDOmetrial Cancer，SENTI-ENDO），是随后进行的一项大规模多中心前瞻性研究，证实前哨淋巴结检测在子宫内膜癌中的高敏感度（每位患者 84%，每侧骨盆 100%）。每位患者的敏感度较低可能是由于将任何非显影侧骨盆作为阴性前哨淋巴结，突出了系统性淋巴结切除对非显影侧骨盆患者的重要性。所有假阴性的标本也有高风险的组织学特征。

子宫内膜癌的多个部位注射显影剂已被评估，包括病变附近宫腔镜注射、浆膜下宫底注射和宫颈间质注射。宫腔镜注射已被证明是可行的，然而，与宫颈注射相比，它需要一个额外的宫腔镜程序，并且前哨淋巴结检出率没有提高。当仅使用宫颈间质注射时，对涉及的腹主动脉旁淋巴结的检测已引起关注。研究表明，浆膜下宫底注射和宫腔镜注射不会增加主动脉旁前哨淋巴结的检出率。此外，与宫颈间质注射相比，浆膜下宫底注射的检出率较低，盆腔淋巴结阴性的子宫内膜癌患者发生孤立的腹主动脉旁淋巴结转移的风险为 1%～2%。与宫腔镜或浆膜下注射相比，宫颈间质注射无须额外的程序，并且检出率更高。因此，大多数手术医师使用这种方法。

前哨淋巴结活检已被应用于早期宫颈癌的评估，其中ⅠA 期的淋巴结转移率为 0～4.8%，ⅠB 期为 17%，ⅡA 期为 12%～27%。癌症的前哨淋巴结（Ganglion Sentinelle dans le Cancer du Col，SENTICOL）试验显示早期宫颈癌前哨淋巴结检测的敏感度为 92%，阴性预测值为 98.2%。AGO 研究小组前瞻性地评估早期宫颈癌中前哨淋巴结的检出率，并发现当肿瘤直径＞ 2cm 时敏感度和阴性预测值下降（敏感度：90.9% vs 72.7%；阴性预测值：99.1% vs 88.5%）。

前哨淋巴结绘图活检的应用在宫颈癌和子宫内膜癌的分期中很重要。该方法包括前哨淋巴结超病理分期，在显影无法显示前哨淋巴结的任何一侧盆腔行系统淋巴结清扫，切除所有显影淋巴结，以及切除任何增大或可疑的淋巴结，无论显影如何。与苏木精和伊红检测相比，病理超分期检出的淋巴结增加 4.5%。已经证明，完整示踪法对子宫内膜癌和宫颈癌转移淋巴结检测的假阴性率分别为 2% 和 0。

（二）手术技术

1. 步骤 1：房间设置 机器人手术平台需要很多设备。因此，优化房间设置尤为重要，以免危及患者或工作人员的安全。具体设置取决于特定的手术室，但一般来说，房间布置应从手术医师控制台能清楚地看到患者，连接推车的电线不绷紧，各设备部件之间应有足够的空间，以便手术室工作人员安全、高效地移动。理想情况下，应该有足够的空间容纳机器人在几个位置的对接，以方便各种外科手术的进行。如果患者麻醉时的经典头部位置不是最佳的，考虑旋转患者病床以容纳机器人进入可能很有用。超长管可用于连接气管插管。头颈部机器人手术通常是在患者头部与麻醉医师完全相反的情况下进行的。图 26-1 描述了我们医院使用的设置示例。

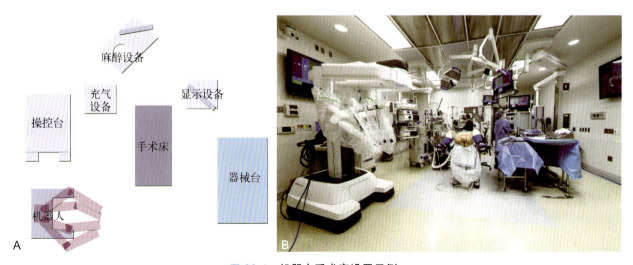

图 26-1 机器人手术室设置示例
A. 手术室设置示意图；B. 和机器人手术术中示例

2. 步骤 2：患者体位　气管插管后，患者应置于背低膀胱截石位。应将患者的手臂（包括手）置于两侧，并用棉垫衬垫，以防在无菌洞巾下隐藏时意外损伤（图 26-2）。大多数手术要求陡峭的头低足高体位，因此在患者头部应采取措施，防止患者在手术台上滑动。有多种护垫可以防止滑动，包括粉红色泡沫、鸡蛋箱泡沫、沙袋和凝胶护垫。梅奥诊所（Mayo Clinic）的一项随机试验比较了鸡蛋箱泡沫与凝胶垫。主要结果是患者在手术台上的活动度；次要结果是神经功能缺陷。初步结果显示，两种垫子在主要结果或次要结果方面没有统计学差异。各种肩带也可用于防止滑动；然而，使用时必须谨慎，因为误用可能导致臂丛神经损伤。最重要的是要避免将任何类型的约束物置于内侧或靠近颈部，因为这增加臂丛拉伤的风险。各种护罩也可用于保护患者的面部，防止机械臂或其他器械使气管内导管脱落。根据我们的经验，如果在设置过程中注意仔细保护患者的面部，这些防护罩通常是不必要的。此外，有些防护罩相当笨重，可能会限制机械臂的活动范围。

3. 步骤 3：前哨淋巴结染料注射　如果计划进行前哨淋巴结活检，应在放置宫内操纵器之前进行染料注射。比色染料和免疫荧光染料是最常用的染料，包括亚甲蓝和异硫蓝（比色）及吲哚菁绿（免疫荧光）。前哨淋巴结检出率因染料而异：亚甲蓝为 75% ～ 92%，异硫蓝为 75% ～ 84%，吲哚菁绿为 88% ～ 100%。达芬奇 Si 和 Xi 系统配备了萤火虫荧光成像（Intuitive Surgical），允许使用吲哚菁绿。使用达芬奇 S 手术时，必须使用比色染料。

这里描述宫颈间质染料注射，因为它是最常用的（其他方法尚未被证明可以提高前哨淋巴结检出率）。窥开宫颈，染料可以通过使用 Potocky 针（Cooper Surgical, Trumbull, Connecticut）或腰椎穿刺针在几个位点注射（图 26-3）。应将 4ml 的比色染料或免疫荧光染料注射到宫颈间质中。这可以在 3 点钟和 9 点钟位置完成（图 26-3A），在每个位置将 1ml 染料注入约 1cm 深的间质，然后在表面注入 1ml。该技术可以在不污染膀胱的情况下充分检测前哨淋巴结。另一种方法是分别注射 1ml 的染料到子宫颈的 4 个象限（图 26-3B）。

4. 步骤 4：放置宫内操纵器　宫内操纵器常用于单纯子宫切除术和根治性子宫切除术，有利于改善术野，并为阴道切开提供指示。有多种宫内操纵器可供选择，且可以根据计划进行定制。如果计划进行阴道切开术，则首选罩杯覆盖在子宫颈上的宫内操纵器，其中包括与 KOH 杯（Cooper Surgical）和 VCare（CONMED, Utica, New York）结合的 RUMI。如果患者已经进行了子宫切除术，并且需要阴道残端的指示，可以使用阴道探针或 EEA 尺寸器（Medtronic Minimally Invasive Therapies, Minneapolis, Minnesota）。如果放置宫内操纵器纯粹是为了移动子宫，可以使用 Hulka 钩或 ZUMI（Cooper Surgical）。有些手术医师根本不喜欢使用宫内操纵器。根据我们的经验，宫内操纵器确实有助于子宫切除术。对子宫癌或宫颈癌患者的操作，还未证实有与使用宫内操纵器有关的肿瘤问题。然而，在存在巨大宫颈肿瘤的情况下，很难放置宫内操纵器，在这种情况下可能需要阴道探针。

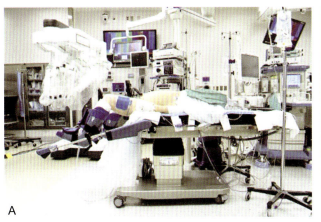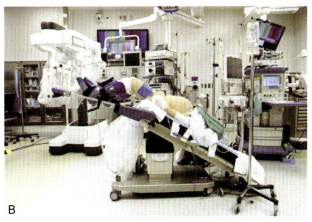

图 26-2　患者体位

患者采取仰卧膀胱截石位，双臂在身侧收拢，在手、肩和膝关节部位放置适当的垫子。A. 中性体位；B. 高度倾斜的头低足高位

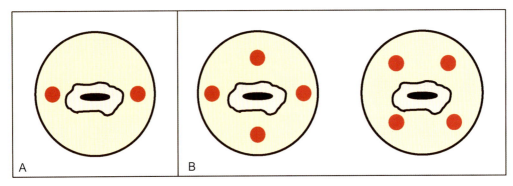

图 26-3　前哨淋巴结注射示例

宫颈间质染料注射示踪前哨淋巴结的选择。A. 在 3 点钟和 9 点钟位置深部注射和浅表注射；B. 4 点注射

应在患者准备好并铺巾后放置宫内操纵器。如果进行子宫切除术，0-Vicryl 缝线可以缝合在 3 点钟和 9 点钟位置的宫颈间质，以帮助放置子宫操纵器和取出标本。我们发现这非常有用，但并不是所有使用机器人的手术医师都经常这样做。应注意避免子宫穿孔，尤其是在子宫恶性肿瘤的手术过程中。如前所述，在根治性子宫切除术中，为了获得足够的阴道切缘，可以在宫颈杯的基底部进行阴道切开术或对现有的宫内操纵器进行改进。由于机器人的第 4 臂提供了额外的牵拉，在某些手术中可能不需要放置宫内操纵器，从而减少了宫内操纵器放置的额外时间、成本和潜在的并发症发病生率。

5. 步骤 5：进腹　应以手术医师最喜欢的方式进入腹腔。如果手术医师倾向于使用开放技术进入腹腔，当他或她使用达芬奇 S 或 Si 系统时可以在镜头穿刺口完成此操作。由于达芬奇 Xi 系统有一个较小的摄像头且所有的套管针都是 8mm，开放技术很困难，尤其是在肥胖患者中。手术时在 Palmer 点放置一个 12mm 的辅助穿刺口通常很有用，如果手术医师喜欢开放式技术，则可以将其作为初始穿刺点。

6. 步骤 6：套管针放置　套管针应朝向手术区域（在本例中为骨盆）呈弧形排列（图 26-4）。在达芬奇 S 和 Si 系统中，套管针必须至少相距 10cm 以约 30° 的角度进入。这些穿刺口的切口应为 8mm 宽，但镜头穿刺口为 12mm 宽。如果使用达芬奇 Xi 系统，套管针可以放置在一条直线上，并且只需相距 8cm。由于摄像头更小，达芬奇 Xi 系统的所有套管针都是相同的尺寸，所有的穿刺口都应做 8mm 的切口。辅助穿刺口可位于左上象限或耻骨上区。一般来说，左上象限更利于床边助理手术医师进入。与传统腹腔镜检查一样，套管针应尽可能在直视下放置。根据手术类型和手术医师的经验，可以考虑限定套管针的使用（图 26-5）。

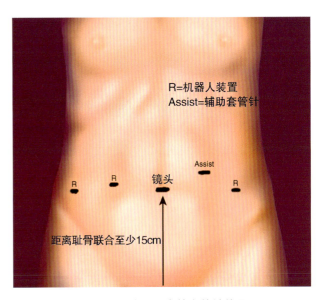

图 26-4　盆腔手术的套管针放置

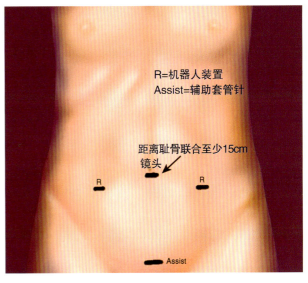

图 26-5　盆腔手术时有限的套管针放置

如果计划进行腹主动脉旁淋巴结清扫，可能需要调整套管针的位置，以便充分到达腹主动脉旁区域。使用达芬奇 S 和 Si 系统时，这些穿刺口可以在相同的布局下向头侧位移。或者，套管针可以像上腹部手术那样放置（在下文中描述）。达芬奇 Xi 系统允许更多的行动自由，通过使用盆腔套管针的布置，可向上分离至肠系膜下动脉。如果计划分离至肾静脉，机械臂可以旋转 180°直接朝向上腹部，无须旋转患者。

无论使用哪种机器人平台，我们觉得"高"腹部套管针放置不是必要的。一般来说，镜头套管针放置在脐部多数情况下就足够了。如果需要更高的腹部手术，如肾下腹主动脉旁淋巴结清扫，在达芬奇 Xi 系统中，最好是旋转患者并在肩膀上方对接或旋转达芬奇 Xi 系统的机械臂，而不是将套管针放在高处。脐部套管针的放置取决于患者的体型，并且可能是高度可变的，尤其是在病态肥胖者。根据经验，镜头套管针放置在脐部，距离耻骨联合至少 15cm。然后以计划的镜头套管针位置为参照放置其他套管针。

我们更喜欢在镜头套管针右侧使用两个机器人器械和左侧一个，助理手术医师套管针也在左侧。这种配置允许手术医师有两个相对应的抓钳。双极抓钳放置在左侧套管针中，另一个放置在右侧套管针中的一个（这适用于右利手的医师，并且如有必要，左利手医师可以反过来）。有些人在左侧使用两个机器人器械套管针。在这种情况下，当两者都是抓取器械时，它允许一次使用一个器械，否则需要根据需要将器械从一侧转换到另一侧。

7. **步骤 7：检查上腹部**　应检查上腹部以评估盆腔外的任何病变。如果需要在上腹部进行活检，此时可以使用传统的腹腔镜设备进行活检。

8. **步骤 8：对接**　对接前应将患者置于陡峭的头低足高体位，并使肠管尽可能从盆腔中排出，以改善视野。根据手术医师的偏好和所进行的手术，可以在各种位置进行对接。对于盆腔手术，机器人可以停靠在中心，偏移中心或侧面（图 26-6）。中心和偏移中心对接是指机器人放置在患者两腿之间（图 26-6A）。偏移中心对接包括将床旁机械臂系统的动臂放在患者的两腿之间，但不直接在中线上（图 26-6B），从而允许助理手术医师进入会阴区域。中心对接可能更有挑战性，但允许对腹主动脉旁淋巴上区进行更多处理。侧对接更常用，因为它提供了最大的会阴处理和足够的盆腔及腹主动脉旁下区域，且更容易执行（图 26-7）。当使用达芬奇 S 和 Si 系统时，床旁机械臂系统的底座可以平行于手术台（图 26-7A），也可以向患者稍微旋转（图 26-7B）。只要摄像机可以对接，就可以正常工作。由于达芬奇 Xi 系统中机械臂的活动范围增强，最佳的对接方法是在侧面，床旁机械臂系统的底座垂直于手术台。达芬奇 Xi 系统的灵活性允许更大的对接范围。

9. **步骤 9：器械选择**　许多机器人器械可用于妇科肿瘤手术，此处将讨论一些选择。同时拥有单极和双极烧灼器械很有帮助，通常放置

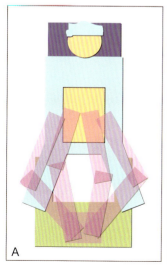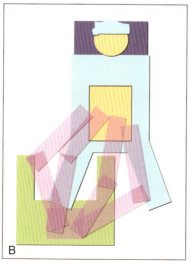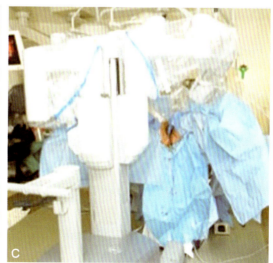

图 26-6　**中心和偏移中心对接**

盆腔手术时达芬奇 S 和 Si 系统的对接选择。A. 中心对接图示；B. 偏移中心对接图示（机器人底座为绿色）；C. 术中偏移中心对接示例

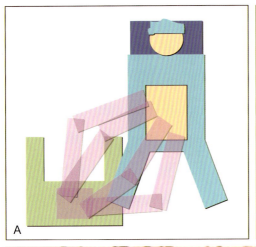
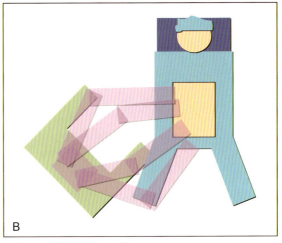
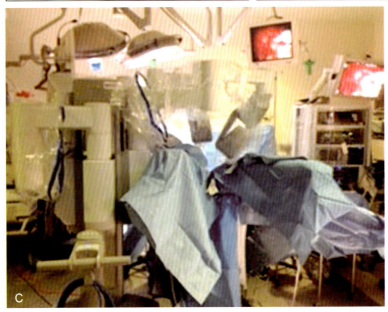

图 26-7 S/Si 和 Xi 系统侧方对接，机器人底座平行于手术床（A），并向手术床轻微旋转（B）［术中示例（C）］。Xi 系统也可与垂直于手术床的机器人底座对接（C）

在机械臂 1 和机械臂上。可用的单极器械有 Hot Shears 单极弯剪、永久性烧灼钩和烧灼铲。单极弯剪具有更多的多功能性，因为它们可用于切割组织而无须烧灼，并在关闭时提供类似于烧灼钩或烧灼铲的钝性分离。有多种双极烧灼器可供选择。根据我们的经验，最常用的两种是马里兰双极钳和有孔双极钳。两者都有优缺点。马里兰双极钳更适合在小范围的解剖和操作。然而，它的灼烧区较少且组织更容易从它们滑落。另一方面，有孔双极钳对于解剖不是很有用，而且更难在狭小的空间使用；然而，它们有一个大的烧灼区且抓握组织良好。血管封堵器也可用于烧灼较大的血管，但它体积较大，不适用于解剖或抓取组织。非烧灼钳也可用于并经常用于机器人第 4 臂，以

协助显露。我们使用最多的是组织钳和 Cadiere 钳。Cadiere 钳抓取力较小，在重或硬的组织上较难使用。组织钳的抓取力更大，但抓取脆弱的组织时必须谨慎使用。器械的选择应基于患者和手术的具体概况，以及手术医师的偏好和舒适度。

10. 步骤 10：手术　一旦机器人对接并插入器械，机器人辅助手术的步骤与传统的腹腔镜和剖腹手术是一样的。前哨淋巴结活检应在子宫切除之前进行。使用比色染料和免疫荧光染料时，从注射到前哨淋巴结活检需要 10 ～ 20 分钟。

如果计划进行网膜切除术，通常可以通过使用盆腔手术的设置来完成。一般来说，可以抓住网膜的下面并拉入骨盆，而无须重新定位患者或机器人。插入 30°向下的腹腔镜可能有助于可视

化。如果显露有困难，可将机器人解对接并使患者移动到不太陡峭的头低足高位，以方便将网膜拉入盆腔。如果显露网膜仍有问题，可以旋转患者并使机器人对接在患者的肩膀上方，正如在下一节中描述的上腹部手术那样。如果使用达芬奇Xi系统，可以旋转手臂并朝向上腹部对接。

11. 步骤11：标本取出　与传统的腹腔镜一样，有几种技术可以取出手术标本。目标是取出含有任何癌细胞的标本。如果子宫、宫颈、双侧卵巢和输卵管没有病理性增大，可以通过阴道切口取出。如果标本太大，无法经阴道安全取出，可以通过阴道切口放置任一大的腹腔镜标本袋，并用手术刀在袋内分割子宫。另一种选择是在耻骨上位置创建一个横向的微型开腹切口。盆腔淋巴结清扫术通常在子宫切除之前进行，因此，阴道切开不能用于标本取出。淋巴结可以用腹腔镜勺从辅助套管针中取出，也可以放入腹腔镜袋中，以便在子宫切除术完成后经阴道切口取出。

12. 步骤12：阴道残端闭合或环扎放置—器械选择　在机器人辅助缝合时，两个能量器械可以换成两个持针器。Mega SutureCut 和 Large SutureCut 在器械的根部有锋利的边缘，除了持针外，还可以切割缝合线。但是，如果使用这些器械，手术医师应注意缝合线不会在缝合过程中被意外切断。为了避免这种并发症，可以使用大持针器或超大持针器来代替。或者手术医师惯用手中的器械（通常是单极器械）可能是唯一更换为持针器的器械，而双极装置可留在另一臂上。这有时是可取的，因为与持针器相比，它在抓取组织方面更胜一筹，并且可在缝合过程中止血。

13. 步骤13：移除套管针　在完成手术并充分止血后，可以取出器械，将机器人解对接并远离患者。与传统的腹腔镜手术一样，套管针应在直视下取出。

14. 步骤14：闭合腹部切口　当使用 8mm 机器人切口时，疝的风险很低，并且不需要闭合筋膜。然而，如果这些套管针没有垂直于筋膜放置，则应考虑关闭筋膜。因为在手术过程中，8mm 的筋膜切口可能会随着套管针的移动而扩大。应在任何较大的切口处闭合筋膜，如达芬奇 S 或 Si 系统的 12mm 镜头穿刺口或任何 > 10mm 的辅助穿刺口。闭合筋膜的方法有多种。我们进腹的标准方法是，在使用达芬奇 S 或 Si 系统时，在镜头套管针位置使用开放 Hasson 技术。这时可以

在筋膜上放置缝合线，然后只需在手术结束时打结即可。如果最初未放置缝合线或感觉闭合不充分，我们更喜欢直接关闭摄像头位置的筋膜。或者像 Carter-Thomason（CooperSurgical，Inc，Trumbull，Connecticut）等装置可用于关闭大的穿刺部位筋膜。Carter Thomason 有一次性和可重复使用形式，两者的功能类似。选择用于筋膜闭合的缝合线有两个活结，形成一个环。在游离端放置一个止血钳或类似的夹钳，以免腹部缝合线丢失。将环加载到 Carter-Thomason 的钳口，直视下将装置通过切口一侧的筋膜向前推进。打开 Carter-Thomason 释放缝合线的同时，可以使用马里兰或其他腹腔镜抓钳抓住缝合线，然后将 Carter-Thomason 移除。在移除前，必须关闭装置的钳口，以免损伤组织。在直视下通过切口另一侧的筋膜重新引入闭合的 Carter-Thomason，打开钳口并放进缝合线。关闭钳口并在缝合结束时移除 Carter-Thomason。将缝合线打结，闭合筋膜缺损。闭合筋膜的方法应根据手术医师的习惯、具体患者和切口特点，以及器械的可用性选择。

七、手术技术——上腹部手术

（一）适应证

一般来说，上腹部手术是在卵巢癌中进行的，但偶尔也会针对其他恶性肿瘤进行。已有关于机器人辅助卵巢癌分期、原发性和中间型减瘤术及复发性疾病治疗方面的数据。本节对这些数据进行了回顾。

关于机器人手术在卵巢癌初始手术治疗中使用的研究有限，并且仅在几个小系列中有报道。Brown 等描述 26 例可疑早期卵巢癌患者，他们随后通过机器人辅助腹腔镜进行分期治疗。平均手术时间为 2.9 小时（95% CI：2.69 ～ 3.11），平均估计失血量为 63 ml（95% CI：60.0 ～ 74.77）。无术中并发症或中转开腹手术。每个患者平均切除盆腔及腹主动脉旁淋巴结数分别为 14.6 个（95% CI：12.7 ～ 16.5）和 5.8 个（95% CI：4.78 ～ 6.92）。所有患者均诊断为Ⅰ期或Ⅱ期疾病。2 例患者有术后并发症：1 例因伤口感染而再次入院，另一例阴道裂开。另一个系列比较了 63 例机器人手术和 26 例开腹手术，包括初始分期或中间型减瘤术。机器人组的手术时间较长（$P < 0.000\ 1$），但出血量较少和住院时间较短（分别为 $P < 0.000\ 1$ 和 $P = 0.000\ 9$）。两组间主要并发症发生率、淋

巴结切除数及满意减瘤率相似。术后 1 年的生存率或复发率没有差异。

两个研究将机器人手术与腹腔镜和开腹手术进行比较。2011 年，Magrina 等报道了第一个，在一项回顾性病例对照研究中，将机器人辅助卵巢癌的初始手术治疗与传统腹腔镜手术和开腹手术进行比较。25 例行初始机器人辅助腹腔镜手术的患者在年龄、体重指数（body mass index，BMI，kg/m²）及手术类型和数量方面与 27 例行传统腹腔镜手术及 119 例行开腹手术的患者相匹配。根据手术范围将患者分为 3 组：Ⅰ 型患者接受包括子宫切除术、双侧输卵管 - 卵巢切除术、网膜切除术、盆腔和腹主动脉旁淋巴结清扫以及任何转移性腹膜病灶切除在内的初始手术治疗。Ⅱ 型患者接受与 Ⅰ 型患者同样的手术，但增加一个主要手术，定义为任何类型的肠道切除术、膈膜全层切除术、肝病切除术和脾切除术。Ⅲ 型患者的手术治疗与 Ⅰ 型患者相同，除了 2 个或以上的附加主要手术。大多数患者患有 Ⅲ 期或 Ⅳ 期疾病（机器人组为 60%，腹腔镜组为 75%，开腹组 87%）。每组接受中间型减瘤术的比例类似（机器人组为 24.0%，腹腔镜组为 29.6%，开腹组为 24.3%）。与腹腔镜组和开腹组（$P = 0.009$）相比，机器人组的手术时间明显延长。机器人组和腹腔镜组的估计失血量（$P < 0.001$）和住院时间（$P < 0.001$）明显低于开腹组。各组间 OS 没有差异。当对减瘤术（Ⅰ 型、Ⅱ 型或 Ⅲ 型）数据进行检查时，在机器人组和腹腔镜组中，Ⅰ 型和 Ⅱ 型减瘤术的住院时间和估计失血量得到改善。Ⅲ 型没有患者接受传统腹腔镜手术。在 Ⅲ 型患者中，机器人组的估计失血量和术中并发症发生率较低，但手术时间较长，且住院时间或术后并发症发生率没有差异。本研究证明了机器人手术在卵巢癌各阶段初级治疗中的安全性和可行性。然而，作者得出的结论是，对于需要几个主要手术（Ⅲ 型）的患者，开腹手术可能仍然比机器人手术更可取。机器人平台在需要广泛多象限切除的初始减瘤术中可能没有用处。

Chen 等报道 44 例接受机器人辅助分期治疗的上皮性卵巢癌和交界性卵巢肿瘤患者，并与常规腹腔镜手术（21 例）和开腹手术（73 例）进行比较。除子宫切除术、双侧输卵管 - 卵巢切除术、盆腔和腹主动脉旁淋巴结清扫术外，需要任何主要手术的患者被排除在外。各组间患者特征没有差异。满意减瘤率没有显著差异，机器人组和腹腔镜组均实现 100% 的满意减瘤率，开腹组达到 98.6%（$P=0.64$）。在他们的队列中，手术时间（$P=0.001$）、估计失血量（$P < 0.001$）、住院时间（$P < 0.001$）和恢复固体饮食时间（$P=0.001$）都倾向于机器人手术和腹腔镜手术，而不是开腹手术。与腹腔镜组和开腹组（$P < 0.001$）相比，机器人组术后疼痛明显减轻。各组间并发症发病率（$P=0.13$）、DFS（$P=0.44$）或 OS（$P=0.35$）没有差异。这表明在精心挑选的患者中，采用机器人辅助方法对卵巢癌进行初始手术是可行的。

机器人手术在复发性卵巢癌中的应用也进行了评估，但数据仍然有限。Escobar 等报道一项包含 48 例接受择期机器人辅助腹腔镜治疗的复发性卵巢癌患者的多中心研究。所有患者在初次辅助治疗后至少有 6 个月的无铂间隔期，且没有转移癌。进行盆腔和上腹部手术，包括肠切除、脾切除、肝和横膈膜切除。44 例患者完成机器人手术，中位估计失血量为 50ml，中位手术时间约为 3 小时。大多数患者（63.6%）在手术当天或次日出院，且在 82% 的患者中实现满意的细胞减灭术（定义为无明显残余病灶）。在需要中转开腹手术的 4 例患者中，术前因素与完成机器人手术患者无差异。中位随访时间为 28.1 个月，中位 PFS 为 21.4 个月，中位 OS 为 50.1 个月。

Magrina 等报道一项小样本的单中心研究，比较传统腹腔镜手术（9 例）、机器人辅助腹腔镜手术（10 例）和开腹手术（33 例）的二次细胞减灭术的结局，术前影像学显示广泛复发性疾病的患者除外。所有患者至少有 12 个月的无铂间隔期。必要时行主要手术，包括肠切除、膈膜切除、脾切除和肝切除。3 组之间在人口统计学上没有差异，执行的手术数量也没有任何差异。开腹组的估计失血量更大（$P < 0.0001$）且住院时间更长（$P = 0.0002$）。3 组间术中或术后并发症发生率、OS 或 PFS 没有差异。这些数据表明，在精心挑选的复发性疾病患者中，机器人手术可提供更少的失血和更短的住院时间等优势。

虽然有限，但有关机器人辅助治疗卵巢癌的文献支持其在精心挑选的患者中使用。考虑行机器人辅助分期或减瘤术的患者应进行充分的术前评估，包括胸部、腹部和盆腔影像。这将促进有关实现满意肿瘤细胞减灭术所需的外科手术的决策过程，并帮助手术医师判定微创方法是否可行。

（二）手术技术

1. **步骤 1：房间设置**　如果使用达芬奇 Xi 系统，房间设置与之前描述的盆腔手术相同。如果使用达芬奇 S 或 Si 系统，麻醉设备和团队应位于患者的一侧，以允许在她的肩膀上方对接。

2. **步骤 2：患者体位**　对于上腹部手术，应将患者置于背侧膀胱截石位并衬垫，如先前所述的盆腔手术一样。应使用衬垫，以确保患者不会因为处于陡峭的反向头低足高位而滑动。

如果计划行脾切除术，应将患者置于右侧卧位，手术台呈轻微的反向头低足高位。患者背部应弓起 30°，以打开肋缘与髂嵴之间的间隙（图 26-8）。

3. **步骤 3：进腹**　进腹应按照先前所述进行。

4. **步骤 4：套管针放置**　套管针应如图 26-9 所示放置。如果计划行脾切除术，套管针应放置在面向左上象限的弧形中（图 26-10）。如前所述，我们更喜欢将两个机械臂放在镜头的右侧和左侧，无论处理哪个象限。

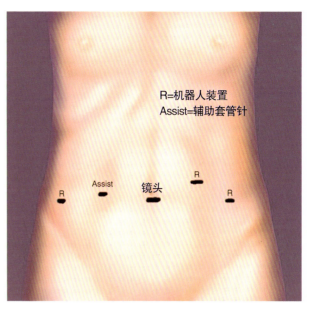

图 26-9　上腹部手术的套管针放置。一例上腹部手术的套管针放置

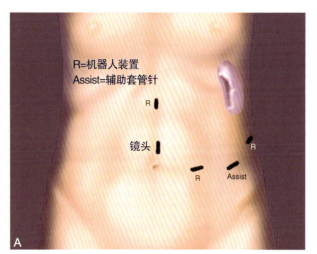

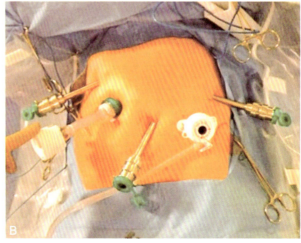

图 26-10　脾切除术的套管针放置

一例脾切除术的套管针放置，模型（A）及实例（B）

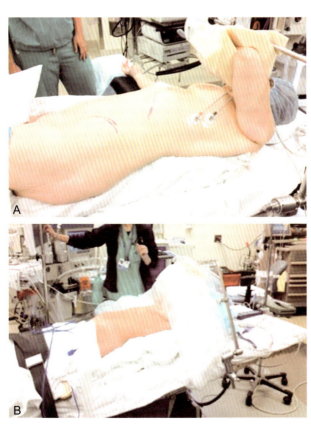

图 26-8　脾切除术的体位

机器人辅助的脾切除术的患者体位。A. 患者取右侧卧位；B. 麻醉医师站立于患者腹侧

5. 步骤 5：对接　对接前应将患者置于陡峭的反向头低足高位，并应尽可能地将肠管从手术部位移出。使用达芬奇 S 或 Si 系统时，应将机器人对接在患者的肩膀上方（图 26-11）。具有 180° 旋转能力的机械臂可以实现前述盆腔手术中的垂直侧对接。

6. 步骤 6：器械选择　盆腔手术中使用的器械同样适用于上腹部手术。如果进行脾切除术，应使用血管闭合装置对脾血管进行结扎，在这一关键步骤中，其可比其他双极烧灼器械提供更好的效果。根据手术医师的喜好，机器人血管夹也可用于较小的附属血管。

如果计划行肠切除术，机器人吻合器可用于达芬奇 Si 和 Xi 模型。在达芬奇 S 模型中，腹腔镜吻合器可由床边助理手术医师通过辅助端口使用。

7. 步骤 7：手术　与盆腔手术一样，机器人进行上腹部手术的步骤与传统的腹腔镜或开腹手术相同。对于肠切除术，考虑到吻合器的可用性和机器人系统提供的体内缝合的便利性，吻合应在体内完成。

8. 步骤 8：标本取出　标本应通过小切口取出。小切口可通过延长其中一个套管针切口进行；或者，可以在耻骨上方单独做一个横切口进行。脾，尤其不应在袋外被粉碎，因为这可能导致脾组织的植入和疾病的扩散。

9. 步骤 9 和 10：套管针移除和腹部切口闭合　套管针移除和腹部切口闭合可以参照前述的盆腔手术进行。

八、手术技术——多象限手术

多象限手术中的大多数步骤都如前所述执行。以下各部分将介绍不同之处。

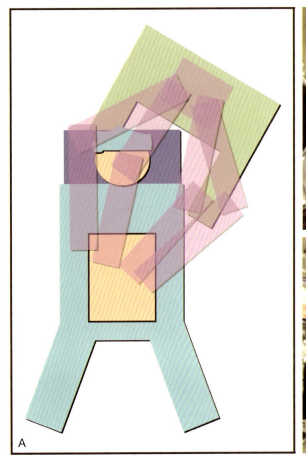
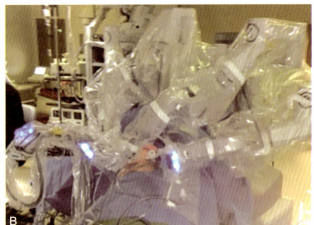
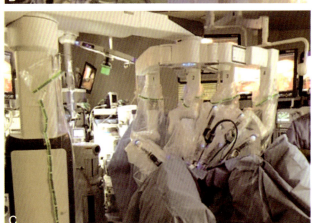

图 26-11　上腹部手术的对接

A. 示意图为使用达芬奇 S 或 Si 系统（机器人底座为绿色）进行脾切除术或上腹部手术，在患者肩上方对接；B. 肩上方对接的术中实例；C. 一例使用达芬奇 Xi 系统的上腹部手术在患者侧方对接的术中实例。注意：机械臂旋转 180°，可以通过侧方对接进入上腹部

（一）套管针放置

对于达芬奇 S 或 Si 模型，套管针的放置应如前盆腔和上腹部手术所述。一些套管针既可用于盆腔手术，又可用于上腹部手术，但是，很可能需要额外的套管针。如果使用达芬奇 Xi 系统，可以将套管针放置在横过腹部中心的一条直线上，并可用于盆腔和上腹部手术。

（二）对接

对接可以如盆腔或上腹部手术所述进行，具体取决于首先进行的手术。从骨盆移动到上腹部需要重新定位（反之亦然）。这里描述的是从盆腔手术到上腹部手术的转变。

使用达芬奇 S 或 Si 模型时，患者必须旋转。通过手术团队与麻醉团队之间的事先沟通，可以顺利完成。应撤掉器械，解对接机器人并移除套管针。应将无菌透明敷料 [如透气胶膜，（3M，Maplewood，Minnesota）] 放置在切口上，并将洞巾去除。然后将患者旋转 180°。患者准备好后更换洞巾。移除伤口敷料，并更换套管针。此时，新套管针可根据剩余的手术需要放置。然后机器人在患者的肩膀上方完成对接，手术继续进行。

使用达芬奇 Xi 模型，只需要重新定位机械臂，不需要旋转患者。达芬奇 Xi 系统中装有机械臂的动臂能够旋转 180°。如果使用 Xi 模型，对接如前盆腔手术所述进行。

当旋转患者或机械臂时，请务必记住，在此配置中第 4 个机械臂位于患者的对侧。如果手术医师习惯于使用 2 个机械臂，这可能会让人迷失方向。如果已放置辅助穿刺口，则可以通过切换辅助穿刺口和第 4 个机械臂的套管针来解决此问题。

九、特殊注意事项

（一）盆腔脏器切除术

1948 年 Alexander Brunschwig 首次描述了盆腔廓清术，适用于晚期或复发性盆腔癌的局部治疗，通常是子宫内膜癌、宫颈癌和外阴癌。根据疾病的位置，可以将手术定制成前、后、全、肛提肌上或肛提肌下廓清术。虽然对手术的改进已被证明可以降低并发症发生率，但严重并发症发生率和死亡率仍然很高。关于妇科恶性肿瘤的机器人辅助盆腔廓清术的报道是可用的，并证明了其在精心挑选的患者中的可行性。2009 年，Peter

Lim 报道第 1 例机器人辅助全盆腔廓清术的病例报告。手术时间为 375 分钟，估计失血量为 375ml，患者无术中及术后并发症。Davis 等描述了 2 例采用机器人辅助前盆腔廓清术治疗的复发性宫颈癌患者。平均手术时间为 9 小时，平均失血量为 550ml。2 名患者均于术后第 8 天出院。在迄今为止最大的病例报道中，Puntambekar 等描述了 10 位接受前盆腔廓清术的晚期或复发性宫颈癌患者。平均手术时间为 180 分钟，平均估计失血量为 110ml，没有术中或术后并发症，并且没有患者需要中转为开腹手术。中位随访时间为 11 个月，66.7% 的患者无病生存。尽管这些数据表明机器人辅助盆腔廓清术是可行的，但手术需要高超的技术和复杂的机器人手术的经验，并且只能由有能力完成此类手术的手术医师在精心挑选的患者中进行。

（二）肥胖和机器人手术

肥胖，定义为 BMI $> 30kg/m^2$，在美国是一个主要的健康问题，据报道，美国估计有 34.9% 的成年人肥胖。肥胖除了引起众多的一般健康并发症外，也是外科手术并发症发生的主要原因，并可能增加任何择期手术的复杂性。MIS 感染并发症的减少使其对肥胖患者具有特别的吸引力。机器人手术为扩大 MIS 在这一人群中的应用提供了机会。然而，在机器人妇科肿瘤手术中，定位和进入腹腔都是必要的，这可能使肥胖女性的手术在技术上变得困难。

肥胖在妇科肿瘤中以子宫内膜癌人群最为普遍。机器人手术为肥胖和病态肥胖患者的 MIS 治疗提供了机会。如前所述，子宫内膜癌的 MIS 分期手术住院时间更短、失血更少，肿瘤结局相当。在一项回顾性研究中，Gehrig 等比较了机器人辅助与传统腹腔镜在肥胖（BMI $> 30mg/m^2$）和病态肥胖（BMI $> 40mg/m^2$）子宫内膜癌患者中的分期手术。对于肥胖和病态肥胖患者，机器人辅助分期与缩短住院时间（$P = 0.011\ 9$）、减少失血（$P < 0.000\ 1$）、增加淋巴结获取（$P = 0.004$）及更短的手术时间（$P = 0.000\ 4$）相关。其他研究表明，与传统腹腔镜手术相比，机器人手术时与 BMI 相关的中转开腹风险降低，而 GOG LAP2 试验显示，当进行传统腹腔镜手术时，随着 BMI 的增加，中转开腹的风险增加。其他研究表明，当使用机器人进行子宫内膜癌的分期手术时，随着 BMI 的增加，住院时间、伤口并发症

发生率或机器人操作时间没有差异。Leitao等报道，随着机器人辅助腹腔镜的引入，采用微创方法对病态肥胖的子宫内膜癌患者行手术分期增多，估计失血量、住院时间和术后并发症发生率随之减少。当对肥胖女性进行机器人辅助手术时，手术医师必须考虑以下几点：

首先，肥胖患者的体位需要仔细考虑。应检查手术台的规格，以确保手术台能承受患者的体重。如前所述，患者取背侧膀胱截石位，但应使用专门为大型或肥胖患者设计的脚镫，以减少神经损伤或骨筋膜室综合征的风险。即使手术台能支撑患者的体重，但也可能不足以容纳患者双臂收拢的宽度。扩充套件可以用来扩大手术台，同时保持机器人手术所需要的体位。手臂托架经常用于在两侧支撑和扶住患者的手臂，同时保护它们。需要特别注意的是，要确保患者有适当的衬垫，并且不会因最初的位置还是对接后的机器人本身的意外压迫而造成任何神经损伤。悬垂前应测试陡峭的头低足高体位，以确保患者不会在手术台上滑动。

其次，肥胖患者的腹壁解剖结构变形。因此，"脐"套管针不放置在脐部，而是放置在骨性标志指示的位置（耻骨联合和肋弓下缘）（图26-12）。放置套管针时也应格外注意，因为由于腹膜前脂肪增加，很难清楚地看到腹壁下血管。可能需要更长的套管针（Intuitive Surgical专为肥胖患者制造）才能充分地穿透腹壁。一旦进入腹腔，建立气腹。与较瘦的患者使用相同的腹内压可能不足以提供足够的手术视野。然而，肥胖患者不太可能在不影响血液回流或呼吸状态的情况下承受更高的压力。同样地，由于呼吸系统的影响，患者可能无法承受相同程度的头低足高体位。助理手术医师可能需要使用腹腔镜肠抓钳或扇来帮助提供足够的术野显露。

最后，如果子宫完整的患者进行盆腔手术，那么应该在手术开始时放置宫内操纵器。由于一些因素限制该人群的术野显露，合适的宫内操纵器对于实现术野显露及完成手术至关重要。

然而，机器人手术在肥胖和病态肥胖患者中是可行的，并为他们提供与MIS相关的短期受益。鉴于微创方法可降低伤口并发症的风险，在可能的情况下，应该在这些患者中尝试MIS。

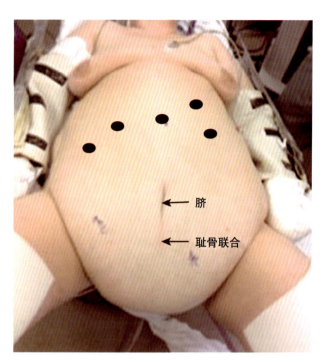

图 26-12　一位肥胖患者盆腔手术的套管针放置。注意变形的腹壁解剖，脐部靠近耻骨联合

十、妇科肿瘤机器人手术成本

自机器人辅助腹腔镜问世以来，其成本一直备受争议。已经发表了许多成本分析研究，由于所使用的方法不同，结果往往相互矛盾。重要的是要记住机器人是协助完成微创手术的另一个工具。虽然它可能比传统的腹腔镜手术更昂贵，尤其是在考虑仪器时，但这两种技术都比开腹手术更便宜、更经济。然而，许多医院以巨大的成本建造了微创手术间，迄今为止，这些成本都没有发表。MIS在妇科的使用与日俱增，但现实是全国各地开腹手术仍占子宫切除术的主要部分。Leitao等证明，机器人平台在病态肥胖的子宫内膜癌妇女的初始手术治疗中可以节省成本。虽然难以量化，但在评估微创手术的成本效益时，应考虑早期恢复正常活动和减少对护理人员的依赖所带来的社会优势。这一因素经常被排除在成本分析之外。Barnett等在比较机器人辅助腹腔镜手术、传统腹腔镜手术和开腹手术在子宫内膜癌分期中的成本时，包括工资和护理人员成本，发现开腹手术是最昂贵的。成本效益分析具有挑战性。然而，鉴于目前的数据表明MIS及机器人平台的使用有所增加，医院和社会层面的相关成本最终

可能会降低。

十一、小结

随着这项技术的广泛应用，机器人辅助手术在妇科肿瘤中的普及程度正在上升。数据表明，机器人平台的使用对于各种妇科肿瘤手术是安全可行的。应该记住，机器人平台是执行微创手术的工具，且与开腹手术相比，它的使用一直被证明可减少住院时间、术中失血及术后并发症发生率。如果适用，微创手术应该是目标。在可用又适当时，应尽可能地考虑使用机器人平台进行妇科肿瘤手术。

第 27 章

微创手术的并发症

Katherine Fritton，Edward Tanner

与开腹手术相比，微创手术一直被认为可以减少并发症。对于接受各种妇科手术的患者来说，微创手术的主要结局也与开腹手术相当（如子宫内膜癌手术分期后的生存结局，子宫肌瘤切除术后肌瘤复发的风险）。虽然微创手术有明显的好处，但它也有独特的风险，手术医师必须尽量地减少、预测并发症并在发生时熟练地处理。

一、进腹期间的并发症

进腹期间内脏或血管损伤是微创手术中最常见的危及生命的并发症之一。多达 0.5% 的腹腔镜手术患者会发生肠损伤，据报道，0.01% ～ 0.5% 的病例发生大血管损伤。这些损伤大多发生在进腹期间，而不是在腹腔镜手术期间。虽然罕见，但这些损伤可能是致命的。事实上，血管和肠道损伤，以及麻醉并发症是腹腔镜手术期间死亡的主要原因。

常用的进腹及建立气腹的方法有 3 种，各种方法的风险和收益略有不同。使用气腹针盲法进入是许多手术医师最常用的方法。在另一种封闭技术中，在镜头引导下插入套管针，无须先建立气腹。然后用这个套管针充气。在开放技术中，如 Hasson 所述，在直接放置钝套管针之前直视并切开腹壁的每一层。

几项研究表明开放技术的优势，尤其是通过脐部进行时。Hasson 等在 2000 年报道了他们使用此技术的丰富经验。在 29 年的时间里，作者进行了 5000 多例的开放腹腔镜检查，且没有进腹失败，没有大的血管损伤，仅有 1 例与进腹相关

的小肠损伤。相比之下，一项向 FDA 提交的包括 1399 份报告的摘要中详细列出了 31 例死亡（几乎都是由于血管撕裂所致）与刀片或光学套管针损伤相关。

最近，2015 年的一项荟萃分析并不支持开放技术的优势。作者总结了 46 个随机对照试验，包括 7000 多名患者。没有证据支持使用封闭或开放技术可防止进腹损伤，尽管大多数证据的质量非常低，并且开放技术进入失败的风险更低。在封闭进入技术中，与气腹针进入相比，直接套管针进入的血管损伤和进入失败的风险更低。鉴于所有的技术都有损伤的风险，通常建议手术医师使用他们最舒适的进入方法。

（一）进腹的血管损伤

一旦发生血管损伤，手术医师必须快速识别此类损伤并立即处理。如果未能识别，这种表现可能是戏剧性的和灾难性的，死亡率接近 15%。最常见的损伤部位是肾下主动脉和右髂总血管。在瘦弱的患者中，主动脉可位于脐旁 2cm。右髂总动脉从主动脉发出后在脐水平向右横向延伸，这也使其容易受伤。虽然有些患者可能有明显的腹腔积血，但在其他患者中可能不那么容易显现，尤其是当血液在腹膜后积聚时。出现不明原因的低血压或心动过速的患者在鉴别诊断中应考虑有未识别的血管损伤。

腹腔镜下血管损伤的修复取决于损伤的位置和严重程度，以及患者的血流动力学状态。任何有已知或怀疑血管损伤并伴有血流动力学不稳定迹象的患者应立即行开腹手术，对损伤部位加压

直至患者病情稳定，准备好合适的器械，并且在大多数病例，请求血管外科会诊。对于 <1～2mm 的血管损伤，塞入腹腔镜纱布并压迫 2 分钟足以允许局部血栓形成。对于血流动力学稳定的中度损伤，腹腔镜修复最重要的考虑因素仍然是与麻醉医师的密切沟通。如果直接压迫或无创伤抓钳压迫控制出血，手术团队可以获得必要的器械、缝线和血液制品以便于缝合血管。一个得力的助理手术医师来保证手术部位没有出血也是必不可少的。这可能需要额外的腹腔镜穿刺孔，以便进一步显露术野。一旦准备充分，小的伤口可以用 5-0 缝线（PDS）关闭，并在缝合过程中小心避免对损伤处过度牵拉。较大的损伤也可以通过腹腔镜血管夹夹住远端和近端，待控制出血后再进行修复，虽然这通常应该由具有腹腔镜血管损伤修复经验的医生师来进行。与其他损伤一样，应强调安全地完成修复，而不是不惜一切代价避免中转开腹。

在侧向穿刺口放置的过程中也可能发生腹壁小血管的损伤。虽然通常没有腹膜后血管损伤严重，但腹壁下血管的损伤可导致二次手术、输血和中转开腹等并发症的发生。腹壁下动脉位于下腹部腹直肌外侧缘，通常在侧向穿刺口放置过程中发生损伤。放置前通过对腹壁的透照直视下放置可以防止许多此类损伤。腹壁下血管出血可用直接缝合结扎、腹壁全层褥式缝合或临时 Foley 球囊压迫的方法处理。

（二）进腹的肠管损伤

如本章其他部分所述，肠管损伤的主要风险来自于延迟发现和随后的腹膜炎及败血症。进入腹腔后应立即检查所有套管针部位下方的肠管和网膜。插入第 2 个穿刺口后进行穿刺部位的重复检查，以帮助识别原入口部位附近附着的可能无意中受伤的肠袢。如果在放置套管针的过程中遇到"贯通的"肠管损伤，应将受伤的肠管留在套管针上，直到放置了额外的穿刺口以方便修复。这是一个关键点：一旦肠管被从套管针上移走，损伤通常会缩小，而且更难识别。在拔出前应将充气管连接到备用穿刺口，以防止拔出套管针时损伤肠管。

预防血管和胃肠道损伤至关重要。在手术开始前，胃和膀胱的减压将有助于保持手术视野清晰。如果可能的话，应避免先前的切口，因为腹部进入点通常是粘连形成的部位。如果先前切口

闭合期间使用了网片，则尤其如此。如果预计会有广泛的盆腹腔粘连，手术医师可以选择经粘连较少的 Palmer 点进入左上腹部。

二、腹腔镜胃肠道及泌尿系统损伤

在微创手术中偶尔会发生非妇科器官的意外损伤，但却是危及生命的并发症的主要原因。鉴于这些问题的重要性，胃肠道和泌尿系统损伤的识别和处理分别在第 18 章和第 19 章中详细讨论。本部分简要介绍微创手术中危及这些器官的因素。

（一）热损伤机制

与开腹手术相比，电外科手术的使用对大多数微创手术的成功至关重要。腹腔镜手术期间电外科损伤的影响往往难以发现和延迟，使识别更加困难。事实上，损伤的严重程度可能要到手术后几天才会显现出来。热损伤超过可见的组织破坏的区域，最好在手术当时就能发现。初始损伤后 72～96 小时可导致组织坏死和可能的内脏穿孔。这对肠道至关重要，因为延迟识别和（或）肠穿孔是腹腔镜手术发病率和死亡率的主要来源。如果术后腹痛持续加重，特别是伴有心动过速和发热时，应怀疑肠损伤。由于这些潜在的危及生命的并发症，手术医师必须彻底了解他们使用的任何设备将导致的侧向热传播。表 27-1 列出了常用设备的一些示例。

表 27-1　常见电外科器械及其相应的热辐射

器械	热辐射
传统双极	2～22mm
超声刀	0～3mm
组织凝闭系统	1.1mm
结扎速（10mm）	1.8mm
结扎速（5mm）	4.4mm

结扎速——Medtronic，Minneapolis，Minnesota
组织凝闭系统——Ethicon，Bridgewater，New Jersey

（二）预防胃肠道损伤

虽然并非所有的伤害都是可以预防的，但良好的手术实践可以降低风险。首先要了解何时最有可能发生损伤。例如，大多数肠道和血管损伤发生在进腹时。如前所述，进腹期间对技术的认真关注至关重要。此外，松解粘连时适当地牵拉可以降低在锐性或电外科分离过程中出现肠管损

伤的风险。如果出血发生在胃肠道附近，最好使用机械方法如加压或缝合结扎来控制，而不是电凝。

（三）胃肠道损伤的腹腔镜修复

如果在腹腔镜手术期间发现胃肠道损伤，应立即修复该区域，或用缝合线标记以便稍后识别。小的表面热损伤和直径几毫米的全层损伤可以在腹腔镜下用 3-0 丝线缝合。较大的损伤需要切除相关肠段。经验丰富的腹腔镜手术医师可能会进行腹腔镜下小肠切除和吻合术。对于那些更习惯开腹肠道手术的手术医师来说，中线切口可以很容易地延长几厘米，以便将损伤部分外置并使用传统的开腹技术进行切除。如果采用这种方法，通常最好标记受伤部分，完成腹腔镜手术，并延长中线镜头切口，以便在关腹时修复损伤的肠管。

（四）预防泌尿系统损伤

由于与其他盆腔器官的解剖关系密切，泌尿系统在妇科手术期间也容易受到损伤。几项研究发现，与开腹手术相比，微创手术泌尿系统损伤的发生率更高。这可能与多种因素综合作用相关，包括微创术中电外科使用的增加，以及腹腔镜放大后可能发生的视角缺失，尤其是对于缺乏经验的手术医师。识别输尿管的位置是避免损伤最重要的步骤。一般来说，在靠近输尿管的地方应避免使用电外科设备。这在卵巢血管结扎和子宫动脉结扎期间最为关键，此处输尿管走行靠近手术区域。与肠管损伤一样，输尿管的热损伤可能在数天至数周内无法识别。因此，建议正确地使用电外科。

（五）泌尿系统损伤的检测

据估计，25% ～ 50% 的泌尿系统损伤可能在手术时未被识别。如果进行膀胱镜检查，检出率可提高至 80% ～ 90%。因此，AAGL 建议手术医师在腹腔镜子宫切除术时考虑膀胱镜检查。常规膀胱镜检查的成本 - 效益尚不清楚，特别是在基线输尿管损伤率较低的情况下。因此，这种作法并未获得普遍接受。当进行膀胱镜检查时，在给药 20 ～ 30 分钟后未见到亚甲蓝流出，应引起对输尿管损伤的关注。随访研究包括术中静脉肾盂造影、逆行输尿管肾盂造影或输尿管置管。需要注意的是，腹腔镜下观察输尿管的蠕动并不排除输尿管损伤的可能性。

虽然膀胱镜检查可以发现大部分输尿管和膀胱的横断和结扎损伤，重要的是要认识到大多数的输尿管热损伤膀胱镜检查不能显示。无论如何，膀胱镜识别泌尿系统损伤可减少再次手术的需要，并防止长期肾损伤的后遗症。

（六）泌尿系统损伤的腹腔镜修复

鉴于这些结构的三维特性，泌尿系统损伤的腹腔镜修复可能很复杂。在大多数情况下，膀胱顶损伤的修复应在腹腔镜下完成，因为修复可以通过多层闭合进行，类似于开腹手术期间损伤的修复（见第 19 章）。虽然要复杂得多，腹腔镜输尿管再植术也可以采用与开腹修复相同的方法进行，但需要经验丰富的微创泌尿手术医师才能及时完成。如果手术医师对微创输尿管再植术不熟悉，并且没有适当经验的手术医师提供及时帮助，我们建议转为低风险的开腹方法，以避免微创修复失败而导致的长期后遗症。

三、皮下气肿

在腹腔镜和机器人手术过程中，CO_2 在皮下间隙的积累会导致皮下气肿。腹膜通常可以防止这种外溢，但在前腹膜充气、后腹膜剥离或膈肌功能障碍的情况下，CO_2 可积聚在腹膜外。据报道，所有腹腔镜手术皮下气肿的发生率为 0.3% ～ 2%。

Murdock 等回顾 968 例腹腔镜妇科和普通外科病例，发现高碳酸血症发生率为 5.5%，皮下气肿的发生率为 2.3%，气胸的发生率为 1.9%。皮下气肿的预测因子为呼气末 CO_2 峰值 > 50mmHg（OR：3.49）、手术时间 > 200 分钟（OR：5.27），以及使用 6 个或更多的手术穿刺口（OR：3.06）。值得注意的是，BMI、癌症和潜在的心肺疾病与皮下气肿的风险增加无关。虽然其他人假设前腹膜注气和广泛的后腹膜剥离是皮下气肿的危险因素，但这项研究并未证实这些关系。从那些经腹和腹膜外方法都有的肾切除术文献推断腹膜外注气可增加皮下气肿的风险。

最近，Lee 等进行了一项前瞻性随机试验，以评估腹内压对随后皮下气肿的影响。接受妇科腹腔镜手术的患者被随机分为 12mmHg 和 10mmHg 的气腹压力组。皮下气肿的总体发生率为 13.5%，使用 12mmHg 气腹压力的发生率为 19%，使用 10mmHg 气腹压力的发生率为 8%（P = 0.02）。此外，这些作者发现，BMI 较低的患者和呼气末 CO_2 峰值较高的患者皮下气肿的发生率明显升高。没有发现年龄、手术时间、手术台倾斜角度或穿刺口数目方面有显著性差异。

基于现有数据，建议采用以下措施来降低皮下气肿的风险：

①限制气腹压力。

②在可行的情况下限制穿刺位点的数量。

③手术医师应注意在手术过程中套管针从腹腔中滑出，因为这样可形成气体进入皮下间隙的通道。如果套管针滑出筋膜，在重新插入套管针时应尽一切努力使用相同的轨道。使用圆头或其他防滑装置来防止打滑的套管针可降低发生这种情况的风险。附带注气的套管针尤其值得关注，因为在这个部位可迅速发生直接腹膜外灌注。

④应避免延长手术时间，因为这会增加对腹壁缺损的牵拉及延长气体外溢时间，从而增加腹膜外注气的风险。

如果患者在下肢、腹壁、胸部或颈部出现捻发音，应考虑皮下气肿。通常是手术室工作人员在恢复室第一个发现。虽然对患者有潜在的痛苦，但如果患者健康且没有呼吸系统损害的证据，则无须进一步干预。它通常是一种良性状态，会在接下来的 24 ～ 48 小时消退，患者和工作人员应相应地再次确认。

心肺功能正常的患者容易增加通气量来呼出皮下气肿中积聚的过量 CO_2，但严重基础肺部疾病的患者，如慢性阻塞性肺疾病（chronic obstructive pulmonary disease，COPD），不能正常交换 CO_2，并随后可发展为长期的高碳酸血症和呼吸性酸中毒。这在极少数情况下可能导致高血压、心动过速、心律失常和精神状态改变。在手术室中发现这种情况，应在拔管前进行动脉血气测量，因为在高碳酸血症消退前可能需要延长呼吸机支持。

除了担忧 CO_2 潴留外，在极少数情况下，皮下气肿还会导致气道的物理性阻塞。长时间的盆腹腔镜手术可能导致 CO_2 气体通过横膈膜外渗或沿着胸部的皮下间隙进入颈部。放置在上腹部的套管针尤其如此，例如放置在左上腹 Palmer 点的套管针。虽然有筋膜屏障通常可以防止大量的气体进入下肢，但横膈膜之上不存在这种屏障。颈部的皮下气肿可导致气道损害，长时间保持头低足高体位而喉头水肿的患者尤重。在此类患者中，可能需要延长插管。如果在手术早期遇到颈部有明显的皮下气肿，手术医师和麻醉医师必须决定是否应该中止或改变手术（如降低灌注压、检查套管针是否滑脱、考虑转开腹手术），以避免危及生命的气道阻塞（图 27-1）。

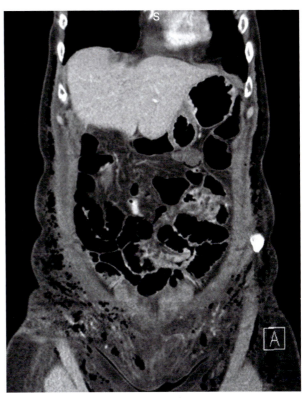

图 27-1　机器人辅助子宫切除术后的皮下气肿

1 例机器人辅助子宫切除术后的患者，在恢复室出现腹部膨胀加重。可以看到皮下气肿沿着腹壁延伸至大腿和胸部。在极少数情况下，该过程可以延伸至颈部软组织，导致气道阻塞

四、气体栓塞

当 CO_2 气体直接进入血管系统时会发生气体栓塞。这可能发生在进腹或术中血管损伤时。在微创手术中使用经胸超声心动图的研究结果表明，亚临床气体栓塞相对常见。一项对 16 例腹腔镜胆囊切除术患者的研究显示，11 例患者的右心室内存在气泡。在一项对 43 例腹腔镜根治性前列腺切除术的研究中，7 例（17%）经胸超声心动图显示气体栓塞。在两组患者中，没有因为气体栓子的存在而导致心血管变化。

具有临床意义的气体栓塞是罕见但严重的手术并发症。Bonjer 等进行的荟萃分析显示，在 71 428 例闭合腹腔镜手术中，1 例（0.001%）出现具有临床意义的气体栓塞。Cottin 等报道 7 例具有临床意义的气体栓塞，其中 2 例死亡。具有

临床意义的栓塞征象包括突发心动过缓、瞳孔散大、发绀、心律失常和心血管衰竭。使用氩束凝结器也很少出现氩气栓塞的病例。这些事件的报告无一例外地包括呼气末 CO_2 的突然减少，以及随后的心血管衰竭。这一切都发生在氩束凝结器凝固肝床的情况下。除静脉注射外，推测氩气腹腔内过度加压可能会导致这些栓塞。

当患者 CO_2 灌注或使用氩束凝结器后不久出现突发低血压、心动过缓和（或）心律失常时，手术医师和麻醉医师应警惕患者存在气体栓塞。处理是支持性的，应包括腹腔放气和心肺支持，必要时延长插管和血压支持。

五、穿刺部位疝

穿刺部位疝是微创手术后罕见但偶尔发生的严重并发症。微创手术后疝形成的风险明显低于开腹手术，术后 1 年的发生率分别为 1.9% 和 8%。疝可能无症状，但肠梗阻和绞窄时也可能需要紧急再次手术。

微创手术后发生穿刺部位疝的一些危险因素在外科专业已被明确，可分为患者相关危险因素和技术危险因素。患者相关的危险因素包括年龄较大（> 60 岁）、BMI 增加（> 28kg/m²），以及影响伤口愈合的合并症，如糖尿病、吸烟或长期类固醇使用。技术危险因素包括闭合腹部进入技术、较大的套管针尺寸、外侧套管针部位使用锥形套管针、脐外套管针部位、未闭合筋膜及手术时间延长（> 80 分钟）。

探讨妇科手术后穿刺部位疝的特定危险因素的资料较少。Montz 等对 AAGL 成员进行调查，以确定危险因素和穿刺部位疝的发生率。在报道的 430 万例腹腔镜手术中，只发现 933 例穿刺部位疝，这可能表明手术医师对这种并发症的发生率认识不足。在报道的疝中，86% 发生在 10mm 或更大的穿刺口，且 17.9% 发生在筋膜闭合的情况下。Kadar 等回顾 3650 例妇科腹腔镜手术，发现的总切口疝发生率为 0.17%。所有疝都发生在脐部以外的部位，并且随着使用套管针的增大风险增加（5mm 为 0，10mm 为 0.23%，12mm 为 3.1%）。与预期一样，尽管筋膜闭合并不能完全起到保护作用，但当筋膜未闭合时，切口疝的发生率更高。

最易发生疝的部位是有争议的。在早些时候提到的 AAGL 调查中，报道的疝 75% 发生在脐部。

先前存在的脐疝和为取出标本而扩大的脐切口可使该部位易发生疝。根据我们的经验，脐部是发现无症状疝最常见的位置，因为这个位置的疝更容易被发现。脐外套管针，特别是大的外侧套管针也是发生疝的潜在高危部位，因为大多数手术操作都通过放置在外侧穿刺口的器械进行。长时间手术时对这些切口的操作可能使筋膜切口扩大到比最初的 10mm 或 12mm 皮肤切口更大，而不被手术医师注意到。值得注意的是，即使是小套管针（≤ 5mm）也可能导致穿刺部位疝，因此使用较小的外侧套管针并不能完全降低风险。

随着微创技术的不断变化，未来切口疝的风险可能会增加。Marks 等比较了单孔腹腔镜胆囊切除术和多孔腹腔镜胆囊切除术之间切口疝的发生率。虽然美观评分有利于单孔手术，但与多孔手术相比，该方法疝的形成率更高（1 年时为 8.4% vs 1.2%）。Benlice 等研究腹腔镜结直肠切除术中不同取出部位对后续疝的影响。取出部位包括脐下中线、左或右腹穿刺口、脐周中线、下腹横切口及转换中线。据报道，最高疝率在脐周中线（12.6%）。与下腹横切口相比，所有取出部位的疝发生率均显著增高。随着从脐部无保护的直接粉碎到袋内粉碎的转变，接受子宫肌瘤微创手术患者脐周疝的发生率可能会随着时间的推移而增加。进行单孔手术或通过扩大脐切口进行袋式粉碎的手术医师应注意告知患者这一风险的增加，并特别注意在手术完成时闭合筋膜。

切口疝最常见的表现是患者主诉在穿刺部位或附近有肿块。尤其是对于脐疝，肿块可以偏移脐部几厘米。患者也可能在术后几个月出现先前腹腔镜穿刺部位处腹壁不适感。在其他病例中，切口疝可在因其他原因行腹部影像学检查期间偶然发现。术后有肠梗阻或腹膜炎症状的患者在鉴别诊断中应有穿刺部位疝。如怀疑穿刺部位疝，可以进行腹壁超声或计算机断层扫描（CT）明确诊断并判断疝是否含有网膜或肠管（图 27-2）。

小的（< 1cm）、无症状疝不需要干预，但应监测进展情况。伴有不适或对凸起感到烦扰，但无阻塞性症状的穿刺部位疝可择期处理。一期缝合修补和腹腔镜补片修补均是有效的选择。然而，我们建议转诊给有疝气修补经验的外科医师来做这些手术，因为即使在专家手中，复发率也可能 > 10%。

如果肠梗阻是由穿刺部位疝引起，处理必须

个性化。嵌顿性疝可导致肠绞窄，一种潜在的危及生命的并发症。即使在紧急情况下，也可以尝试腹腔镜下嵌顿性疝还纳术，但由于看不清和（或）受影响肠段嵌顿过紧，手术通常不成功。如果嵌顿部分能被小心地还纳而不造成损伤，可以根据手术医师的偏好行 I 期或使用补片修补疝囊。必须仔细检查肠管，以确保其活力。如果没有认识到肠管缺血，可能会发生迟发性穿孔。

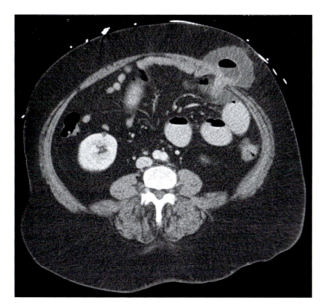

图 27-2　机器人辅助子宫切除及子宫内膜癌分期术后的穿刺口疝伴肠绞窄

术后 5 个月，患者出现呕吐、左上腹部疼痛和发热。疑诊为通过一个 12mm 的左上腹穿刺口出现穿刺口疝伴肠绞窄。注意肠管嵌顿段伴气 - 液平面、相关的前腹壁水肿和腹部肠气稀少。因肠管缺血，患者需行空肠切除术。缺损为 2cm，因此进行了 I 期修补术

　　如果嵌顿的肠段不能通过腹腔镜还纳，或者手术医师不愿意使用腹腔镜，可在疝出部位表面做一切口。仔细解剖疝囊周围直至完全识别出筋膜缺损，并特别注意避免损伤肠管，因为在某些情况下，肠管可能就在皮肤下方。术后不久发生的疝可能没有疝囊。如果此时肠管不能被还纳，可以稍微扩大筋膜缺损使其还纳。一旦肠段还纳，必须按前述步骤仔细检查肠管。手术医师应切除疝囊，将腹壁缺损从无血管组织中分离出来。同样，根据缺损的大小，可以 I 期缝合，或使用网片修补。如果尝试 I 期缝合，必须找到足够的筋膜连接，并用延迟可吸收缝合线缝合。

　　降低切口疝的发生率是所有微创手术医师的

重要目标。小套管针部位（≤ 5mm）形成疝的风险较低，但大的套管针部位应关闭筋膜，以防止形成疝。在肥胖患者中，由于腹壁较厚，直接关闭筋膜可能非常困难。使用钝锥形套管针系统，如 Carter-Thomason 闭合装置（Cooper Surgical, Trumbull, Connecticut），允许手术医师在直视下沿筋膜边缘缝合。在大多数情况下，不会因为脂肪过多而影响闭合，因为使用螺纹锥在腹壁筋膜中创建合适的轨道，通过这个轨道可以插入缝合传针装置。在有限的数据中，该装置可以缩短闭合时间。缺乏关于开放技术与疝形成风险的数据，但个人经验表明，使用这种技术更能封闭筋膜，尤其是对肥胖患者。

　　总之，微创技术可以减少但无法消除切口疝的风险。危险因素包括穿刺口的扩大、更长的操作时间和 BMI 增加。关闭较大的筋膜切口（10mm或更大）将减少但不能消除疝的风险，因为也有可能疝入筋膜下组织。此外，虽然罕见，但也有报道通过 5mm 穿刺口发生的疝。疝最易发生在手术后的几周内，并且通常表现为切口部位的疼痛和（或）凸起。及时识别疝对于减少后续肠绞窄和穿孔的风险至关重要。在大多数情况下，建议对缺损进行手术修补。

六、穿刺部位转移

　　穿刺部位转移可发生在任何癌的微创手术后。然而，手术瘢痕的肿瘤种植并非微创手术所独有。据报道，切口转移的总发生率为 1% ～ 2%，且在腹腔镜和开腹手术中是一样的。

　　Abu-Rustum 等发表了迄今为止最大的关于妇科肿瘤人群中穿刺部位转移发生率的综述之一。在回顾 12 年的妇科恶性肿瘤腹腔镜手术时，他们发现 0.97% 的病例发生穿刺部位复发，大部分发生在术后 1 年内。在 1288 例患者中，有 7 例发生腹腔镜穿刺部位转移，7 例在腹腔置管穿刺口处腹膜发生种植。大多数是已知的晚期癌或复发癌行姑息手术，在这种情况下，总体的复发风险很高，没有仅孤立穿刺部位复发的病例。不出所料，局限在器官内的肿瘤如子宫内膜癌分期或宫颈癌，术后发生穿刺部位转移的风险要低得多——在一项大的系列研究中为 0.16%。虽然孤立穿刺部位转移罕见，但结局似乎优于有合并疾病的患者。

　　穿刺部位转移的形成机制尚不清楚，但有几

种假说：血行播散、直接污染、气腹的影响和肿瘤细胞的气溶胶化。有一些小规模研究支持肿瘤细胞的直接污染可能是切口植入的原因。这些研究证实在腹腔镜器械和套管针上都存在肿瘤细胞。此外，已证明用于肿瘤取出的切口转移瘤比其他穿刺部位的大。同样，手术医师使用的穿刺口较助理手术医师或镜头穿刺口有更多的肿瘤细胞污染，大概是出于同样的原因。在某些情况下，肿瘤可被气溶胶化，通过套管针周围的气体泄漏导致肿瘤在穿刺部位种植。现有资料表明，暴露的肿瘤细胞体积与最终切口植入之间有一定的关系。然而，也有一些穿刺部位种植发生在手术中没有肿瘤操作及明显腹部肿块的情况，不符合直接伤口污染作为解释穿刺部位转移的理论。

气腹也被认为是导致穿刺部位转移的原因之一。人类和动物研究均表明，当使用氦气而不是 CO_2、氩气和氮气灌注时，发生穿刺部位转移和腹膜内扩散的概率较低。同样，在动物模型中，增加的气腹压力与更高的腹膜播散和切口种植风险相关。表明加压行为本身是一个危险因素，而不是气体类型。提出的解释包括高压下肿瘤细胞膜损伤和 CO_2 在活体组织的溶解度升高。

为降低穿刺部位转移的风险，已经研究了一些干预措施。如上述系列所述，穿刺部位转移常发生在播散性盆腹腔疾病的患者，因此，对这些患者实施微创手术之前，手术医师应权衡微创手术的收益和切口污染的风险。几项研究探讨腹腔内和穿刺部位灌洗的各种制剂，包括肝素、牛磺酸、氟尿嘧啶和甲氨蝶呤，所有这些药物都显示出一些减少腹膜和切口种植的效果。Ramirez 等发表了关于穿刺部位转移相关因素的最大综述，并推荐以下预防措施：①最大限度地减少组织损伤和器械更换。②插入前和更换套管针时，用 5% 碘伏溶液冲洗套管针。③使用保护袋去除肿瘤。④用套管针排放气腹。⑤用 5% 碘伏溶液冲洗套管针部位。⑥使用大套管针时关闭腹膜缺损。

穿刺部位转移通常表现为先前穿刺部位或附近的腹壁上可触及的肿块。在某些情况下，可以在随访影像中发现无症状的穿刺部位转移。在大多数病例中，穿刺部位复发发生于前次手术后的12个月内。如果怀疑穿刺部位转移，则应进行CT 检查以确认其存在，并确定是否存在其他部位复发。

治疗穿刺部位转移的参考资料极少。治疗将不可避免地根据病灶的分布和肿瘤负荷而有所不同。Grant 等报道 6 例孤立穿刺部位复发的子宫内膜癌患者。在所有 6 例中，通过切除和肿瘤床放射治疗得以在 2 年内实现局部控制。同样，我们建议采用切除后放射治疗的方法治疗孤立的穿刺部位种植（图 27-3）。对于广泛播散的疾病，除非出现症状，否则穿刺部位转移的出现通常不会改变治疗计划。对于较大、疼痛和（或）有皮肤糜烂风险的皮下转移患者，姑息性肿瘤定向放射治疗可防止进展为皮肤溃疡，并减少局部症状。

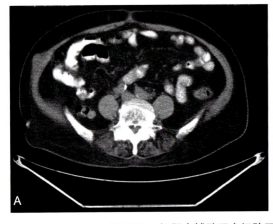
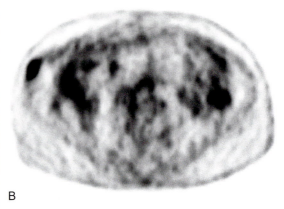

图 27-3　机器人辅助子宫切除及子宫内膜癌分期术后的穿刺口转移

A. 术后数月，在患者右下腹一个外侧穿刺口的下方出现一个包块。患者为低危的 I 级子宫内膜癌，无须术后治疗；B. 注意脱氧葡萄糖（FDG）摄取增高的腹壁筋膜上包块。切除包块，肿瘤部位进行外照射。患者在复发后 3 年以上仍未复发

七、阴道内脏器脱垂

阴道残端裂开是一种罕见的，但有潜在破坏性的微创子宫切除术并发症。肠脱垂与随后的缺血、穿孔和腹膜炎可能是致命的。接受微创子宫切除术的患者阴道残端裂开的发生率高于开腹手术，裂开率分别为 0.64% 和 0.2%。Uccella 等回顾其机构 665 例微创子宫切除术，并回顾 57 项类似研究的数据，包括另外 13 000 名患者。在此荟萃分析中，腹腔镜缝合术后阴道残端裂开的合并发生率为 0.64%，经阴道缝为 0.18%，机器人缝合为 1.64%。

正如这些结果所表明的，与腹腔镜缝合相比，经阴道缝合的残端裂开率明显较低。事实上，在同一组的研究中，腹腔镜子宫切除后经阴道缝合和经腹子宫切除术后阴道残端的裂开率相似（分别为 0.24% 和 0.21%）。有几种假说可以解释这一现象。腹腔镜放大了手术视野，并可能导致手术医师在缝合时缝合组织过少。此外，在经阴道闭合期间手术医师用手直接打结较腹腔镜下打结更牢固，因为腹腔镜缝合时打结力量变化较大。研究还推测与开腹或经阴道方法相比，在阴道切开术时使用电凝止血可导致周围组织损伤和愈合能力下降。几乎没有数据比较进行阴道切开时用不用电刀的结局。在一项比较使用 60W 和 50W 单极的研究中，阴道残端的裂开率没有差异。Fuchs Weizman 等回顾 2300 例子宫切除术，发现阴道切开方法（冷、双极、单极和超声刀）与裂开风险无关。同样，他们发现缝合类型和缝合方式之间没有区别（如间断缝合与连续缝合）。

与其他方法相比，机器人缝合似乎裂开率更高，尽管目前还不清楚为什么会出现这种情况。机械臂打结力量可能不如手术医师的手或腹腔镜器械施加以力量稳定。机器人技术也是 3 种方法中最新的一种，随着技术被越来越广泛地采用及手术医师获得更多的经验，裂开率可能会降低。事实上，Hur 等已经证明阴道残端裂开率在 8 年内有所下降，表明增加手术医师的经验具有保护作用。

除了技术之外，还有其他几个可导致阴道残端裂开的危险因素。恶性肿瘤的子宫切除术与较高的裂开率有关。这可归因于几个因素，包括许多患者随后需要放射治疗或化学治疗。其他确定的危险因素包括容易使患者伤口愈合不良的情况（如糖尿病、吸烟、营养不良和需要长期使用类固醇）、年龄较大和绝经后状态，以及增加腹压的情况，如肥胖、慢性肺病和便秘。经历诸如阴道残端蜂窝织炎、血肿或泌尿系统损伤等术后并发症的患者也有可能增加裂开的风险。所有这些危险因素都可能使妇科恶性肿瘤患者残端裂开的风险增加。

性交是一种常见的导致阴道残端裂开的因素。在一篇由 Agdi 等撰写的文献综述中，性生活是最常见的裂开诱因，尽管在其他综述中，大多数阴道残端裂开是自发的。在这项研究中，裂开患者从手术到恢复性生活的平均间隔为 7 周，这表明这些患者可能需要更长的禁欲时间。据我们所知，还没有专门比较不同禁欲时间的研究。我们建议禁欲 6 ～ 8 周，有上述危险因素的患者或在术后 4 ～ 6 周的盆腔检查中出现残端愈合较慢的情况时延长禁欲时间。

突发阴道充盈、腹痛、阴道出血和（或）分泌物增多时应怀疑阴道内脏器脱垂。在许多情况下，脱垂之前会有诱因，如性交或腹压升高（如咳嗽或排便），尽管也可能自发。回肠是最常见的脱垂器官，但也有结肠和大网膜脱垂的病例报道。如果怀疑裂开，应仔细检查腹部、盆腔和直肠。出现腹膜刺激征和脓毒血症体征时应考虑到肠脱垂及破裂。

阴道残端裂开的处理需个性化。如果怀疑残端裂开，手术医师应尽可能对患者进行麻醉下检查，尤其是在诊室可视化效果不佳时。如果仔细的体格检查没有发现内脏脱垂的证据，可以经阴道闭合残端缺损。如果缺损很小，患者健康且依从性好，期待治疗也是合理的。无论哪种情况，应使用广谱抗生素预防阴道菌群上行感染导致腹膜炎的风险。

如果确定是内脏脱垂，则需要进行急诊手术处理。如果患者血流动力学稳定，建议术前进行影像学检查。CT 扫描可以帮助识别脱垂器官、脓肿、血肿或泌尿系统损伤，从而有助于指导手术医师采取经阴道或经腹方法。当确定是内脏脱垂时，应用温盐水冲洗阴道和肠道，并仔细检查肠道是否有损伤。如果肠管很容易回纳，可以将它回纳到腹部后行阴道填塞和头低足高位，如果可能的话。根据患者的血流动力学状态和肠损伤或相关的腹腔内病变（如血肿、泌尿系统损伤）的程度，决定是否采用经阴道或开腹闭合缺损。尽管经阴道闭合可使患者免于第二次开腹手术，但对肠道的检查有限，而且存在不明损伤的危险。如果采用开腹手术，应全面检查整个小肠及肠系膜是否损伤。如果确定有肠损伤，应切除损伤部分肠管并冲洗腹膜。清除阴道缺损的边缘直到组织看起来健康，然后用可吸收缝合线间断或8字闭合。如果出现脓肿，腹部可放置引流管。

八、小结

并非所有微创手术的并发症都能预防。仔细注意手术技术可以降低风险，但不能完全防止可能出现的所有问题。在大多数情况下，了解可能的并发症并掌握如何处理可以最大限度地减少患者的风险，并防止出现严重的并发症和死亡率。

九、要点

1. 使用Hasson技术开放进腹可以降低血管损伤的风险，但不能降低肠道损伤的风险。

2. 鉴于所有方法都有损伤的风险，一般来说，建议手术医师选用他们最喜欢的方法进腹。

3. 为了减少肠道和泌尿系统损伤的风险，手术医师应注意使用的所有能量装置的最大横向热传播。

4. 腹腔镜子宫切除术中常规膀胱镜检查可降低未被发现的膀胱损伤的风险，但并非降低所有的输尿管或膀胱热损伤。

5. 通过降低气腹压力、尽可能缩短手术时间和穿刺部位数量，以及尽量减少套管针在微创手术期间的滑动，可以使皮下气肿最小化。

6. 穿刺部位疝的风险随着套管针的增大而增加。应关闭直径≥10mm的套管针穿刺部位，以防止疝的形成。

7. 肿瘤腹腔镜术后偶尔发生穿刺部位转移。通过遵循本章中概述的一些准则可将风险最小化。

8. 突发阴道充盈、腹痛、阴道出血和（或）分泌物增多的患者，应怀疑有阴道内脏器脱垂。

9. 虽然阴道残端裂开的处理是个性化的，但如果怀疑残端裂开，手术医师应尽可能采取麻醉状态下进行检查。

主要参考文献